中医临证

经验方121首

主编　秦世云

编委　秦中文　杨　侠

人民卫生出版社

图书在版编目(CIP)数据

中医临证经验方121首/秦世云主编. —北京:人民卫生出版社,2018

ISBN 978-7-117-26409-9

Ⅰ.①中… Ⅱ.①秦… Ⅲ.①验方—汇编 Ⅳ.①R289.5

中国版本图书馆CIP数据核字(2018)第071050号

人卫智网	**www.ipmph.com**	医学教育、学术、考试、健康, 购书智慧智能综合服务平台
人卫官网	**www.pmph.com**	人卫官方资讯发布平台

中医临证经验方 121 首

主　　编:秦世云
出版发行:人民卫生出版社(中继线 010-59780011)
地　　址:北京市朝阳区潘家园南里 19 号
邮　　编:100021
E - mail: pmph @ pmph.com
购书热线:010-59787592　010-59787584　010-65264830
印　　刷:北京虎彩文化传播有限公司
经　　销:新华书店
开　　本:710×1000　1/16　　**印张:**14　　插页:2
字　　数:222 千字
版　　次:2018 年 5 月第 1 版　2019 年 4 月第 1 版第 2 次印刷
标准书号:ISBN 978-7-117-26409-9/R・26410
定　　价:42.00 元

打击盗版举报电话:010-59787491　E-mail: WQ @ pmph.com
(凡属印装质量问题请与本社市场营销中心联系退换)

作 者 简 历

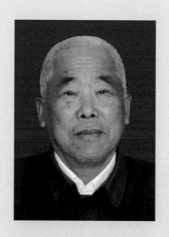

1942 年 12 月生于安徽省临泉县

1964 年参加卫生工作

1986—1987 年安徽中医学院学习

1988—1992 年光明中医函授大学学习

1994 年破格晋升中医内科副主任医师

自 序

我本不才,初中辍学,虽在少年,无所事事,淡于上进,务农为本。闲暇之余,留心医学,渐渐入迷,择《内》《难》诸著,劳务之余,奋力诵读。观当时之医界,地方谓之名流者,多以应付肤浅之疾而了事,穷究医理者少矣。观医界之弊端,曾誓苦读医书,力图通晓中医理论,以达济世活人之宏愿,曾立"下苦功三十春秋,立志向勤学苦练",以促己之勤奋耕读。然学日有年,遇机遇而踏入工作,适逢"文革",我乃踏前人之辙,每日应诊之暇,偷安嬉戏,苦读之心抛之九霄云外。继而余调任某医院工作,一晃十五个春秋,自所谓工作以来,常感知识贫乏,年逾不惑而无所作为,观己鬓发斑白,忆往昔,虚度年华,悔恨交加,毅然赴安徽中医学院深造;并申报"光明中医函授大学"学习。虽刻苦学习,但记忆、思维力不从心,且读夕忘,不堪回顾,唯笔录札记助余记忆,功夫不负有心人,终能以优异成绩毕业。

自临证以来,病历记录千万言,择其精者而录之,积数十年之验案,分析、归纳、综合,组新方百余首,将屡试屡效者汇集成册,方后诠解其理,附录验案。曰著书立说,实不敢也,乃积攒案卷,传我之后也。学问之道,与年俱进,我乃信矣。

余本不才,之所以能汇集数十万言病案者,实乃平素点滴积累也。愿我同道凡诊之疾,均作详记,年复一年,日久必有上进。然科学迅猛发展的今天,医学日新月异,习中医者少矣!为我中华医学发扬光大,愿我同道携手奋进,努力发掘,积极推动中医事业的发展,让中医为人民的健康作出更大的贡献。

此书的编写,受到安徽中医学院徐志华教授、安徽省卫生厅徐经凤同志的大力支持,在此特表敬谢。

秦世云

2004 年 1 月于安徽临泉

前　言

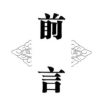

　　家父自幼聪颖,酷爱医学,因家庭经济不济,初中辍学,遂博采中医书籍,上至《内》《难》《本草》,下至当今中医名著,奋力诵读。越数载,通晓中医理法方药,于临床辨证施治,多随手奏效。家父多次进修学习于光明中医学院、安徽中医学院等,临证四十载,救治病人不计其数,西医不治或束手无策者,运用中医理论辨病因,寻求病理机制,多起死回生,故在当地数十里享有较高盛誉。不少医界同仁送子于门下拜读中医。多年来,家父培养学生数十人,为当地百姓服务。

　　家父医德高尚,谆谆教导我辈:"先修德,后修工;先医己,后医人。"如若无高尚之医德,医术再高明,也不是一名纯粹的好医生,故医者,不能以营利为主,应以济世救人为要务。

　　家父耕耘医界数十载,记录病案千万言,组有效方剂百余首,著书献于医林,将许多宝贵方剂贡献于医界,可谓至诚无私矣!家父常讲:"知识不是私人财富,我要把一生积累的经验贡献出来,为中医事业的发扬光大和人类的健康服务,我不能把它作为传家宝传下去,更不能带到坟墓里。"家父这种无私奉献的精神体现了一名中医学者的敦厚和朴实。

　　家父勤奋严谨的治学作风,坦诚无私的奉献精神,不求名利的高尚品德,是我们学习的好榜样。

秦中文　杨　侠

2018 年 1 月

说　明

一、根据中医理论辨证论治，全部运用中药立方治疗，亦结合现代医学科学的检查技术，对疾病的诊断更科学、更透彻、更全面。

二、本书所载121方多系余临床所拟，亦有余师——徐志华先生所拟之方，略有加减，亦有古人之方有所加减，屡试屡效者方收录之。

三、在科学日新月异的今天，治病多责西医，然部分疾病，诸如妇科疾病、内伤杂症、阴阳失调、代谢失常等西医乏策，然运用中医理论辨证论治，多能随手奏效也。

四、生石膏之性能，前贤余师愚、张锡纯论之甚详，运用于临床，治疗险症、重症收效甚捷。余踏前贤之辙，运用石膏治疗实热证，有用数两或数斤者，无不随手奏效，亦无不良反应，石膏治疗外感热病真乃第一良药也。愿我同道及后生万万不能弃之。

五、外感热病，医多予西药或输液治疗，有时收效甚微。反复治疗无效者，运用中药，放胆投以生石膏、金银花，佐透表之剂，多一剂而愈也。

六、外感热病应责之肺卫，即外感之邪，侵袭人体，肺卫首当其冲，邪正相搏，高热不退，咳嗽不已，清热祛邪乃其要务，邪祛正自安也。

七、内伤杂症，多责之气机升降出入失常，气机升降出入有碍，功能失调，病变乃生矣。故治内伤杂症，多选理气、和胃、散结，或升提益气，或温补固摄之法，气顺结散，体自康复也。

八、妇科之疾，大凡瘀血停滞，或冲任亏虚。瘀血停滞者，理气、活血、散瘀为其治疗之法，气顺瘀散，妇科之疾易调矣。实证易治，虚证难补，虚者益肝肾，调冲任，调补三阴，佐以饮食调养，体康复健，妇科之疾易除矣。

九、余效张锡纯先贤用药多喜生用,故立方中多标明生 ××(如:生石膏、生山药、生黄芪、生龙骨……),实强调选方时宜生用也。

十、中药服法多采用一剂三煎,一日二服,水浸持久,药力易全煎出也。

目录

第一章　妇　科

第二章　内　　科

第三章 男 科

第四章 儿 科

第五章 外 科

第一章

妇　科

第一节 调 经 方

《医宗金鉴·妇科心法要诀》云:"**男妇两科同一治,所异调经崩带症,嗣育胎前并产后,前阴乳疾不相同。**"余临证多年,妇科之疾求治甚多;然妇科之疾,月经不调者多矣。或经水应至不至;或经水闭而不通;或经水过多或过少;或经期腹痛不已。种种症疾导致郁闷不乐,身体消瘦,神疲懒言;或已婚女子,久不孕育。然所谓月经不调者,乃痛经或闭经者多矣。余拟数首调经之方,以供习中医者临床参考之。

‖ 通 经 散 ‖

女子月经不调,经期落后伴腹痛,或三五月一行;或室女二十岁,仍月经不潮,伴身体消瘦,日晡潮热,小腹冷痛者;舌红暗,脉沉弦或沉迟,"通经散"主之。

【组成】当归10克,川芎10克,炒香附子10克(捣碎),郁金10克,红花10克,莪术10克,生桃仁10克(捣碎),益母草15克,怀牛膝10克,泽兰10克,三棱10克,路路通10克,生水蛭末6克(冲服)。

【加减】小腹冷痛甚加干姜6克;纳差、食欲减退者,加鸡内金10克;室女伴腰酸腿软、头晕、耳鸣者,减桃仁、郁金、香附子,加生山药、大熟地、炒菟丝子各30克。

【方解】女子月经落后伴腹痛,或三五月一行者,应责之气滞血瘀也。故方中多用理气活血之品,气顺血瘀不阻,冲任调和,月事当以时下。方中用生桃仁者,桃仁皮红,善入血分,桃春天发芽最早,生发之机最强,取其生发之机,以活血散瘀通络,若炒熟用之,生发之机消失,用之何用也?余临证凡用桃仁,皆取生者捣碎用之。水蛭轧末冲服,因水蛭本为食血之物,煎汤服之药力分解极少,若轧末冲服,一克可抵煎汤十克也。

例一 常某,18岁,1988年12月27日来诊。月经15岁初潮,2~4月一行,

3~4 天净。经期腹痛下坠,色暗有血块,口干口苦,伴午后潮热。平素小腹微微作痛,经期尤甚。刻下停经 4 个月,食欲减退,面色萎黄,小腹部可触及一鸡蛋大小包块。舌淡暗,苔薄白,脉沉细,取"通经散"加减。

【方药】当归 10 克,赤芍 10 克,川芎 10 克,生桃仁 10 克(捣碎),红花 10 克,炒香附子 10 克(捣碎),郁金 10 克,丹参 15 克,三棱 10 克,莪术 10 克,怀牛膝 10 克,益母草 15 克。

1989 年 1 月 4 日复诊。上方连服 5 剂,腹痛止,纳增,月经仍未至,然腹中包块明显减小,触之似有似无。舌淡,苔薄,脉沉细。宗上方加减再进。

【方药】当归 10 克,川芎 10 克,赤芍 15 克,红花 10 克,生桃仁 10 克(捣碎),三棱 10 克,莪术 10 克,生山药 15 克,党参 10 克,怀牛膝 10 克。

上方连服 3 剂,月经来潮,量多,色暗有血块。予调补脾胃,佐以养血活血法以善其后。

例二 张某,29 岁,1992 年 4 月 27 日初诊。4 年前正常分娩,后未避孕而未孕。月经 2~3 月一至,量少有血块,伴腹痛乏力,经期尤甚。刻下停经两月余,舌红暗,苔薄白,脉沉弦。予温经散寒、活血通经法调治,取"通经散"加减。

【方药】当归 10 克,川芎 10 克,赤芍 10 克,炒香附子 10 克(捣碎),郁金 10 克,红花 10 克,莪术 10 克,生桃仁 10 克(捣碎),益母草 20 克,怀牛膝 10 克,泽兰 10 克,三棱 10 克,刘寄奴 10 克,路路通 10 克,生水蛭末 6 克(冲服),干姜 6 克。

1992 年 5 月 4 日复诊。上方连服 3 剂,月经来潮,经色暗,有血块,伴腹痛。因月经来潮,予活血逐瘀法,因势利导,以逐胞宫稽留之瘀血。

【方药】当归 10 克,川芎 10 克,赤芍 10 克,熟地黄 15 克,炒香附子 10 克(捣碎),红花 10 克,莪术 10 克,生桃仁 10 克(捣碎),怀牛膝 10 克,三棱 10 克,路路通 10 克,生水蛭末 6 克(冲服)。

1992 年 5 月 8 日三诊。上方连服两剂,下血块甚多,刻下经净腹痛止,予补肾助孕法调治。

【方药】熟地黄 30 克,当归 10 克,赤芍 10 克,炒菟丝子 15 克(捣碎),巴戟天 10 克,覆盆子 10 克,蛇床子 10 克,生山药 30 克,路路通 10 克,红花 10 克,怀牛膝 10 克,生桃仁 10 克(捣碎),泽兰 10 克。

1992年5月13日四诊。上方连服3剂,刻下值排卵期,予通任助孕法调治,服药数剂,后未来月经,身受孕矣。

例三　单某,21岁,未婚,1987年5月31日初诊。月经17岁初潮,2~3月一至,2~3天净,量多有血块,刻下停经3个月,小腹隐痛,近20天反复鼻衄,舌红,苔薄,脉沉弦。

【**方药**】当归15克,三棱10克,莪术10克,代赭石30克(轧细),赤芍10克,怀牛膝30克,路路通10克,炒王不留行子30克(捣碎),丹皮10克,生桃仁10克(捣碎),红花10克,炒香附子10克(捣碎),川芎6克。

1987年6月15日复诊。上方连服6剂,鼻衄止,月经未下,舌淡红,脉沉细。宗上方酌加调补冲任之剂,补破兼施,以观动静。

【**方药**】当归15克,三棱10克,莪术10克,赤芍10克,路路通10克,炒王不留行子30克(捣碎),炒香附子10克(捣碎),红花10克,生桃仁10克(捣碎),丹皮10克,怀牛膝15克,茺蔚子15克,覆盆子15克,熟地黄15克。

1987年6月20日三诊。上方连服3剂,月经来潮,腹痛止,无不适。宗上方继服3剂,以观动静。

1987年7月1日四诊。刻下值经后,舌淡,脉沉缓,予填补冲任、益气养血法调治。

【**方药**】熟地黄15克,茺蔚子10克,炒菟丝子15克(捣碎),生山药30克,怀牛膝10克,当归10克,炒香附子10克(捣碎),赤芍10克,炒白术10克。

上方连服3剂,无不适,遂停药。后月经按期而至,腹痛亦止。

🔘**按**　经云:**女子二七而天癸至,任脉通,太冲脉盛,月事以时下**。单某青春少女,精气不足,冲任未充,月经落后,不能按期而至。予通经活血法其效不显者,实精血虚,太冲未盛,无物可下也,故首予活血调经,月经不下,酌加填补冲任之品,佐养血、活血月经方调也。

闭经一证,室女多见,因先天不足,冲任不实,肾气未充,故治疗需时时顾及益精补肾,调补冲任,培补真元,致太冲脉盛,月事以时下,不致经闭也。然室女思虑忧郁,情志不遂,气滞血瘀,寒邪凝滞胞脉亦易闭经,患者腹痛拒按或伴胁痛,精神抑郁,脉沉弦或沉涩,治法大异也。此类需解郁活血、温经散寒调治,方为治疗之本。运用此法,临床多随手奏效。不但此也,予此法治疗月经不调或经调而不孕育者亦多效验,张某之案是也。

‖ 痛 经 散 ‖

女子月经不调,经期或经前小腹坠胀疼痛,经色紫暗,有血块,舌红,脉弦,"痛经散"主之。

【组成】当归10克,川芎10克,赤芍10克,炒香附子10克(捣碎),郁金10克,红花10克,莪术10克,丹皮10克,乌药10克,延胡索10克(捣碎),川楝子10克,生乳香10克,生没药10克。

【加减】小腹冷痛甚减丹皮、香附子,加干姜6克、炒小茴香10克;伴腰腿酸痛者,减丹皮,加怀牛膝10克、生山药30克。若月经后期,小腹微微作痛者,肾虚也。减红花、赤芍、莪术、川楝子,加熟地黄、菟丝子、生山药、肉苁蓉以填补冲任。

【方解】女子痛经大抵可分两类:若经期或来潮前腹痛者,多因气滞血瘀,阻滞胞络所致,本方主治是也。中医认为:血随气行,气滞则血瘀,故本方以理气,佐活血散瘀之品,方中川芎、香附子、莪术、川楝子、延胡索均气中之血药,实理气以行血也。乌药、川芎散寒止痛;乳香、没药、红花活血散瘀止痛。

瘀散,气血调顺,胞宫温暖,何痛之有也? 若经期虽腹痛而不甚,经水净后仍小腹绵绵作痛者,实瘀阻胞络兼肾虚也。应予本方减理气行滞之品,酌加熟地黄、山药、菟丝子补肾是也。

例一 刘某,19岁,未婚,月经14岁初潮,每于经期前两天小腹微微作痛,经至疼痛加重,多处调治,疼痛时有减轻,终未根除。半年来,经期小腹坠胀疼痛加重。昨天月经至,前来就诊,面色萎黄,腹疼坠胀,伴恶心呕吐,舌淡有瘀点,脉弦,予"痛经散"加减。

【方药】当归10克,川芎10克,赤芍10克,乌药10克,炒香附子10克(捣碎),怀牛膝10克,肉桂6克(捣碎),炒小茴香10克,延胡索10克(捣碎),生乳香10克,生没药10克,生山药30克。

上方服1剂,腹痛止;连服两剂,月经净。以后每逢月经来潮,服"痛经散"3剂,连服3周期,痛经得除。

例二 代某,27岁,1年前受孕3月不慎流产,后月经过期而至伴腹痛。

今天月经来潮,前来就诊。据云:近半年来,经期小腹坠胀疼痛,伴恶心呕吐,经色暗,夹血块,舌暗有瘀点,脉沉弦。

【方药】当归 10 克,川芎 10 克,赤芍 10 克,炒香附子 10 克(捣碎),郁金 10 克,红花 10 克,莪术 10 克,乌药 10 克,丹参 15 克,土鳖虫 10 克(捣碎),延胡索 10 克(捣碎),生水蛭末 6 克(冲服)。

上方连服 3 剂,下血块甚多,腹痛遂止。后 40 天月经未至来诊。脉弦滑,尿妊娠试验阳性。

例三　王某,18 岁,未婚,1997 年 10 月 18 日来诊。据云:月经初潮半年余,经期腹痛,经后小腹仍微微作痛,数日不止,伴腰酸腿软。刻下值经后,舌淡,苔薄白,脉沉弱,患者冲任未充也,予调经加补肾图治。

【方药】熟地黄 30 克,炒菟丝子 30 克(捣碎),生山药 30 克,当归 10 克,炒香附子 10 克(捣碎),红花 6 克,生桃仁 6 克(捣碎),延胡索 10 克(捣碎)。

1997 年 11 月 10 日复诊。上方连服 3 剂,腹痛止,遂停药。昨天月经来潮,小腹仍微痛,脉较前有力,宗上方加减。

【方药】当归 10 克,川芎 10 克,赤芍 10 克,红花 10 克,生桃仁 10 克(捣碎),炒香附子 10 克(捣碎),熟地黄 15 克,生山药 15 克,炒菟丝子 15 克(捣碎)。

上方连服 3 剂,腹痛止,经后腹痛亦未作。宗原方继服 3 剂,后月经调,痛经亦休矣。

按　妇科之疾求中医诊治者多,然痛经一证更多见,尤以青少年尤甚,大体可分轻、中、重之不等。轻者,经期小腹绵绵作痛,无需调治;中者,腹痛下坠;重者,腹痛腹胀伴恶心、呕吐,非药物不能愈。然此多因寒邪凝滞、瘀阻胞宫所致,应予活瘀散寒之法调治。瘀、寒滞留胞宫,子宫内膜欲下不能而痛作,治亦活血、散瘀、温宫之品,瘀祛新生,痛经自止也。

至于经后小腹仍微微作痛者,多见室女;经后腹痛,调补冲任非余之见,大凡医者皆知。王某于经后求治,故重予补冲任之法,佐以活血、散瘀调治,与经期治疗迥异也。经期重予活血、散瘀、止痛,使经行得畅,不致经滞留瘀。经后补肾调补冲任,因室女冲任未充,体未完全成熟之故也。

▌ 活血理冲汤 ▌

女子婚后小腹坠胀疼痛,经期尤甚;或低热不退;或赤白带下;小腹压痛或可触及包块;或产后久不受孕,舌红暗,脉沉弦,"活血理冲汤"主之。

【组成】丹皮 10 克,丹参 15 克,当归 10 克,生白芍 15 克,三棱 10 克,莪术

10克,延胡索10克(捣碎),黄芩10克,败酱草15克,薏苡仁30克,生没药10克,红藤15克,甘草10克。

【加减】小腹冷痛者,减黄芩、丹皮,加乌药、炒小茴香各10克(捣碎),肉桂6克(捣碎);小腹痛有硬结者,加土鳖虫10克(捣碎)、生水蛭末6克(冲服);带下多加椿根白皮10克。

【方解】女子见以上诸症者,现代医学认为为"盆腔炎"。故本方重用红藤、败酱草、二丹、芩、芍以清热;没药、延胡索、棱、术理气止痛;薏苡仁利湿。瘀、湿、热祛,冲任调,宫安诸疾除矣。

例一 王某,25岁,1988年11月20日初诊。据云:产后两月,小腹两侧刺痛一月余,伴纳差乏力,舌暗红,苔薄,脉沉弦。此乃产后子宫受损,瘀阻胞脉之故也。予"活血理冲汤"加减。

【方药】丹皮10克,丹参15克,败酱草30克,红藤30克,当归10克,赤芍15克,三棱10克,莪术10克,延胡索10克(捣碎),黄芩10克,薏苡仁30克,生乳香10克,生没药10克,甘草10克。

1988年11月26日复诊。上方连服4剂,小腹痛减,仍隐隐作痛,纳差乏力,舌红,苔薄,脉弦,宗上方加减再进。

【方药】生黄芪20克,党参15克,当归10克,白茯苓15克,生白芍20克,鸡内金10克(捣碎),败酱草30克,红藤30克,薏苡仁30克,三棱10克,莪术10克,延胡索10克(捣碎)。

上方连服4剂,诸症悉除。

产后腹痛,胞脉受损,瘀阻不通,腹痛作矣。今予活血化瘀法调治,瘀散痛自止也。后小腹仍隐隐作痛者,此乃病邪祛,正气损,故不见刺痛而小腹隐痛。故加参、芪扶正益气,正复邪祛,体自复也。

例二 姚某,37岁,1987年12月29日初诊。自述患小腹痛1年余,月经调,量多夹血块,腹痛下坠,右下腹尤甚,伴腰骶酸痛,活动后加重。并反复发作尿急、尿频、尿痛,舌红,苔薄黄,脉弦。此乃邪郁小腹,胞宫受累,气滞血瘀,邪瘀互结,久而化热。予清热解毒、活血化瘀法调治。取"活血理冲汤"加减。

【方药】红蚤休10克,丹皮10克,丹参20克,败酱草30克,黄芩10克,当归10克,赤芍10克,三棱10克,莪术10克,延胡索10克(捣碎),薏苡仁30克,生乳香 10 克,生没药 10 克,甘草 10 克。

1988 年 1 月 2 日复诊。上方连服 3 剂,诸症大减,宗上方加减继进 3 剂,诸病悉除。

例三 杨某,38 岁,1987 年 12 月 18 日初诊。据云:小腹痛随经期而加重多年。月经错前落后,经色暗,夹血块,白带多而腥臭,伴恶心呕吐,舌红苔少,脉沉弦。此乃邪郁胞宫,郁久化热,湿热互结,白带乃成。胞宫受邪,扰乱月经。予清热利湿、活血止痛法调治。

【方药】丹皮 10 克,丹参 15 克,败酱草 30 克,红蚤休 10 克,薏苡仁 30 克,当归 10 克,赤芍 15 克,椿根白皮 10 克,黄芩 10 克,三棱 10 克,莪术 10 克,延胡索 10 克(捣碎),甘草 10 克。

上方连服 3 剂,诸症大减;继服 3 剂,白带、腹痛均止。

按 女子小腹疼痛,伴带下增多;或产后经久不孕,皆邪累胞宫,子宫内膜炎症;或输卵管、卵巢炎症;或子宫、韧带炎症。种种迹象,非其一端,现代医学谓之"盆腔炎",然实属中医腹痛、痛经之范畴。久痛必瘀,故治此证应予活血化瘀、清热除湿、理气行滞之法。实含现代医学消炎解毒之意。湿邪滞留胞宫,郁久化热必成秽腥之带下;湿热之邪旁扰,加之瘀血凝滞,气行不畅,故腹痛作矣!宫内瘀湿凝滞,经血下而不畅,故经期腹痛加重也。余临床运用清热利湿、活血逐瘀法,治女子腹痛、痛经、带下诸症,多收捷效也。

▌ 补肾调经汤 ▌

女子月经不调,或三五月一行,伴腰酸腿软,头晕耳鸣;或婚后久不孕育;舌淡,脉沉弱,肾虚也,宜"补肾调经汤"。

【组成】熟地黄 30 克,生山药 30 克,炒菟丝子 30 克(捣碎),枸杞子 10 克,当归 10 克,白茯苓 15 克,益母草 15 克。

▌ 清热固经汤 ▌

女子月经过多,或月经超前而至,经色红,口渴心烦,脉弦滑,舌红暗,可在经期服"清热固经汤"。

【组成】生地黄 30 克,生白芍 15 克,栀子 10 克(捣碎),丹皮 10 克,红蚤休 10 克,生地榆 30 克,茜草 10 克,炒侧柏叶 10 克,海螵蛸 30 克(捣碎)。

第二节 求 嗣 方

女子不育因肾气未盛,冲任未充,现代医学谓无排卵或子宫发育不良者,应填补冲任为治。女子月经调和,生殖器官发育正常仍不孕育者,此乃寒邪凝滞胞宫或瘀阻胞脉;或胞宫寒冷,白带多而腥臭等原因所致女子不孕者,予消瘀散结、温宫散寒、理气止痛法调治。肾气旺,冲任盛自能受孕;瘀阻通,胞宫洁净温暖亦能孕育也。

║ 调经助孕汤(助孕一号方) ║

女子婚后日久不孕,或产后未避孕,三五年仍不孕育者;或经期腹痛;或月经错前落后;或经血紫暗有血块;舌暗,苔薄,脉弦或弦细;"调经助孕汤"主之。

【组成】丹皮10克,丹参15克,当归10克,赤芍10克,红花10克,川芎10克,路路通10克,生桃仁10克(捣碎),生水蛭末6克(冲服),熟地黄15克,炒香附子10克(捣碎),茺蔚子10克,枸杞子10克,炒菟丝子15克(捣碎)。

【加减】腹痛甚加生乳香10克、生没药10克;小腹冷痛者加炒小茴香10克、肉桂6克。产后久不受孕,妇科检查"输卵管粘连不通或通而不畅"者,减熟地黄、枸杞子,加炒王不留行子30克(捣碎)、怀牛膝10克。

【方解】此方实桃红二丹四物汤加补肾之剂。不孕之证,瘀阻者多,虑其散瘀之力不足,故加水蛭、路路通以助其散瘀之力。《内经》云:"**任脉通,太冲脉盛,月事以时下,故能有子。**"任脉通畅,胞宫无瘀者,遇氤氲之时媾合自能受孕也。故女子不孕,冲任不足,肾气不盛者有之;瘀阻胞宫者更甚也。尤其胎产之后复不受孕者,本方经期服用,效更显也。

例一 魏某,25岁,1995年12月18日初诊。据云:5年前生一女婴,后月经基本正常,然未避孕而未孕。今天来月经,舌红,苔薄白,脉沉弦。予"调经助孕汤"加减。

【方药】当归10克,赤芍10克,川芎10克,炒香附子10克(捣碎),红花

10克,莪术10克,生桃仁10克(捣碎),怀牛膝10克,刘寄奴10克,生水蛭末6克(冲服),熟地黄15克,炒菟丝子30克(捣碎)。

上方连服3剂,后月经未至而受孕矣。

例二 饶某,22岁,1992年8月7日初诊。患者半年前受孕3个月,不慎流产。后月经基本正常,但未受孕,小腹坠胀疼痛,今天来月经,经色暗,有血块,小腹阵阵作痛,舌淡,苔白,脉沉弦。

【方药】当归10克,川芎10克,赤芍10克,炒香附子10克(捣碎),郁金10克,红花10克,莪术10克,生桃仁10克(捣碎)。益母草15克,怀牛膝10克,泽兰10克,路路通10克,三棱10克,刘寄奴10克,生水蛭末6克(冲服)。

1992年8月15日复诊。上方连服3剂,下血块甚多,刻下月经已净两天,小腹坠胀疼痛。今邀妇科医生做"输卵管通水"检查:左侧输卵管不通,右侧通而不畅。舌淡苔白,脉沉弦。上方酌加补肾之剂再进以观动静。

【方药】熟地黄15克,炒菟丝子30克(捣碎),生山药30克,当归10克,生桃仁10克(捣碎),红花10克,赤芍10克,土鳖虫10克(捣碎),生乳香10克,生没药10克,生水蛭末6克(冲服)。

1992年8月30日三诊。上方连服3剂,腹痛缓解,纳食有增,舌淡苔白,脉弦。鉴于患者苦于服药,宗上方加减轧细末,水泛为丸徐服。

【方药】生山药50克,当归30克,赤芍30克,生桃仁30克,川芎20克,红花30克,郁金30克,炒香附子30克,三棱30克,莪术30克,路路通30克,生水蛭50克,土鳖虫30克。

上药共轧细末,水泛为丸,每服6克,1日2次。

服药5天,月经来潮,经血夹血块而暗。嘱:经期药量加重,借经水流下,以因势利导,促使子宫稽留之瘀血下行,经净腹痛亦解。药未服完,月经过期未至,尿妊娠试验阳性。

例三 李某,23岁,1992年7月30日初诊。自述:婚后2年,夫妇同居未孕。曾多处求治未愈,反增纳差胀满,月经调,量多、色暗,有血块,伴经期腹痛。刻下值经后,舌红,苔薄,脉沉弦。(配偶精液常规检查:正常)

【方药】当归10克,熟地黄15克,覆盆子10克,枸杞子10克,生桃仁10克(捣碎),红花10克,路路通10克,泽兰10克,益母草15克,炒菟丝子15克(捣碎),炒香附子10克(捣碎)。

1992年8月15日复诊。上方连服6剂,月经来潮,腹痛未作,经色暗,无血块,舌红,苔少,脉沉。予"调经助孕汤"加减。

【方药】当归20克,川芎20克,赤芍20克,炒香附子20克,郁金20克,红花20克,生桃仁20克,益母草30克,泽兰20克,怀牛膝20克,刘寄奴20克,路路通20克,生水蛭20克,炒菟丝子30克,熟地黄30克。

上药共轧细末,水泛为丸,每服6克,1日2次。后月经至期末至,尿妊娠试验阳性。

按 女子不孕之证,多责之冲任。冲任未充,应予填补冲任、益精补肾图治。然本方所治者异也,此乃瘀阻胞脉,旧血不祛,新血不生之故也。饶某因坠胎瘀阻胞宫而不孕,予大队通瘀散结之药以逐胞宫稽留之残瘀,佐以补肾之剂益冲任,仅服药月余即受孕矣。李氏虽婚后有年,多处调治而未孕,前医皆以肾虚、冲任未充图治,实冲任瘀阻、胞脉阻滞,胎元无生长之地,犹遍地岩石,板结胶固,禾苗何以生长也?余临床治女子不孕之证,凡月经调、乳房发育正常,皆责之气滞血瘀。月经周期延长或经血过少者,活而通之;经期腹痛,经色暗,多血块者,温而散之;经血量多者,固而摄之。然活而通之,为治月经不调而不孕者之第一法也。

▍补肾助孕汤(助孕二号方)▍

女子婚后日久不孕;或胎产后久不再孕,月经调,伴腰酸腿软;或经后小腹绵绵作痛,舌淡苔薄,脉沉细或沉弱,肾虚兼冲任亏虚也,"补肾助孕汤"主之。

【组成】熟地黄30克,当归10克,炒菟丝子15克(捣碎),枸杞子10克,生山药30克,覆盆子10克,仙茅10克,仙灵脾10克,沙苑子10克,巴戟天10克,茺蔚子10克,黄牛鞭10克(焙焦轧末冲服),路路通10克。

【加减】腰酸而痛者,加怀牛膝10克、川续断10克;经期腹痛经血紫暗者,加红花6克、赤芍10克;身体虚弱,冲任未充,经血量少,或月经三五月一行者,加鹿茸3克(轧碎冲服);小腹冷痛者,加炒小茴香10克(捣碎)、肉桂6克(捣碎)。

【方解】此方实五子衍宗丸加味,以大队温经补肾填冲任之剂组成。尤适于女子冲任未充,肾气未盛之不育。现代医学认为受孕之时,在月经净后第七天之后。月经净后乃为卵泡发育之时,卵泡的发育与肾、冲任盛衰有关,故填精补肾即助卵泡发育,冲任未充服之多效验也。二仙、熟地、山药为壮阳补肾、填补冲任之精品;五子衍宗丸为种子之良方。故肾虚腰酸腿软之不孕者,服之多收捷效也。

例一 蒋某,26岁,1987年12月29日来诊。据云:患者5年前生一女婴,后未采取避孕措施而未孕。月经调和,小腹微痛,腰酸腿软,伴头晕心悸。末次月经12月24日来潮,刻下值经后,舌淡,脉弦。予调补冲任法调治,取"补肾助孕汤"加减。

【方药】熟地黄30克,炒菟丝子15克(捣碎),枸杞子10克,蛇床子10克,覆盆子10克,车前子10克,生山药30克,巴戟天10克,当归10克,赤芍10克,丹参15克,党参10克。

上方连服3剂,后月经过期未至而受孕矣。

例二 李某,22岁,1988年5月24日初诊。据云:婚后2年夫妇同居未孕,月经:15岁初潮,30天一至,3~5天净,量一般,无血块。面黄纳差,伴腰膝酸痛,经期小腹坠痛,经后尤甚。末次月经5月18日来潮,刻下值经后。舌淡苔白,脉沉弱。(配偶精液常规检查:正常)

【方药】炒菟丝子15克,覆盆子10克,蛇床子10克,枸杞子10克,熟地黄15克,当归10克,生山药15克,巴戟天10克,益母草30克,炒香附子10克(捣碎)。

1988年5月27日复诊。上方连服两剂,腰腿酸痛均明显好转。因素有头痛之疾,刻下头痛发作。脉舌同上,宗上方加蔓荆子10克(捣碎)、丹参10克。

上方连服两剂,诸症皆愈,头痛亦解。停经43天来诊:脉滑,尿妊娠试验阳性。

例三 韦某,25岁,1989年3月22日初诊。据云:婚后1年余夫妇同居未孕。身体消瘦,面色萎黄,畏寒肢冷,关节疼痛。末次月经3月12日,色暗量少,刻下值经后。舌红尖甚,脉沉弱。(配偶精液常规检查:正常)

【方药】熟地黄30克,生山药15克,炒菟丝子15克(捣碎),肉苁蓉10克,枸杞子10克,女贞子10克(捣碎),覆盆子10克,黄精10克,何首乌10克,当归10克,丹参10克,威灵仙15克。

1989年4月2日复诊。上方连服3剂,仍腰腿关节疼痛,舌红,苔薄白,脉沉弱。

【方药】熟地黄 15 克,生山药 15 克,炒菟丝子 15 克(捣碎),枸杞子 10 克,当归 10 克,芫蔚子 10 克,覆盆子 10 克,丹参 10 克,丹皮 10 克,赤芍 10 克,路路通 10 克,红花 10 克。

1989 年 4 月 14 日三诊。上方连服 3 剂遂停药。刻下停经 35 天,舌红有瘀点,脉沉弦。月经应至未至,予活血通经法调治。

【方药】当归 10 克,赤芍 10 克,川芎 10 克,炒香附子 10 克(捣碎),郁金 10 克,红花 10 克,生桃仁 10 克(捣碎),莪术 10 克,三棱 10 克,益母草 30 克,怀牛膝 10 克。

1989 年 4 月 24 日四诊。上方服 1 剂月经来潮,连服 2 剂,下血块甚多,腰腿痛明显减轻,纳谷亦增,舌淡红,苔薄白,脉弦,刻下值经后,予调补冲任法调治。

【方药】熟地黄 15 克,炒菟丝子 15 克(捣碎),覆盆子 10 克,枸杞子 10 克,蛇床子 10 克,五味子 10 克(捣碎),巴戟天 10 克.仙茅 10 克,仙灵脾 10 克,当归 10 克,川芎 10 克,赤芍 10 克,知母 10 克,黄柏 10 克。

1989 年 5 月 2 日五诊。上方连服 3 剂,仍身痛纳差,小腹时痛,舌淡红,苔薄白,脉沉弦。刻下值排卵期,予通任助孕法调治。

【方药】当归 10 克,川芎 10 克,赤芍 10 克,炒香附子 10 克(捣碎),生桃仁 10 克(捣碎),鸡内金 10 克(捣碎),熟地黄 15 克,枸杞子 10 克,炒菟丝子 15 克(捣碎),蛇床子 10 克,五味子 10 克(捣碎),巴戟天 10 克,生山药 30 克。

上方连服 3 剂,月经逾期未至,身已受孕。至期举一男。

按 前一例系一胎不育,于经后求治,一药而获效。5 年未育之沉疴,先医必以产后瘀阻胞宫调治,而患者实与瘀阻无关也。月经调和而腰酸腿软,实冲任亏虚之明征,故予填补冲任、调补三阴而见奇效也。

后二患者均系原发不育,配偶检查精液常规均属正常;二女均月经调和,故调经亦非其法也。腰酸腿软者,肾虚之明征。经云:"……**任脉通,太冲脉盛……故能有子**。"今太冲脉衰,血海不充,精血不足,失其荣养,故胎孕不成也;精血不足,肢体失荣,故身体消瘦;肾阳虚衰,上不能温暖脾阳,故纳差而面黄。五子衍宗丸填精补肾;巴戟天、仙灵脾温肾以壮阳;香附、赤芍、益母草理气活血调经。故经期调经,经后填精补肾以促卵泡发育,阴阳双补,太冲盛,阴阳和,施药恰当,故能速愈也。

‖ 通任助孕汤(助孕三号方) ‖

女子月经错前落后,经期小腹微痛,经后尤甚,伴腰酸腿软,久不受孕者,"通任助孕汤"主之。

【组成】当归10克,熟地黄20克,枸杞子10克,炒菟丝子15克(捣碎),茺蔚子10克,覆盆子10克,巴戟天10克,赤芍10克,炒香附子10克(捣碎),红花10克,路路通10克,生桃仁10克(捣碎),生水蛭末6克(冲服)。

【加减】经期伴身痛、头痛者,加川芎10克;腹痛、白带多者,加薏苡仁、海螵蛸各30克,茜草10克。

【方解】本方具有通任助孕之功效。女子月经净后,为卵泡发育期,一般需5~7天,卵泡成熟后则由卵巢排出。本方补肾与通任并用,补肾进一步培补卵泡,使卵泡健壮无恙,菟丝、枸杞、熟地、巴戟之功也。通任乃疏通输卵管之道,使卵泡、精子游历无阻,顺利结合,以达卵泡受精着床之目的,此乃路路通、红花、当归之功也。此时若热敷温暖小腹,管道温柔,胞宫温暖犹如三春万物生发,受孕之机更充也。

余临证多年,治男女不育不孕症甚多;或男子无精、少精、死精(男科有验案);或女子先天不足,冲任不充,月事迟潮;或月经不调,错前落后;或经水过多,延长十余天不止;或月经过少,点滴而下,一二日即净;或经闭三五月一行;或经期腹痛,坠胀呕吐;或经期乳房胀痛,牵引两胁满闷……种种症状,非其一端而致不育也。唯女子先天不足,冲任未充,身体消瘦,月事未潮,乳房扁平,予填精补肾,培补元气,温煦元阳图治。月经不调,夹杂月经前后诸症者,瘀、湿、热之祟也,宗月经病调治。故瘀者散之、活之;热者凉之、清之;湿者渗之、利之。视其病程之长短,病情之轻重,体质之强弱,年龄之大小酌情施治。经期延长或经水过多者,因瘀、因热者有之,因体虚不能摄血者亦有之。因瘀者必经期长而滞留难下,时多时少,夹杂血块,伴小腹坠胀疼痛。瘀血不祛,新血不生,故经水迟迟不止也。既瘀,活血散瘀应为对证治法,瘀祛新生,血自止也。经血过多,热者清之。经期过长或经血过多,色红而淡,或夹杂血块者,血热而妄行,清热凉血以散瘀,血自止也。经血经久不止,必正气虚而不摄血:益气摄血,经水自止也。经水错前落后者调之;经水过少或闭而不通者,通之(身体虚弱,无物可下者不在此例);经期腹痛,瘀血不下者,活之;经期乳房胀痛者,散之、理之。总之,理气以散瘀,活血以通经,瘀祛新生,胞宫温暖,生机勃勃,何有不孕育之理乎?

余拟"调经助孕汤"(助孕一号方),予女子经期服用,经血下以因势利导之,务使胞宫洁净,胎元有孕育生发之地也。譬土地疏松温暖,五谷禾苗易于生发也。

女子经净之后,实为卵泡发育期,此时多以培补三阴、填补冲任治疗女子不育,其效甚显矣。补肾即助卵泡发育,精血充足,冲任得养,胎孕易成也。余拟"补肾助孕汤"(助孕二号方),予女子经后服用,补肾以生精血,温肾以壮肾阳,譬农家耕种,种子饱满易发芽成苗也。

女子经净 5~7 天后,谓之排卵期(即受孕期)。余临证以来,此时以活血通瘀法调治,多能达治愈不孕症之目的。卵泡发育成熟,精旺血足,媾合适时,多能一举成孕也,余拟"通任助孕汤"(助孕三号方)是也。譬农家之播种,土地疏松温暖,种子饱满,播种适时,何愁育苗之难乎!

余治女子不育症,经期、经后(卵泡发育期)、排卵期联合治疗,即调经、补肾、通任法,一月一个周期治疗,少则一个周期,多则两个周期即可受孕也。

例一　李某,26 岁,1990 年 6 月 17 日来诊。自述:3 年前产一女婴,至今未孕,月经调,量多,色暗有血块,无腹痛。刻下月经净半月余,舌红,脉弦。

【方药】当归 10 克,川芎 10 克,路路通 10 克,赤芍 10 克,红花 10 克,熟地黄 15 克,巴戟天 10 克,仙茅 10 克,仙灵脾 10 克,炒菟丝子 15 克(捣碎),枸杞子 10 克,覆盆子 10 克,蛇床子 10 克,茺蔚子 10 克,知母 10 克,黄柏 10 克。

1990 年 7 月 5 日复诊。上方连服 5 剂,月经今天来潮,无腹痛,舌红,脉弦。予"调经助孕汤"加减。

【方药】当归 10 克,赤芍 10 克,红花 10 克,丹皮 10 克,丹参 15 克,路路通 10 克,炒王不留行子 30 克(捣碎),炒香附子 10 克(捣碎),三棱 10 克,莪术 10 克,熟地黄 15 克,炒菟丝子 15 克(捣碎),覆盆子 10 克,枸杞子 10 克。

1990 年 7 月 9 日三诊。上方连服两剂,月经净,无不适,舌红,脉弦,予"补肾助孕汤"加减。

【方药】熟地黄 15 克,炒菟丝子 15 克(捣碎),枸杞子 10 克,覆盆子 10 克,茺蔚子 10 克,巴戟天 10 克,仙茅 10 克,仙灵脾 10 克,生山药 15 克,知母 10 克,黄柏 10 克。

1990 年 7 月 15 日四诊。上方连服 3 剂,刻下值排卵期,无不适,脉舌同前。予"通任助孕汤"加减。

【方药】当归 10 克,生桃仁 10 克(捣碎),红花 10 克,炒香附子 10 克(捣碎),赤芍 10 克,丹参 10 克,熟地黄 15 克,炒菟丝子 15 克(捣碎),枸杞子 10 克,蛇床子 10 克,生山药 15 克。

上方连服 3 剂,停经 40 天来诊。纳差乏力,恶心呕吐,脉弦滑,尿妊娠试验阳性。

例二　万某,25 岁,1989 年 11 月 1 日来诊。据云:婚后 2 年余,夫妇同居未孕(配偶精液常规检查:正常)。月经 18 岁初潮,30 天一至,有血块,小腹冷痛,带下多而腥臭,伴阴痛阴痒,口渴,舌红,脉沉弦。

【方药】当归 15 克,赤芍 10 克,生山药 15 克,车前子 15 克,生龙骨 15 克(捣碎),生牡蛎 15 克(捣碎),芡实 15 克。白茯苓 15 克,益母草 30 克,茜草 10 克,栀子 10 克(捣碎)。

1989 年 11 月 6 日复诊。上方连服 3 剂,带下明显减少。今天来月经,仍小腹冷痛,舌淡,苔薄,脉沉,予"调经助孕汤"加温补冲任之剂调治。

【方药】当归 10 克,川芎 10 克,乌药 10 克,赤芍 10 克,红花 10 克,丹参 10 克,生桃仁 10 克(捣碎),益母草 15 克,炒小茴香 10 克(捣碎),高良姜 10 克,肉桂 10 克(捣碎)。

1989 年 11 月 12 日三诊。上方连服 3 剂,今天月经净,小腹虽痛但已不凉,舌淡红,脉沉。予"补肾助孕汤"加减。

【方药】熟地黄 20 克,炒菟丝子 15 克(捣碎),枸杞子 10 克,覆盆子 10 克,蛇床子 10 克,生山药 20 克,巴戟天 10 克,芡实 15 克,茺蔚子 10 克,丹参 10 克,炒香附子 10 克(捣碎)。

1989 年 11 月 18 日四诊。上方连服 3 剂,无不适,舌淡红,脉沉。刻下值排卵期,予"通任助孕汤"加减。

【方药】当归 10 克,生桃仁 10 克(捣碎),红花 10 克,炒香附子 10 克(捣碎),路路通 10 克,赤芍 10 克,熟地黄 20 克,生山药 15 克,炒菟丝子 15 克(捣碎),巴戟天 10 克,枸杞子 10 克,覆盆子 10 克。

上方连服 3 剂,至期月经未至,已受孕矣。

例三　李某,25 岁,1992 年 7 月 30 日来诊。据云:婚后 2 年夫妇同居未孕(配偶精液常规检查:正常)。月经 16 岁初潮,30~35 天一至,4 天净,量多,色暗有血块,伴小腹坠胀疼痛。末次月经 7 月 21 日来潮。刻下值排卵期。舌红,苔薄,脉沉弦。予"通任助孕汤"加减。

【方药】当归 10 克,生桃仁 10 克(捣碎),红花 10 克,路路通 10 克,泽兰 10 克,益母草 15 克,炒香附子 10 克(捣碎),熟地黄 20 克,炒菟丝子 15 克(捣碎),覆盆子 10 克,枸杞子 10 克。

1992 年 8 月 19 日复诊。上方连服 3 剂,遂停药。昨天月经来潮,腹痛已解,无血块,经量仍多,舌红,苔少,脉沉。予"调经助孕汤"加减。

【方药】当归 10 克,川芎 10 克,赤芍 10 克,炒香附子 10 克(捣碎),郁金 10 克,红花 10 克,莪术 10 克,生桃仁 10 克(捣碎),益母草 15 克,怀牛膝 10 克,泽兰 10 克,三棱 10 克,刘寄奴 10 克,路路通 10 克。

1992 年 8 月 22 日三诊。上方连服两剂,今天月经净,无不适,舌红,苔薄,脉沉缓。予"补肾助孕汤"加减。

【方药】熟地黄 30 克,炒菟丝子 15 克(捣碎),仙茅 10 克,仙灵脾 10 克,巴戟天 10 克,枸杞子 10 克,覆盆子 10 克,当归 10 克,生桃仁 10 克(捣碎),红花 10 克,炒香附子 10 克(捣碎),路路通 10 克,赤芍 10 克。

1992 年 8 月 27 日四诊。上方连服 3 剂,无不适,舌红,苔薄,脉沉。

刻下值排卵期,予"通任助孕汤"加减。

【方药】当归 10 克,生桃仁 10 克(捣碎),红花 10 克,路路通 10 克,赤芍 10 克,怀牛膝 10 克,炒香附子 10 克(捣碎),泽兰 10 克,炒王不留行子 15 克(捣碎),炒菟丝子 15 克(捣碎),枸杞子 10 克,茺蔚子 10 克。

上方连服 3 剂,停经 42 天来诊。腹胀,呕吐,泛酸,小腹微微作痛,脉滑。尿妊娠试验阳性。予清热降逆、止呕安胎法调治。一剂平,二剂安。至期举一男。

按 大凡男女不育之证,前人责之女者多矣,今多认为男女各居其半也。余多年临床观之,原发不育者男多于女。女子唯先天不足,冲任未充,月经不潮或三五月一至,经量极少。现代医学谓:子宫发育不良、无排卵不孕。予壮阳补肾,填补冲任法徐徐调治,亦能治愈也。然月经调而伴月经诸症者,余宗以上诸法调治亦多收效。即使继发性不孕或输卵管粘连阻塞不通者,临床详细辨证,徐徐调治无不见效也。

当今盛世,人民丰衣足食,故先天不足、冲任未充者少矣。即使有之,循五子衍宗丸,二仙、鹿茸之类,无不见效,其治女子不育之一法也。若伴月经而生诸病致不育者,予调经理气、活血、逐瘀,适时调治,亦收效甚捷也。

‖ 补肾种子汤 ‖

女子婚后久不孕育,月经三五月一至,量极少;或年过二十月经不潮,伴腰酸腿软,乳房扁平,无性欲或性欲淡漠;或形体消瘦,畏寒肢冷,舌淡,脉沉弱,肾虚也,"补肾种子汤"主之。

【组成】炒菟丝子 30 克(捣碎),枸杞子 10 克,五味子 10 克(捣碎),覆盆子 10 克,车前子 10 克,肉苁蓉 10 克,熟地黄 30 克,炙龟板 10 克(捣碎),鹿茸 3 克(轧碎冲服),当归 10 克,乌药 10 克,益智仁 10 克,大红参 10 克(切小块吞服)。

【加减】面色㿠白纳差者,加黄芪 30 克、炒白术 15 克;伴低热者减乌药、五味子,加玄参 30 克,炙龟板加至 15 克;久婚不孕者,加重鹿茸、人参配丸药徐服。

【方解】本方为填精补肾所立,培补元阴元阳之底方。鹿茸、肉苁蓉、熟地黄补肾壮阳之要药,五子乃治男女不育之宗方;龟板补阴之至品;人参、当归补气养血;乌药、益智仁温肾化气。诸药合用,温肾壮阳,填精益冲任,既填补先天之不足,又培补后天精血之衰微。女子身体未充,月经不潮;或冲任虚损、子宫发育欠佳,久久服之,自能康复受孕也。

例一　单某,23 岁,1989 年 5 月 31 日来诊。据云:婚后 2 年,夫妇同居未孕(配偶精液常规检查:正常)。月经:20 岁初潮,2~4 月一至,2~3 天净,量少有血块。并反复发作鼻衄。妇科检查:子宫发育不良,幼稚子宫。

刻下停经两月余,舌淡,脉沉弱。

【方药】生地黄 30 克,炒菟丝子 15 克(捣碎),茺蔚子 10 克,枸杞子 10 克,炙龟板 10 克(捣碎),茜草炭 10 克,栀子 10 克(捣碎),生白芍 15 克,怀牛膝 10 克,藕节 10 克。

1989 年 6 月 16 日复诊。上方连服 6 剂,鼻衄已止,月经未潮。近胃纳差,伴神疲乏力,舌淡,脉沉弱。

【方药】熟地黄 30 克,炒菟丝子 15 克(捣碎),枸杞子 10 克,炒菟丝子 10 克,覆盆子 10 克,沙苑子 10 克,炙龟板 10 克(捣碎),当归 10 克,炒白术 10 克,鸡内金 10 克,生水蛭末 6 克(冲服)。

1989 年 6 月 22 日三诊。上方连服 3 剂,月经来潮,量少有血块。继服两剂,月经持续 5 天方净,后期经淡,舌淡,脉沉弱。

【方药】熟地黄 50 克,炒菟丝子 50 克,枸杞子 30 克,车前子 30 克,覆盆子 30 克,生山药 30 克,生黄芪 30 克,人参 30 克,鹿茸 15 克,当归 30 克,肉苁蓉 30 克,栀子 15 克。

上药共轧细末,水泛为丸,每服 6 克,1 日 2 次。停经 35 天月经来潮,自觉精神好转,宗上方继服 1 月余,月经逾期未至,身已受孕矣。

例二　李某,28 岁,1992 年 5 月 10 日初诊。据云:婚后 7 年夫妇同居未孕(配偶精液常规检查:正常)。月经半年或一年一至,量极少,点滴而净;乳房扁平,性欲淡漠。妇科检查:幼稚子宫。舌红,脉弦。

鉴于患者身体素质极差,先天不足,冲任不健,予大剂填补冲任,徐徐图治。

【方药】大熟地 50 克,仙茅 30 克,仙灵脾 30 克,巴戟天 30 克,炒菟丝子 50 克,西洋参 50 克,紫河车 50 克,嫩鹿茸 30 克,黄牛鞭(焙焦)50 克,生山药 50 克,肉苁蓉 30 克,炒白术 30 克,知母 15 克,黄柏 15 克。

上药共轧细末,水泛为丸,每服 6 克,1 日 2 次。

服药两月,身体较前好转,乳房较前丰满,性欲仍淡漠。嘱上方继服。待三月后月经来潮,色淡,量一般。共服药半年月经正常,性欲如常人,妇科检查:子宫发育正常。不久即受孕矣。

按 女子不孕,大体可分肾虚、冲任未充、先天不足类,及月经不调、瘀阻胞宫类。瘀阻月经不调而不孕者易治,少则一月,多则两三月皆可愈也。然虚者难补,尤其先天不足也,后天易补,先天何其难也。李氏婚后多年未孕,非投医一处,亦长年累月服药而不愈。前医均以通经逐瘀之法,诸如桃、红、土鳖虫之类。子宫发育不良,性欲淡漠,实先天亏损之明征。鹿茸生精血,壮肾阳,更得紫河车、黄牛鞭之相助;熟地、仙茅诸药填精补肾以为伍,久久服之,斯得康复。此非血肉有情之品不能为,更非轻轻投放三五剂建功之症也。医患协和,信心、恒心相合方能取效。愿同道遇类似之患,无须急于求成,需徐徐图治,方能达其目的也。

‖ 育 阳 丸 ‖

女子婚后久不受孕，或育儿不健；或月经不调，腰酸腿软，小腹冰冷；或面色萎黄，畏寒肢冷；或带下清稀而多，舌淡，脉沉细，"育阳丸"主之。

【组成】熟地黄 30 克，生山药 30 克，当归 15 克，炒菟丝子 30 克，枸杞子 15 克，覆盆子 15 克，肉苁蓉 15 克，巴戟天 15 克，仙茅 15 克，仙灵脾 15 克，锁阳 15 克，炒补骨脂 15 克，沙苑子 15 克，益母草 15 克，黄牛鞭(焙焦)50 克。

【加减】阳虚甚加肉桂 10 克、制附子 10 克；白带多加鹿角霜 30 克；性欲淡漠加鹿茸 10 克。

上药共轧细末，水泛为丸，每服 6 克，1 日 2 次。

上方之功效，实不可言也。既夫妇双方康健，专一求子未有不达其目的者也。

例一　王某，27 岁，1990 年 8 月 11 日初诊。王氏婚后 2 女，末子 3 岁，今天来月经。小腹微微作痛，经色暗，有血块，舌淡红，脉弦。

【方药】当归 10 克，川芎 10 克，赤芍 10 克，熟地黄 20 克，丹皮 10 克，丹参 20 克，生桃仁 10 克(捣碎)，红花 10 克。

1990 年 8 月 17 日复诊。上方连服 3 剂，昨天月经净，无不适，舌红，苔薄白，脉缓。取"育阳丸"加减，水煎服。

【方药】熟地黄 30 克，生山药 30 克，当归 15 克，炒菟丝子 30 克(捣碎)，枸杞子 15 克，炒补骨脂 10 克(捣碎)，沙苑子 10 克，覆盆子 10 克，肉苁蓉 10 克，巴戟天 10 克，仙茅 10 克，仙灵脾 10 克，益母草 15 克。配黄牛鞭炖服，两天一具。上方连服 6 剂，后月经未至而受孕矣。

例二　刘某，26 岁，1991 年 9 月 25 日初诊。刘氏夫妇一女孩 3 岁，刻下值经期第二天。小腹冷痛下坠，经色暗，夹杂大小不等血块，舌红，苔薄，脉沉。

【方药】当归 10 克，川芎 10 克，赤芍 10 克，炒香附子 10 克(捣碎)，红花 10 克，生桃仁 10 克(捣碎)，乌药 10 克，延胡索 10 克(捣碎)，炒小茴香 10 克(捣碎)，肉桂 6 克(捣碎)，路路通 10 克。

1991 年 9 月 28 日复诊。上方连服 3 剂，月经净，腹痛止，舌红，苔薄，脉沉弦。予温阳补肾助孕法，取"育阳丸"加肉桂 10 克、炒小茴香 10 克，共轧细末，水泛为丸，每服 6 克，1 日 2 次，后未来月经而受孕。至期举一男。

例三 王某,30岁,1993年12月9日初诊。王氏婚后一女孩6岁,后未避孕而未孕。月经调,经量少,色紫暗,有血块,伴小腹坠胀疼痛,舌红暗,脉沉细。刻下值经期第三天。

【方药】当归10克,川芎10克,赤芍10克,炒香附子10克(捣碎),郁金10克,红花10克,莪术10克,生桃仁10克(捣碎),怀牛膝10克,泽兰10克,三棱10克,刘寄奴10克,路路通10克,益母草15克,熟地黄30克。

1993年12月13日复诊。上方连服3剂,流下血块甚多,刻下月经已净,予补肾壮阳助孕法调治,取"育阳丸"服用,共服20天,后受孕矣。

按 育阳者,壮阳之举也,女子康而不孕者,阳虚也。补精,壮肾阳,阳强易受孕矣。譬秋冬天寒地冷,万物凋零,生机何其有也? 春夏温暖,万物繁茂,处处生机。此之谓也。

第三节 胎 孕 方

女子孕后,气血归胞宫而养胎,气血虚弱,冲任不实易堕胎也。胎气初受,母体不能适应,亦易发呕恶诸症。故孕后需补任以固胎元,养气血以安胎气。调饮食、节房事、和情志以安胎养胎也。孕后常服补肾益气血之药,亦可壮胎,使胎儿聪颖过人、健壮长寿也。

┃ 先 天 煎 ┃

女子妊娠后,面色萎黄,神疲乏力,腰酸腹痛下坠,胎动不安;或胎萎不长;或屡孕屡坠者,舌淡,脉沉细,"先天煎"主之。

【组成】炒菟丝子30克(捣碎),桑寄生30克,川续断15克,阿胶10克(烊化兑服),当归10克,黄芩10克,党参10克,生山药30克,熟地黄15克,炒白术10克,砂仁10克(捣碎)。

【加减】腰酸痛甚者,加炒杜仲30克;腹痛下坠者,加生黄芪30克、升麻6克;面色萎黄、神疲乏力者,党参易人参;阴道淋漓流血者,加炒艾叶10克;胎萎不长、屡孕屡坠者,上方轧细末为丸,徐服之。

【方解】菟丝子、桑寄生、川续断、阿胶系张锡纯"寿胎丸"方。余非窃张氏之方，而此方确系保胎良方。余临证多年，仅 4 味药确实不能顾及坠胎诸多之疾，故加当归、党参益气养血以摄胎；山药、熟地补肾以培补胎元；黄芩清热以安胎；砂仁、白术益脾和胃，培补后天以资先天(陈修园谓：黄芩、白术为安胎圣药)。菟丝子、桑寄生乃寄于他物之上而生长；川续断有类人筋骨不易折之形状，故系胎不易坠而苗壮成长也；阿胶补血养阴，伍当归、熟地滋血以养肝。肝、脾、肾、气血同治，肾精充，冲任固，气血旺，胎元坚实，胎儿发育强壮无恙，不仅无坠胎流产之忧，且育儿壮实寿增，聪颖过人也。

例一　李某，25 岁，1988 年 8 月 10 日初诊。患者受孕 4 个月，于 6 天前出现腰酸腹痛，继而阴道流血，遂求治于西医某保健医生，予输液止血安胎法治疗，症状未得控制，反而阴道流血量骤增，8 月 10 日下午求余会诊。患者面色㿠白，阴道流血不止，腰酸、腹痛阵阵加剧，胎儿时刻有滑下之危。此乃气血虚弱不能养胎，不慎胎动致流血也。塞流止血以治标，益气摄血、补肾系胎以固本。

【方药】生黄芪 30 克，大红参 15 克(切小块吞服)，煅龙骨 30 克(捣碎)，煅牡蛎 30 克(捣碎)，地榆炭 30 克，生地炭 30 克，荆芥炭 15 克，炒菟丝子 30 克(捣碎)，桑寄生 20 克，川续断 20 克，阿胶 15 克(烊化兑服)，炒杜仲 20 克，炒艾叶 10 克。

静卧，两小时一煎，频频服下。

翌日晨，其夫代诉：阴道流血止，腹痛亦止，唯感腰酸疼痛不已。嘱：继续卧床休息。

【方药】生黄芪 30 克，当归 10 克，煅龙骨 20 克(捣碎)，煅牡蛎 20 克(捣碎)，生地炭 30 克，荆芥炭 10 克，炒杜仲 20 克，炒菟丝子 30 克(捣碎)，桑寄生 15 克，川续断 15 克，生山药 30 克，阿胶 10 克(烊化兑服)，大红参 10 克(切小块吞服)，炒艾叶 10 克。

上方连服两剂胎安。减龙骨、牡蛎、荆芥炭，继服 3 剂以资巩固。

例二　朱某，27 岁，1997 年 11 月 24 日初诊。患者系姨兄妹结婚，曾于 1995 年、1996 年连续两次坠胎流产。刻下停经两月余，恶心呕吐，舌淡红，脉弦滑。尿妊娠试验阳性。嘱：为确保不再坠胎流产，应长期服用安胎之剂以系胎元，并服用补肾生髓之剂以促胎儿发育。予"先天煎"加减，配丸药徐服。

【方药】大红参 30 克,当归 20 克,炒菟丝子 50 克,桑寄生 30 克,川续断 30 克,阿胶 30 克,白术 20 克,黄芩 20 克,生山药 30 克,核桃仁 50 克。

上药共轧细末,水泛为丸,每服 6 克,日再服,上方连服 5 个月,至期生一男。婴儿聪颖,大脑发育正常。

例三 张某,27 岁,1992 年 2 月 15 日来诊。患者婚后均于受孕 3 个月后,连续两次坠胎流产。刻下怀孕两月余,腰酸腹痛,恐惧万分,经其姑母介绍来我处求治。患者身体尚可,腰酸痛,纳差呕恶,舌红,苔少,脉沉滑。予健脾益气、补肾安胎法调治。

【方药】炒白术 10 克,砂仁 10 克(捣碎),陈皮 10 克,制半夏 10 克,炒白芍 10 克,黄连 10 克(捣碎),苏叶 10 克,党参 15 克,当归 10 克,炒菟丝子 30 克(捣碎),桑寄生 30 克,川续断 15 克,阿胶 10 克(烊化兑服)。

1992 年 2 月 20 日复诊。上方连服两剂,腰酸腹痛减轻,仍呕胀纳差,脉舌同前。

【方药】炒菟丝子 30 克(捣碎),桑寄生 30 克,川续断 15 克,阿胶 15 克(烊化兑服),生黄芪 30 克,当归 10 克,炒白术 10 克,砂仁 10 克(捣碎),陈皮 10 克,炒白芍 10 克,黄芩 10 克,黄连 10 克(捣碎),枳壳 10 克,苏叶 6 克,升麻 6 克。

上方连服 3 剂,胎安,诸症大减。嘱:宗上方加减配丸药,徐服数月亦可万全。

【方药】大红参 30 克,当归 30 克,黄芩 30 克,炒白术 60 克,炒菟丝子 60 克,阿胶 30 克,桑寄生 60 克,川续断 40 克,生山药 60 克,栀子 20 克,生黄芪 60 克。

上药共轧细末,水泛为丸,每服 6 克,日再服。如法服 4 个月,胎安,至期生一女婴。两年后再孕,继服上方,亦无恙。

按 余临床治疗堕胎、胎动不安者甚多,受孕不足三月,或因房劳过度,欲火煎熬,损伤冲任而致堕胎也;或素体虚弱,脾胃不健,精微不足,气血虚不能荣养胎元,致胎元不固;或跌仆损伤致胎动而堕者也。取"先天煎"加减,补肾填冲任以固摄胎元,益气养血健脾以荣养胎元,虽胎动尤可安然无恙也。然致胎动而流血不止者,受孕三月前实难挽救,因胎儿尚未成形,根蒂未牢之故也。受孕四月后,胎儿渐大而壮,根蒂坚牢尤可治之。李氏受孕四月,冲任亏不能固摄胎元,气血虚不能养胎,致胎动而流血不止,大剂补肾以填冲任,重用参、芪益气摄血以固本，气血盛，冲任固，血止胎安也。

至于胎萎不长，或胎死腹中，譬无雨露之溉禾苗之枯萎也。张氏流产后复孕仍胎危欲堕，遣四君益气以摄胎；先天煎补肾以固胎元，服数剂胎得安矣。

‖ 安胎和胃饮 ‖

女子妊娠后纳差胀满，呕吐，小腹微微作痛，舌红，苔白，脉缓者，脾胃虚弱也，"安胎和胃饮"主之。

【组成】制半夏10克，白茯苓10克，炒白术10克，陈皮10克，砂仁10克(捣碎)，黄芩10克，炒白芍10克，当归10克，炒菟丝子15克(捣碎)，桑寄生15克，川续断15克，阿胶10克(烊化兑服)。

【加减】呕吐甚加代赭石30克；泛酸者加黄连10克、苏叶10克；小腹坠胀疼痛者，加生黄芪15克、党参10克。

【方解】砂仁、半夏、白术温胃降逆止呕；茯苓、陈皮、当归、芍药理气、行滞、止痛；黄芩清热安胎；菟丝子、寄生、续断、阿胶补肾系胎养胎。全方共奏健脾胃、止呕恶、安胎、降逆气、补肾固胎元之功，胎旺苗壮成长而无恙也。

例一　秦氏，23岁，1988年5月3日初诊。患者素往月经调和，刻下停经50天，胃脘胀满疼痛，恶心呕吐十余天，加重两天余，伴神志恍惚，经当地中西医治疗，其效不显。刻下胃脘压痛，口干渴，纳差呕吐，舌淡，苔白，脉缓。此乃脾胃虚弱，胎气夹中气上逆，故胃脘胀痛而呕恶也，予"安胎和胃饮"加减。

【方药】制半夏10克，白茯苓10克，砂仁10克(捣碎)，炒白术10克，枳壳10克，炒白芍15克，黄芩10克，炒香附子10克(捣碎)，高良姜6克，百合30克，合欢皮30克，阿胶10克(烊化兑服)，甘草10克。

1988年5月10日复诊。上方连服两剂，胃脘痛缓解，然恶心呕吐益剧，舌红，苔薄白，脉弦滑。

【方药】代赭石30克(轧细)(张锡纯谓：受孕三月内，胎尚未成形，赭石、半夏无损于胎)，党参10克，炒白术10克，白茯苓10克，陈皮10克，制半夏10克，木香10克，砂仁6克(捣碎)，甘草10克。

上方连服两剂，胃脘痛止，呕吐未作，诸症得愈。

例二　张某，21岁，1987年8月5日初诊。患者停经40天，恶心呕吐，时小腹微痛，舌红尖甚，苔少，脉滑，予"安胎和胃饮"加减。

【方药】陈皮 10 克,制半夏 10 克,白茯苓 10 克,黄芩 10 克,代赭石 30 克(轧细),党参 10 克,炒白术 10 克,砂仁 6 克(捣碎),炒白芍 15 克,炒菟丝子 15 克(捣碎),生地黄 15 克,栀子 10 克(捣碎)。

上方连服两剂,诸症大减,宗上方减代赭石,继服两剂以资巩固。

例三　牛某,39 岁,1989 年 5 月 6 日来诊。据云:患者 10 年前生一女婴,后屡孕屡坠。刻下停经 45 天,尿妊娠试验阳性。呕吐泛酸剧烈,茶水难以下咽,伴心悸,神疲乏力,小腹微微作痛,舌淡红,苔白,脉弦滑,予"安胎和胃饮"加减。

【方药】代赭石 30 克(轧细),制半夏 10 克,党参 10 克,砂仁 10 克(捣碎),黄连 10 克(捣碎),苏叶 10 克,陈皮 10 克,枳壳 10 克,桑寄生 15 克,炒菟丝子 15 克(捣碎),川续断 15 克,阿胶 10 克(烊化兑服),生姜 6 克。

1989 年 5 月 10 日复诊。上方连服两剂,呕吐较前好转,可进少量流汁饮食,仍感胃脘胀闷,不思饮食,舌红,苔薄白,脉滑。予"安胎和胃饮"加减。

【方药】代赭石 15 克(轧细),制半夏 10 克,党参 15 克,陈皮 10 克,枳壳 10 克,砂仁 10 克(捣碎),炒白术 10 克,黄连 10 克(捣碎),苏叶 10 克,川续断 15 克,炒菟丝子 15 克(捣碎),桑寄生 10 克,阿胶 10 克(烊化兑服),生姜 6 克。

上方连服两剂,诸症渐愈,予健脾和胃安胎法调治以善其后。

【方药】炒白术 30 克,陈皮 20 克,白茯苓 20 克,甘草 20 克,砂仁 20 克,黄芩 20 克,炒菟丝子 50 克,川续断 50 克,桑寄生 50 克,阿胶 30 克。

上药共轧细末,水泛为丸,徐徐服之,呕吐止,胎安,至期生一男。

按《医宗金鉴》云:"**妊娠呕吐名恶阻,择食任意过期安……**"妊娠恶心呕吐,伴头昏厌食者,中医谓"妊娠恶阻",即妊娠早期常见症状,反应较轻者,无须服药,一般 3 个月症状即渐消失。然症状较重者,一者身体弱而难支,再者有损胎元也。秦氏呕恶不止,伴神志恍惚,肝旺乘脾,胃失和降,故遣赭石、白芍以平肝;百合、合欢皮宁志安神;二陈和胃降逆,虽妊娠呕恶较剧,亦能随手奏效也。

方中皆加菟丝、寄生诸保胎之药,女子妊娠期间,治病与保胎同时并举,医人皆知。然恶阻之甚,饮食减少,无以营养身体,更无力荣养胎元。故应时时注重补肾以安胎,益冲任以系胎,胎元方不致有损也。

▍ 肝脾双理汤 ▍

女子妊娠一两月或三四月,呕吐泛酸,叹息嗳气,伴两胁胀满,或性情烦躁,不思饮食,舌红,苔白,脉弦滑或沉滑。此乃胎气上逆,肝脾不和也,"肝脾双理汤"主之。

【组成】炒白术 10 克,白茯苓 10 克,陈皮 10 克,白芍 10 克,黄芩 10 克,黄连 10 克(捣碎),苏梗 10 克,制半夏 10 克,炒菟丝子 15 克(捣碎),桑寄生 15 克,川续断 15 克,阿胶 10 克(烊化兑服)。

【加减】心烦易怒、心悸头晕者,加百合 15 克、当归 10 克;纳差呕吐甚,加砂仁 10 克;小腹微痛伴腰酸腰痛者,加炒杜仲 15 克、炒艾叶 10 克。

【方解】方中白术健脾渗湿;苏梗、陈皮、白芍和胃抑肝理气;黄连、黄芩苦寒清热降胃;半夏豁痰降逆止呕;菟丝、川断、寄生、阿胶安胎、养胎、补肾系胎。诸药共奏抑肝降逆、止呕安胎之功也。

例一 吴某,24 岁,1988 年 4 月 30 日初诊。自述停经两月余,尿妊娠试验阳性。刻下恶心呕吐,口干、口苦并时泛酸水,两胁胀满,伴腰酸,头晕心悸,舌红,苔薄,脉弦滑。取"肝脾双理汤"加减。

【方药】炒白术 10 克,白茯苓 10 克,陈皮 10 克,制半夏 10 克,苏梗 10 克,黄连 10 克(捣碎),黄芩 10 克,栀子 10 克(捣碎),当归 10 克,党参 10 克,炒菟丝子 15 克(捣碎),川续 15 克,桑寄生 15 克。

上方连服两剂,呕吐止胎安,诸症得平。

例二 杨某,22 岁,1990 年 3 月 20 日初诊。患者结婚半年余,刻下停经40 天,尿妊娠试验阳性。时小腹坠胀疼痛,纳差,恶心呕吐,泛酸,两胁胀满,舌红,苔薄,脉弦滑。

【方药】当归 10 克,制半夏 10 克,陈皮 10 克,党参 10 克,砂仁 10 克(捣碎),黄芩 10 克,黄连 10 克(捣碎),苏梗 10 克,炒菟丝子 15 克(捣碎),川续断15 克,桑寄生 15 克,阿胶 10 克(烊化兑服)。

1990 年 3 月 26 日复诊。上方连服两剂,纳增,呕吐泛酸均止。仍小腹坠胀疼痛,舌红,苔薄,脉弦滑。予"肝脾双理汤"加减。

【方药】炒白芍 15 克,枳壳 10 克,炒白术 10 克,砂仁 6 克(捣碎),黄连 10克(捣碎),苏梗 10 克,当归 10 克,制半夏 10 克,桑寄生 15 克,川续断 15 克,炒菟丝子 15 克(捣碎),阿胶 10 克(烊化兑服)。

上方连服两剂,腹痛止,诸症悉解。

例三 杨某,26 岁,1989 年 11 月 18 日初诊。患者婚后一年余,月经调,刻下停经两月余。面色萎黄,恶心呕吐,口吐酸水,纳差,低热;伴腹痛下坠,腰膝酸软,尿妊娠试验阳性,舌淡红而胖,脉沉滑。

【方药】炒白芍 15 克,白茯苓 10 克,制半夏 10 克,砂仁 10 克(捣碎),炒白术 10 克,当归 10 克,党参 10 克,黄连 10 克(捣碎),苏梗 10 克,升麻 6 克,炒菟丝子 15 克(捣碎),川续断 15 克,桑寄生 15 克,阿胶 10 克(烊化兑服)。

复诊:上方连服两剂,腰酸腹痛大减,仍低热,恶心呕吐,舌淡,脉沉滑。

【方药】炒白术 10 克,白茯苓 10 克,制半夏 10 克,砂仁 10 克(捣碎),陈皮 10 克,苏叶 10 克,黄连 10 克(捣碎),柴胡 10 克,桑寄生 15 克,川续断 15 克,炒菟丝子 15 克(捣碎)。

上方连服两剂,诸症悉除。

按 女子妊娠后,阴血聚下养胎,故阴血不足以濡养肝脏,肝气旺盛,乘其脾土,胃失和降而呕恶;肝气横逆犯胃而两胁满闷胀痛。肝与胆相表里,肝胆同病,肝气上逆,胆火亦随之上升,故口苦口干而泛酸。本方抑肝和肝,理气健脾,止呕降逆,肝胃和、逆气降,呕恶泛酸自止也。妊娠期间,治病与保胎同时并举,诸补肾系胎养胎之品使胎元安宁,故病除胎安也。

▌保 胎 良 方 ▌

女子妊娠后,腹痛,脘腹胀满或胎动不安,或屡孕屡坠者,舌淡,脉沉弱。"保胎良方"主之。

【组成】党参 10 克,生黄芪 15 克,当归 10 克,生白芍 10 克,川芎 6 克,炒菟丝子 15 克(捣碎),枳壳 10 克,厚朴 6 克,川贝母 10 克(捣碎),砂仁 10 克(捣碎),艾叶 6 克,甘草 10 克。

【加减】腰酸乏力者,加炒杜仲 15 克;腹痛坠胀者,加升麻 6 克;反复多次流产者,加桑寄生 15 克、川续断 15 克。方中参、芪益气以安胎;当归、芍药、川芎养血以安胎;菟丝子补肾以系胎元;枳壳、厚朴、砂仁和胃以理气滞。气盛血旺,气机调顺,妊娠腹痛或胎动不安可除。屡孕易坠者,频频服之,可保胎无滑坠之忧也。

例一 闻某,31 岁,1992 年 2 月 22 日来诊。患者怀孕 4 月余,妊娠后反复小腹微微作痛,服中西药腹痛未止,近日加重,伴胀满下坠,舌红,苔薄,脉沉滑,此乃气血虚弱不能养胎之故也。

【方药】党参 10 克,生黄芪 15 克,当归 10 克,炒白芍 10 克,枳壳 10 克,厚朴 6 克,砂仁 10 克(捣碎),炒艾叶 10 克,川芎 6 克,炒菟丝子 15 克(捣碎),川续断 15 克,苏梗 10 克,黄芩 10 克,甘草 10 克。

1992 年 2 月 26 日复诊。药进一剂,腹痛大减;服两剂,坠胀疼痛均除。宗上方加减再进以资巩固。

【方药】党参 10 克,生黄芪 15 克,当归 10 克,炒白芍 10 克,砂仁 10 克(捣碎),炒白术 10 克,黄芩 10 克,炒菟丝子 15 克(捣碎),桑寄生 15 克,川续断 15 克,甘草 10 克。

上方连服 4 剂,腹痛未作,至期顺产一男。

例二 杨某,23 岁,1990 年 3 月 31 日来诊。据云:患者结婚半年余,刻下受孕两月。纳差呕吐,伴神疲乏力,小腹时时坠胀疼痛,舌淡红,苔薄白,脉沉弱。

【方药】生黄芪 15 克,党参 10 克,当归 10 克,炒白芍 10 克,枳壳 10 克,川芎 6 克,厚朴 6 克,砂仁 10 克(捣碎),苏梗 10 克,黄连 10 克(捣碎),炒白术 10 克,炒菟丝子 15 克(捣碎),桑寄生 15 克,川续断 15 克,阿胶 10 克(烊化兑服)。

上方连服两剂,纳增腹痛止。仍感神疲乏力,时腰酸疼痛。嘱:夫妻分房静养。《医宗金鉴》云:"**受孕分房须静养**。"继服益气养血、补肾系胎之剂。

【方药】生黄芪 15 克,党参 10 克,当归 10 克,炒白术 15 克,黄芩 10 克,桑寄生 15 克,炒菟丝子 15 克(捣碎),川续断 15 克,阿胶 10 克(烊化兑服),栀子 10 克(捣碎)。

上方连服 3 剂,胎安诸症除。

例三 徐氏,26 岁,1989 年 4 月 29 日来诊。患者停经 3 月余,恶心呕吐,口吐清涎,纳差乏力,小腹坠胀微痛,舌淡红,脉滑。

【方药】生黄芪 15 克,党参 10 克,当归 10 克,炒白术 10 克,枳壳 10 克,砂仁 10 克(捣碎),制半夏 10 克,白茯苓 10 克,炒白芍 10 克,陈皮 10 克,炒菟丝子 15 克(捣碎),川续断 15 克,桑寄生 15 克,阿胶 10 克(烊化兑服)。

上方连服两剂,腹痛止,精神较前好转。仍胃脘胀满,呕吐清涎,舌淡红,脉滑。

【方药】生黄芪 15 克,当归 10 克,炒白芍 10 克,黄连 10 克(捣碎),苏梗 10 克,炒白术 15 克,黄芩 10 克,砂仁 10 克(捣碎),炒菟丝子 15 克(捣碎),川续断 15 克,桑寄生 15 克,阿胶 10 克(烊化兑服)。

上方连服 3 剂,胎安诸症皆除。

按 女子妊娠期间,腰酸腹痛者多矣。古人认为:妊娠腹痛为"胞阻"。《金匮要略》云:"……假令妊娠腹中痛为胞阻,胶艾汤主之。"《金匮心典》云:"**胞阻者,胞脉阻滞,血少而气不行故也。**"妊娠腹痛,气血虚,胞脉失养,血少气滞不行,故小腹绵绵作痛。故用参、芪、归、芍益气血以固本;枳壳、川芎、厚朴、砂仁行滞温养血脉以止痛。血旺气和,胎自安矣。血虚不能养胎,胎元有损,故用菟丝子、桑寄生、川续断补肾以系胎元,使胎固不致滑坠也。妊娠期间,现诸症服之,胎可安也;无症状服之,可使胎苗壮成长无忧也。至于婚后不久即孕,小腹绵绵作痛者,欲火煎熬之故也,亦须分房静养遏欲望,清热固冲任以安胎也。

┃ 安胎止嗽饮 ┃

女子妊娠后,反复咳嗽,日久不愈,伴两胁胀满,或小腹微痛,舌红,苔薄,脉弦滑。"安胎止嗽饮"主之。

【组成】桑寄生 15 克,阿胶 10 克(烊化兑服),炙杏仁 10 克,炒苏子 10 克(捣碎),陈皮 10 克,白茯苓 10 克,炙甘草 10 克,川贝母 10 克(捣碎),桔梗 10 克,前胡 10 克,款冬花 10 克,紫菀 10 克,瓜蒌皮 10 克,麦门冬 10 克。

【加减】干咳痰中夹血丝者,减茯苓、冬花、紫菀,加百合 15 克、白芍 15 克;五心烦热者,减茯苓,加地骨皮 15 克、南沙参 15 克;久咳声音嘶哑者,减前胡、茯苓、冬花,加麦门冬 10 克、石菖蒲 10 克。

【方解】方中阿胶、款冬花、麦冬、甘草润肺止咳;杏仁、贝母、瓜蒌皮、前胡、桔梗化痰止咳;茯苓、陈皮、苏子除湿化痰利气;桑寄生、阿胶、川贝止嗽安胎。全方共奏止嗽化痰安胎之功也。

例一 李某,25 岁,受孕 3 月后,因感冒风寒,喉痒咳嗽。刻下喉痒,咳痰不爽,伴胸胁胀满,舌红,苔薄白,脉滑。此乃风寒袭肺,肺失宣发也。予"安胎止嗽饮"加减。

【方药】炙杏仁 10 克,炒苏子 10 克(捣碎),陈皮 10 克,川贝母 10 克(捣碎),桔梗 10 克,款冬花 10 克,瓜蒌皮 10 克,炙甘草 10 克,荆芥穗 10 克,桑寄生 15 克,阿胶 10 克(烊化兑服)。

复诊:上方连服 3 剂,咳痰已爽。仍两胁胀满,纳谷不香。唯恐久咳伤胎,宗上方加减再进。

【方药】炙杏仁 10 克,炒苏子 10 克(捣碎),川贝母 10 克(捣碎),桔梗 10 克,天冬 10 克,白茯苓 10 克,炒白术 10 克,桑寄生 15 克,川续断 15 克,阿胶 10 克(烊化兑服)。

三诊:上方连服 3 剂,咳嗽大减,咳痰已清,纳谷较前好转。夜晚仍阵咳,伴腰酸乏力。

【方药】炙杏仁 10 克,炙桑白皮 10 克,川贝母 10 克(捣碎),炙冬花 10 克,紫菀 10 克,麦门冬 10 克,炒白术 10 克,陈皮 10 克,炒菟丝子 15 克(捣碎),阿胶 10 克(烊化兑服),桔梗 10 克。

四诊:上方连服 3 剂,咳嗽止,纳谷香,宗上方再进 3 剂以资巩固。

例二　秦氏,26 岁。据云:受孕 7 个月,两月前因感冒未愈,频发咳嗽,伴两胁胀满,大便干结,时发鼻衄,舌红,苔少,脉滑有力。此乃胎孕煎熬阴津,阴虚肺失濡润,虚火内生,上灼肺津,故发鼻衄与咳嗽不止。肺与大肠相表里,肺阴虚,清肃无力,故大便干结也。予养阴润肺、止嗽安胎法调治,取"安胎子嗽饮"加减。

【方药】炙杏仁 10 克,麦门冬 10 克,黄芩 10 克,生地黄 15 克,川贝母 10 克(捣碎),炒苏子 10 克(捣碎),百合 15 克,炙甘草 10 克,生白芍 10 克,阿胶 10 克(烊化兑服),藕节 10 克。

复诊:上方连服两剂,鼻衄止,咳嗽有减,仍两胁满闷,腰酸乏力。脉舌同前。

【方药】生山药 30 克,当归 10 克,炙杏仁 10 克,炒苏子 10 克(捣碎),桔梗 10 克,川贝母 10 克(捣碎),炒菟丝子 15 克(捣碎),阿胶 10 克(烊化兑服),陈皮 10 克,炙桑白皮 10 克,陈皮 10 克,瓜蒌皮 10 克。

三诊:上方连服 3 剂,咳嗽止,大便通畅,仍感腰酸乏力,宗上方减瓜蒌皮、苏子,加川续断 15 克,继服 3 剂以资巩固。

按　妊娠咳嗽,乃妊娠期间常见之症,然亦较难愈也。《医宗金鉴》云:"**妊**

娠咳嗽名子嗽,阴虚痰饮感风寒……"朱丹溪云:"胎前咳嗽,由津血聚养胎元,肺乏濡润,又兼郁火上炎所致。"可见妊娠咳嗽是由于阴虚津亏,虚火内生,灼肺伤津所致。孕后阴血津液,聚而养胎,津液益亏,肺失濡润而燥固;复感风寒,肺卫受袭,故咳嗽作矣。迟迟不愈者,胎在母体,时时需聚阴血津液以养胎,润肺之力微弱之故也。阿胶、麦门冬汁浆黏腻,为润肺之要品,随痰热之偏盛,斟酌加减而治,服数剂亦可见愈.因妊娠咳嗽非一般咳嗽可速愈也。频咳震动,易伤胎元,人皆体验。故止咳必与安胎药并用,孰轻孰重,视病情酌定,故寄生、续断、阿胶诸系胎之品,亦可随症而遣之。

▌ 清热安胎饮 ▌

女子妊娠后期,小便短赤,口舌生疮;或大便干结,小腹微痛;或二目赤痛,或鼻衄;舌红,苔少,脉滑实者,"清热安胎饮"主之。

【组成】栀子 10 克(捣碎),黄芩 10 克,生地黄 30 克,当归 10 克,生白芍 10 克,甘草 10 克,桑寄生 15 克,麦门冬 10 克。

【加减】热盛口舌生疮甚者,加黄连 10 克、木通 3 克;小便涩痛短赤者,加车前子、石韦各 10 克,利湿亦通淋;鼻衄或咳嗽痰夹血丝者,加阿胶、藕节各 10 克。方中黄芩、栀子清热泻火安胎;生地、芍药凉血、养血、安胎;麦门冬、生地黄养阴宁心;寄生、当归补肾生血以系胎元。故妊娠期间,遇上述诸症服之胎可安也。

例一 李某,30 岁,受孕 8 个月,咽喉肿痛,舌红、边起芒刺,口干渴而少津,脉弦滑有力。此乃心火炽盛,阴津受损,火热炎上。取"清热安胎饮"加减服之。

【方药】栀子 10 克(捣碎),黄芩 10 克,生地黄 30 克,蒲公英 30 克,金银花 30 克,玄参 30 克,桔梗 10 克,黄连 10 克(捣碎),麦门冬 15 克,甘草 10 克,桑寄生 15 克。

服药一剂,诸症大减;服两剂,诸症平。

例二 张氏,23 岁,受孕 9 个月,即近临产,因感冒而发咳嗽。近反复鼻衄,大便干结,舌红绛少苔,脉弦滑。

【方药】生地黄 30 克,生白芍 10 克,黄芩 10 克,栀子 10 克(捣碎),藕节 10 克,阿胶 10 克(烊化兑服),桑寄生 15 克,当归 10 克,肉苁蓉 10 克。

复诊：上方服一剂鼻衄止，咳嗽亦减轻；服两剂大便变软，仍舌红绛少苔，脉弦滑。

【方药】生地黄 30 克，金银花 15 克，黄芩 10 克，栀子 10 克（捣碎），生白芍 10 克，当归 10 克，麦门冬 15 克，甘草 10 克。

上方连服两剂，诸症皆愈，至期顺产一女婴，胎火不盛，母子俱安。

例三 刘氏，43 岁，因输卵管粘连多年不孕，反复多处求治，幸受孕。

刻下怀孕 7 个月，口干、口渴，小便短赤，时小腹微痛。因年龄较大，甚为担忧，舌红苔薄，脉滑稍数。

【方药】生地黄 15 克，车前子 10 克，麦门冬 10 克，黄芩 10 克，栀子 10 克（捣碎），生白芍 10 克，当归 10 克，桑寄生 15 克，阿胶 10 克（烊化兑服），党参 10 克。

复诊：上方连服两剂，腹疼止，小便顺，仍口干，舌红，脉滑。

【方药】生地黄 15 克，当归 10 克，黄芩 10 克，栀子 10 克（捣碎），麦门冬 10 克，桑寄生 15 克，阿胶 10 克（烊化兑服），甘草 10 克，生白芍 10 克，枳壳 10 克，苇茎 10 克。

嘱上方产前每月服两剂，可保母子无恙，至期果顺产一女婴。

按 女子妊娠七八月，胎儿发育渐成熟，阻滞气机，消耗能量增多，易产火热，同时，濡养胎儿之阴血津液亦大大增加。阴津不足，火热相煎，孕妇益感火热煎熬之甚，故易出现热盛津亏之证。大胆投以清热泻火、养阴安胎之剂，皆可随手奏效。即使妊娠后期，不见上述诸症，服此方三五剂，亦有利于母子胎前产后，胎儿不致热盛口舌生疮也。孕妇热清，气血平衡，阴阳调和，亦有利分娩也。余临证数十年，运用此方加减治疗此类之患不计其数也。

‖ 转 胎 良 方 ‖

女子怀孕六七月，胎儿横位或臀位，艾灸至阴穴或趴卧，胎儿不能转正者，"转胎良方"主之。

【组成】当归 10 克，川芎 6 克，枳壳 6 克，陈皮 10 克，白茯苓 10 克，泽泻 10 克，甘草 10 克。

【方解】本方具有理气、养血、顺产之功。即当归、川芎养血理气；枳壳、陈皮宽中理气；茯苓、泽泻健脾利湿以助行滞理气之功；甘草和中。药味虽少，却能使胎位安和而无恙也。

例一 我族侄媳,27岁,怀孕7月余。B超检查:胎儿横位。妇产科医生用艾条灸双侧至阴穴,并施趴卧法1日2次,越旬日,复B超探查:胎儿仍横位。服上方3剂,自觉胎儿动甚,药尽胎安。复B超探查:胎位已正。

例二 韦氏妇,怀孕7月余,B超探查:胎盘偏位,胎臀位,忧恐甚。亦予转胎良方服3剂,复B超探查:胎位转正。

按 胎位不正者,气滞胞宫、气血虚无力转动也。余用此方治疗孕妇胎位不正者不计其数,无一例不效,愿我同道可试用不妨也。然当今之世,医遇产妇胎位不正者,剖腹产者多矣,不知服药亦能矫正胎位,亦可免手术痛苦之忧也。

第四节 崩 漏 方

女子经潮之后或经产之妇,非经期阴道流血不止,或忽然大下者,谓之崩漏。经潮之后,年少冲任未充不固,功能未健,脾失统摄,易于漏下,宜益气血填冲任为治。经产之妇,或绝经前后,因屡伤冲任,致损致衰,漏下不止;或大崩暴下,当补肾、安冲、固冲之法。久漏之人,当益气摄血,引血归经。临证遵古人塞流、澄源、复旧三法相参为治。孰轻孰重,临床斟酌之。

‖ 固冲止崩汤 ‖

女子月经过多,或淋漓不净,忽然大下,伴神疲乏力,舌淡,脉沉弱或虚大无力者。"固冲止崩汤"主之。

【组成】熟地黄30克,生山药30克,党参15克,煅龙骨30克(捣碎),煅牡蛎30克(捣碎),海螵蛸30克(捣碎),茜草炭10克,生黄芪15克,地榆炭30克,荆芥炭10克,三七参10克(轧细末冲服)。

【加减】下血过多加血余炭、侧柏叶炭各10克;夹血块甚多者,加炒蒲黄10克;神疲乏力、面色㿠白者,党参易人参15克(切小块吞服),加山萸肉15克;腰痛如折者,加炒杜仲30克、川续断15克。

【方解】方中熟地、山药、龙骨、牡蛎补肾固冲任;参、芪益气摄血;共奏培元扶正之功。海螵蛸、茜草、地榆、荆芥炭塞流止血;三七参止血散瘀,使涩而不致留瘀。故大崩不止者,服一剂血可止,两剂可安也。下血过多,面色㿠白者,元气大亏,有虚脱之势,党参易人参,加山萸肉以防虚脱也。海螵蛸、茜草并用,实窃《内经》之意,《内经》有四乌鲗鱼骨一藘茹丸:治伤肝时时前后血。临床加味用于治疗崩漏之疾,其效显矣。

例一 李某,47岁,1989年9月18日来诊。据云:月经素往尚调,然近年来超前落后,经量时多时少。近阴道流血,淋漓不净两月余,前医诊为"更年期宫血",予输液治疗,其效不显。近两天暴下不止,面色㿠白,伴头晕心悸,舌淡,苔薄,脉沉弱,予"固冲止崩汤"加减。

【方药】煅龙骨30克(捣碎),煅牡蛎30克(捣碎),海螵蛸30克(捣碎),茜草炭10克,地榆炭30克,荆芥炭10克,栀子炭10克(捣碎),炒蒲黄10克,炒杜仲15克,生黄芪30克,生地黄30克,当归10克,甘草10克。

上方连服两剂,下血止矣。继服两剂,以资巩固。

例二 郭某,25岁,1989年8月31日来诊。据云:产后月余,恶露未净。近两天阴道流血大增,色淡,无血块,伴头晕心悸,口干、口渴,舌淡苔白,脉沉弱无力,予"固冲止崩汤"加减。

【方药】海螵蛸30克(捣碎),茜草炭10克,煅龙骨30克(捣碎),煅牡蛎30克(捣碎),地榆炭30克,荆芥炭10克,生地炭30克,炒蒲黄10克,栀子炭10克(捣碎),生黄芪20克,生白芍10克,乌梅10克(捣碎)。

上方连服两剂,阴道流血顿止,然仍头晕心悸,口干少津,舌淡红,脉沉弱。

【方药】生黄芪30克,党参10克,白茯苓10克,远志10克,炒酸枣仁10克(捣碎),当归10克,麦门冬10克,乌梅10克(捣碎),茜草10克,海螵蛸30克(捣碎)。

上方连服3剂,诸症均解,后月经亦调矣。

例三 牛氏,44岁,1991年1月29日来诊。自述:阴道不规则流血20余天,伴头晕乏力,腰酸腿软。初则夹豆壳大小血块;近两天流血色淡,大下不止。予输液止血法治之,症状未能控制,舌淡,苔薄,脉沉弱。予"固冲止崩汤"加减。

【方药】煅龙骨30克(捣碎),煅牡蛎30克(捣碎),茜草炭10克,地榆炭30克,炒蒲黄10克,生地黄30克,栀子炭10克(捣碎),生黄芪30克,当归10克,炒杜仲15克,生山药30克。

复诊:上方服一剂,阴道流血大减;服两剂,流血止。仍乏力头晕,夜晚低热,舌红,苔薄,脉沉弱。

【方药】生龙骨 30 克(捣碎),生牡蛎 30 克(捣碎),茜草 10 克,地榆 30 克,生黄芪 30 克,生地黄 30 克,党参 15 克,当归 10 克,黄芩 10 克。上方连服两剂,诸症除矣。

按　崩漏之疾,冲任受损,不能制约经血而妄行。失血过多,导致气血虚弱,统摄无权,互为因果,漏下不止。忽然暴崩,故需塞流止血以治标,龙、牡、地榆、乌贼之类是也;益气补肾安冲任以固本,熟地、山药、参、芪是也。然暴崩之证,当以止血为要务,非漏下之疾,可引血归经或安冲止血,非大队止血之品合用不能奏效,势急证危,医当知之也。

‖ 安冲止血汤 ‖

女子月经过多,或经水淋漓不净,或流产后阴道流血不止,夹杂血块伴小腹胀痛者,舌淡或淡暗,脉沉细或沉弱,"安冲止血汤"主之。

【组成】生桃仁 6 克(捣碎),红花 6 克,丹皮 10 克,丹参 10 克,生地黄 30 克,当归 10 克,生白芍 10 克,炒蒲黄 10 克,益母草 15 克,海螵蛸 30 克(捣碎),茜草 10 克,血余炭 6 克。

【加减】流血久而色淡,伴神疲乏力者,减桃仁、红花,加生黄芪 30 克、党参 10 克;流血量多,减桃仁、红花,加旱莲草、仙鹤草各 15 克。

【方解】冲任亏虚,瘀血阻滞胞宫,新血不生,故血下而不畅淋漓不净也。遣桃、红、二丹逐瘀以利新血生;当归、白芍养血生血;蒲黄、茜草、海螵蛸、血余炭止血并行血之滞;益母草行瘀以安冲任,瘀祛新生,血止冲自安也。

例一　李某,38 岁,1989 年 8 月 24 日初诊。据云:人工流产后 20 天,阴道反复流血不止,时多时少,伴小腹隐痛,多方求治其效不显。刻下面色萎黄,舌红,脉沉弱。予"安冲止血汤"加减。

【方药】丹皮 10 克,丹参 10 克,当归 10 克,生桃仁 6 克(捣碎),红花 6 克,赤芍 10 克,生地黄 30 克,川芎 6 克,益母草 10 克,炒蒲黄 10 克,茜草炭 10 克,海螵蛸 30 克(捣碎)。

复诊:上方连服两剂,漏下止,冲任安和。仍神疲乏力,面色萎黄,脉沉弱。

【方药】生黄芪 30 克,当归 10 克,茜草 10 克,海螵蛸 30 克(捣碎),生白芍

10克,炒白术10克,党参10克,甘草10克。

上方连服3剂,流血止,诸症好转,体渐康复。

例二 张某,36岁,1988年元月25日初诊。据云:受孕两月余,于元旦做人工流产,至今流血不止。质涩黏无血块,腹痛不休。10天前曾一度大出血,经治疗好转,昨日流血增,舌淡,脉沉细,予"安冲止血汤"加减。

【方药】生桃仁10克(捣碎),丹参10克,丹皮10克,当归10克,生白芍10克,炒蒲黄10克,生地黄30克,益母草15克,煅龙骨30克(捣碎),煅牡蛎30克(捣碎),海螵蛸30克(捣碎),茜草炭10克。

上方服一剂血止,两剂得安。因流血过久,复予健脾益气养血法调治,身体渐康复。

例三 朱某,25岁,1991年10月10日初诊。患者3月前分娩,母子无恙。然产后恶露不多,淋漓不止,至今未净,小腹微微作痛,伴神疲乏力,舌淡,脉沉细。此乃产后恶露下而不畅,滞留胞宫,新血不生,故流血量少而不止也。

【方药】生龙骨30克(捣碎),生牡蛎30克(捣碎),海螵蛸30克(捣碎),茜草10克,当归10克,益母草15克,炒蒲黄10克,生桃仁6克(捣碎),红花6克,生黄芪30克。

1991年10月14日复诊。上方连服两剂,血止强半,时有时无;仍小腹微痛,伴神疲乏力,舌淡,脉沉细。

【方药】生龙骨30克(捣碎),生牡蛎30克(捣碎),海螵蛸30克(捣碎),茜草10克,生地黄20克,生黄芪30克,当归10克,茯神10克,党参15克,炒蒲黄10克。

1991年10月18日三诊。上方连服两剂,阴道流血止,唯时小腹微痛。

宗上方加炒白芍15克、延胡索10克,连进两剂,诸症平矣。

按 女子漏下不止者,证非一端也。冲任瘀滞,经期产后瘀血未尽,滞留胞宫,瘀阻冲任,致冲任不宁、血不归经,而阴道流血不止也。腹微痛夹杂血块者,瘀阻之明征,瘀祛新生,血止冲自安也。

‖ 引血宁宫汤 ‖

女子月经过多,淋漓不净,或漏下,色淡,伴少气乏力,面色㿠白;或腰膝酸软,头晕耳鸣;或心慌气急,心悸心跳,舌淡,脉沉弱,"引血宁宫汤"主之。

【组成】党参 10 克,生黄芪 30 克,茯神 10 克,当归 10 克,远志 10 克,木香 6 克,炒酸枣仁 10 克(捣碎),炙甘草 10 克,山萸肉 10 克,茜草炭 10 克,海螵蛸 30 克(捣碎),炒杜仲 15 克。

【加减】气虚甚党参易人参 10 克(切小块吞服);流血量多加煅龙骨、煅牡蛎各 30 克。

【方解】此方实归脾汤酌加固冲止血之剂。方中重用参、芪益气摄血;茯神、远志、枣仁、当归宁志安神养血以宁冲任;萸肉、杜仲固肾以补冲任;乌贼、茜草止血妄行;木香行诸药之滞。气血旺盛,冲任固摄,血不妄行,流血自止也。

例一 王某,21 岁,未婚。1987 年 5 月 27 日初诊。据云:月经 16 岁初潮,每次经期较长,经量多,曾发血崩服中药而愈。近阴道流血时多时少两月余,反复就诊县医院而罔效。病情重笃,束手待毙,检:红细胞 1.35×10^{12}/L,白细胞 13.5×10^{9}/L,血红蛋白 44g/L。面色㿠白光亮,极度贫血面容:头重脚轻,声音微低,神疲懒言,口干、口渴,不发热,下肢时现紫癜;阴道流鲜血而色淡,舌淡胖,脉细弱。此乃冲任虚弱,脾失统摄,拟益气摄血、固涩止漏法,取"引血宁宫汤"加减,以观动静。

【方药】生黄芪 30 克,党参 30 克,当归 10 克,白茯苓 15 克,远志 10 克,木香 10 克,煅龙骨 30 克(捣碎),煅牡蛎 30 克(捣碎),海螵蛸 30 克(捣碎),茜草炭 10 克,生山药 30 克,荆芥炭 10 克。

1987 年 5 月 29 日复诊。上方连服两剂,流血减少,血常规示:红细胞 2.9×10^{12}/L,血红蛋白 80g/L,脉舌均有好转,宗上方加减再进。

【方药】生黄芪 30 克,党参 30 克,当归 10 克,白茯苓 15 克,远志 10 克,木香 10 克,煅龙骨 30 克(捣碎),煅牡蛎 30 克(捣碎),海螵蛸 30 克(捣碎),生山药 30 克,茜草炭 10 克,荆芥炭 10 克,红蚤休 10 克,桂圆肉 20 克。

1987 年 6 月 4 日三诊。上方连服两剂,阴道未再流血,纳谷正常,舌红,苔薄,脉缓。宗上方酌减分量,徐徐图治,以资巩固。

【方药】生黄芪 15 克,党参 15 克,当归 10 克,白茯苓 10 克,远志 10 克,木香 6 克,生龙骨 20 克(捣碎),生牡蛎 20 克(捣碎),海螵蛸 20 克(捣碎),茜草 10 克,桂圆肉 15 克,生山药 20 克,红蚤休 10 克。

1987 年 6 月 14 日四诊。上方连服 5 剂,纳谷正常,面泛红润,全身无不适,已能做轻微家务,唯时有牙龈出血,舌淡红,脉缓。

【方药】生黄芪 10 克,党参 10 克,丹皮 10 克,栀子 10 克(捣碎),地榆 10 克,茜草 10 克,海螵蛸 15 克(捣碎),红蚤休 10 克,鲜小蓟 10 克,侧柏叶 10 克。

1987 年 6 月 26 日五诊。上方连服 5 剂,昨天月经来潮,量多无血块,时有腹痛,牙龈仍易出血,下肢时有紫癜。血检:红细胞 3.8×10^{12}/L,血红蛋白 110g/L,舌淡红,脉缓。

【方药】生地黄 20 克,丹皮 10 克,茜草炭 10 克,海螵蛸 30 克(捣碎),地榆炭 15 克,栀子炭 10 克(捣碎),紫草 10 克,红蚤休 10 克,生黄芪 30 克,党参 20 克。

1987 年 7 月 6 日六诊。上方连服 3 剂,月经量多 7 天净,下肢紫癜渐消,纳谷正常,身体已康复。宗上方加减配丸药徐服,以图根治。

【方药】党参 100 克,生黄芪 100 克,当归 50 克,丹皮 30 克,茜草 30 克,海螵蛸 60 克,赤芍 30 克,仙鹤草 100 克,连翘 30 克,阿胶 60 克,三七参 30 克,鸡内金 30 克。

上药共轧细末,水泛为丸,每服 6 克,1 日 2 次。共服药两月余,身体康复。

例二 饶某,26 岁,1988 年 12 月 3 日诊。自述:产后两月余,阴道流血不止,时有时无。近流血增加,色淡,无血块,伴阴道疼痛,脘腹胀满,神疲懒言,乳房柔软,乳汁不足,舌淡,苔薄,脉沉弱。初以恶露言,后乃气虚不能固摄冲任,其血妄行,故阴道流血淋漓不止也,予"引血宁宫汤"加减。

【方药】生黄芪 30 克,党参 20 克,生地黄 20 克,白芍 15 克,煅龙骨 20 克(捣碎),煅牡蛎 20 克(捣碎),海螵蛸 30 克(捣碎),茜草炭 10 克,栀子炭 10 克(捣碎),地榆炭 30 克。

药服一剂,血止强半;服药两剂,病瘥矣。

例三 柳某,48 岁,1990 年 5 月 4 日来诊。据云:近年来月经不调,超前落后,经量多,时半月一至。上次月经十余天方净,刻下值经期第二天,量特多,面色萎黄,伴头晕,体倦乏力,舌淡,苔少,脉虚大无力,予"引血宁宫汤"加减。

【方药】生黄芪 30 克,当归 10 克,升麻 10 克,生地黄 30 克,海螵蛸 30 克(捣碎),茜草 10 克,煅龙骨 30 克(捣碎),煅牡蛎 30 克(捣碎),地榆炭 30 克,栀子炭 10 克(捣碎),炒白芍 20 克,炒蒲黄 10 克。

复诊:上方连服两剂,阴道流血止;仍纳差,神疲乏力,舌淡,苔薄,脉弱。拟益气养血法调治。

【方药】生黄芪 30 克,党参 15 克,当归 10 克,炒白术 15 克,白茯苓 10 克,木香 10 克,炒酸枣仁 10 克(捣碎),远志 10 克,炙甘草 10 克。

上方连服 3 剂,体渐复,诸恙得愈。

按 《医宗金鉴》云:"**淋漓不断名为漏,忽然大下谓之崩……**"沈金鳌说:"**思虑伤脾,不能摄血,致令妄行。**"故女子经水过多,多因气血虚弱,或失血过多致统摄无权,血妄行而漏下不止也。若塞流止血,病不能解除,反致留瘀阻滞经络,譬水泛滥而横溢,疏通河道,水归其经,是其正治。若阻遏之,横溢益甚也。王氏少女,几经图治,病未愈几乎毙命,失血愈多,气血亏虚益甚,互为因果,致身体衰危也。重用参芪培补元气以扶正,佐当归、茯苓、远志养血以安神。心神得养,调摄有度,血不妄行而归经。重用山药填补冲任;龙、牡、海螵蛸涩血以固冲任。气血旺,冲任固,血不妄行而漏下止矣。然虽漏下止,而体未康健,疑有复发之虑,故重用参、芪大补元气;当归、阿胶以滋养阴血,徐徐调治,身体健壮无恙,方永无复发之理也。

大凡漏下之疾,气血虚弱为要,益气养血乃正治之法,非此不可塞流,而气血虚,推动无力,塞流必留瘀也。

至于女子四旬之后,任脉亏虚,冲任衰微,《内经》云:"**女子七七,任脉虚,太冲脉衰,天癸竭……**"故需固肾摄血也;然漏下不止,易发血崩。古人云:"**崩为漏之甚。**"故需塞流固摄冲任。遣龙骨、牡蛎、山萸肉补肾以止血,防血崩之患也。明代,方约之提出"**塞流、澄源、复旧**"治崩大法。塞流者,即暴崩之际,强止血以防脱;益气摄血、止血并用,以挽危重之急。澄源者,即血止后询其根源,热者凉而清之;虚者补而摄之;瘀滞者行而散之;非专事止涩,以犯虚虚实实之戒也。复旧者,即待病情稳定,扶脾以益生化之源;补肾以固冲任;调肝以理经血。冲任固,气血旺,经自调也。

第五节 带 下 方

女子带下病,即阴道流下较多之分泌物,气味异常,质浆稠黏,非药物不能治愈者为带下病。古人虽根据带下的颜色与五脏之关系,分为"白、黄、青、赤、黑"五带,总而言之,带下虽与五脏相关,乃脾、肾亏虚,湿热下注之为患,实系妇科之外疾,内外治相参,效更捷也。余拟治带三方。愿我同道试用,以蠲女子带下之苦也。

‖ 健脾止带汤 ‖

女子带下量多,质清色白,面色萎黄,脘腹胀满;或腰酸腿软;舌淡有齿印,脉缓无力,乃脾运化无力,湿邪停滞之故也,"健脾止带汤"主之。

【组成】炒白术30克,白茯苓15克,薏苡仁30克,党参10克,生山药30克,炒苍术10克,海螵蛸30克(捣碎),车前子15克,生白芍10克,茜草10克。

【加减】带下清稀、小腹冷痛者,加鹿角霜15克、炮姜6克,两胁窜痛者,加柴胡6克、炒香附子10克(捣碎)。

【方解】方中白术、党参、茯苓益气健脾;苡仁、山药、苍术健脾利湿;乌贼、茜草、车前子收涩止带;白芍平肝清热,使肝不乘脾。脾健湿利,运化正常,不治带,带下可止也。

例一 刘某,42岁,1990年3月13日初诊。据云:近2年白带增多,稠黏而色白,伴纳差,胃脘胀满,面色萎黄,头晕乏力,腰酸腿软,舌淡瘦,脉沉细。予"健脾止带汤"加减。

【方药】炒白术15克,生山药30克,白茯苓30克,生黄芪30克,车前子15克,生龙骨30克(捣碎),生牡蛎30克(捣碎),芡实30克,海螵蛸30克(捣碎),茜草10克。

1990年3月17日复诊。上方连服两剂,带下减三分之二,仍纳谷不香,脘腹胀满,头晕乏力。宗上方加减再进。

【方药】炒白术30克,白茯苓30克,山楂炭30克,生山药30克,车前子15克,薏苡仁30克,海螵蛸30克(捣碎),茜草10克,生白芍10克。

上方连服两剂,带下止,体渐康复。

例二 李某,30岁。据云:平时畏寒,不能食凉物,稍食凉物即呕吐,伴胃脘胀满疼痛。近半年来,白带增多,质地清稀,伴腰酸腿软,面色萎黄,便溏、日二行,舌淡胖,脉沉缓。予"健脾止带汤"加减。

【方药】炒白术30克,炒苍术10克,薏苡仁30克,生白芍15克,干姜6克,生山药30克,车前子15克,海螵蛸30克(捣碎),鹿角霜15克(捣碎)。

复诊:上方连服两剂,带下止强半,纳增,仍腰酸乏力。宗上方加减再进。

【方药】炒白术30克,炒苍术10克,薏苡仁30克,生白芍15克,干姜6克,生山药30克,车前子15克,海螵蛸30克(捣碎),鹿角霜10克(捣碎),党参10克,白茯苓15克。

三诊:上方连服两剂,带下止,大便调,诸症均减。宗上方再进两剂,以巩固疗效。

例三 李某,48岁。据云:经断1年余,然仍带下甚多,质清稀色白,面黄而虚浮,纳差胀满,神疲乏力。B超探查:子宫未见异常。舌淡胖,脉沉缓,予"健脾止带汤加减"。

【方药】炒白术15克,白茯苓30克,车前子15克,泽泻10克,生山药30克,薏苡仁30克,生龙骨30克(捣碎),生牡蛎30克(捣碎),海螵蛸30克(捣碎)。

复诊:上方连服两剂,面色虚浮已消,带下亦明显减少;仍纳差乏力,头昏,腰酸腿软,舌淡胖,脉沉弱。

【方药】炒白术30克,党参15克,当归10克,白茯苓15克,车前子15克,生山药30克,薏苡仁30克,生龙骨30克(捣碎),生牡蛎30克(捣碎),海螵蛸30克(捣碎),怀牛膝10克,鸡内金10克(捣碎),生黄芪30克。

三诊:上方连服3剂,带下止,诸症明显好转,今月经来潮,脉舌同前。宗上方再进3剂以巩固疗效。

按 带下之证,前人虽分之甚细,然余临证以来,治女子带下病甚多,大抵可分脾虚、肾虚、湿热之类。然脾虚者,多由脾虚失运,湿邪下注所致。脾土受损,其气下陷,其精不能化为营血,反成白滑之物,由阴门直下为白带。脾喜燥恶湿,故治之宜燥宜升,以振脾阳,以补脾气;宜运宜利,以运化水湿,以利滞留之带下。白术、苍术、山药健脾燥湿;茯苓、苡仁运脾燥湿;海螵蛸、茜草化滞以利湿邪,涩收以敛带下。带下既生之,亦可速消也,更得党参益气以助驱邪之力,车前子、山药补肾并导湿下行,脾健湿除,带无滋生之地。少则一两剂,多则三四剂,均可得愈也。

┃ 固肾止带汤 ┃

女子带下清白,腰酸腿软,腰痛乏力,头晕耳鸣;或小腹冷痛,久不孕育,舌淡,脉沉细,肾虚之故也,"固肾止带汤"主之。

【组成】生山药30克,芡实30克,生龙骨30克(捣碎),牡蛎30克(捣碎),

车前子 15 克,薏苡仁 30 克,海螵蛸 30 克(捣碎),茜草 10 克,生白芍 15 克,泽泻 10 克。

【加减】带下量多加鹿角霜 15 克(捣碎)、椿根白皮 10 克;腰痛甚加炒杜仲 15 克;色黄腥臭者,加茵陈 10 克、黄柏 6 克。

【方解】方中山药、芡实、车前子补肾填精固真元;龙骨、牡蛎固脱止带;肾气盛,冲任固,此乃治本之法也。乌贼、茜草化滞并具收涩之力;泽泻、苡仁清热利湿;芍药平肝以清肝热。收涩清利并用,以治其标也。

例一　杨某,43 岁,1988 年 3 月 20 日初诊。患者近半年来白带增多,质黏色白,腥臭,腰酸腿软,腰骶部疼痛;伴脘腹胀满两胁窜痛,心烦易怒,稍食油腻必便溏,舌淡,苔薄白,脉沉弦。此乃肾虚不能固摄,水亏不能涵木,故带下增多而胁痛。予"固肾止带汤"加减。

【方药】生山药 30 克,芡实 30 克,生龙骨 20 克(捣碎),生牡蛎 20 克(捣碎),泽泻 10 克,车前子 15 克,怀牛膝 15 克,薏苡仁 30 克,海螵蛸 20 克(捣碎),茜草 10 克,生白芍 10 克,栀子 10 克(捣碎),延胡索 10 克(捣碎),炒白术 10 克。

1988 年 3 月 26 日复诊。上方连服 3 剂,带下止。仍腰酸痛,纳谷不香,舌淡,脉沉弦。

【方药】芡实 30 克,生山药 30 克,炒杜仲 20 克,川续断 15 克,怀牛膝 15 克,海螵蛸 20 克(捣碎),薏苡仁 20 克,泽泻 10 克,生白芍 15 克,焦山楂 30 克,陈皮 10 克,丹皮 10 克,栀子 10 克(捣碎)。

上方连服两剂,纳增,腰痛明显减轻,继服两剂以资巩固。

例二　张某,23 岁,1996 年 4 月 20 日初诊。据云:婚后 1 年余,夫妇同居未孕(配偶精液常规检查:正常)。月经基本正常,唯经期腰痛如折,小腹冷痛,腰酸腿软,带下清稀,色白而量多;纳差,面色㿠白,神疲懒言,伴头昏耳鸣,舌淡,脉沉弱。予"固肾止带汤"加减。

【方药】生山药 30 克,炒杜仲 30 克,炒菟丝子 30 克(捣碎),生龙骨 30 克(捣碎),生牡蛎 30 克(捣碎),鹿角霜 15 克(捣碎),车前子 15 克,海螵蛸 15 克(捣碎),茜草 10 克,薏苡仁 30 克,泽泻 10 克。

1996 年 4 月 26 日复诊。上方连服 3 剂,带下减三分之二,腰痛大减,仍头昏耳鸣,纳谷不香,舌淡,脉沉弱。

【方药】熟地黄 30 克,生山药 30 克,炒杜仲 15 克,芡实 30 克,生龙骨 30

克(捣碎),生牡蛎 30 克(捣碎),泽泻 10 克,薏苡仁 30 克,海螵蛸 30 克(捣碎),茜草 10 克,车前子 15 克,白茯苓 15 克,鸡内金 10 克(捣碎)。

1996 年 5 月 4 日三诊。上方连服 3 剂,带下止,纳增,月经来潮,腹痛明显减轻,舌淡,脉弱。予调经助孕法调治。

【方药】当归 10 克,赤芍 10 克,熟地黄 15 克,生山药 30 克,怀牛膝 10 克,炒香附子 10 克(捣碎),益母草 15 克,生桃仁 10 克(捣碎),路路通 10 克,薏苡仁 30 克,车前子 15 克。

上方连服 3 剂,月经净,白带止,诸症悉平,后受孕矣。

例三　姚某,30 岁。据云:7 年前产一女婴,后未孕。妇科检查:输卵管通畅,白带多,子宫内膜炎症。刻下:面色萎黄,带下清稀量多,腰酸痛,夜梦纷纭;伴头晕耳鸣,纳差,便溏,舌淡,脉沉弱,予"固肾止带汤"加减。

【方药】生山药 30 克,生龙骨 30 克(捣碎),生牡蛎 30 克(捣碎),白茯苓 15 克,泽泻 10 克,芡实 30 克,车前子 15 克,薏苡仁 30 克,知母 6 克,黄柏 6 克。

复诊:上方连服 3 剂,带下止强半,诸症亦明显好转。仍纳谷不香,大便溏薄,舌淡,脉沉弱。宗上方加炒白术 30 克、炒补骨脂 10 克(捣碎),再进以观动静。

三诊:上方连服 3 剂,纳增,带下止,月经来潮,小腹痛,血块多,舌淡,脉沉弱。

【方药】当归 10 克,乌药 10 克,炒白术 10 克,川芎 10 克,泽兰 10 克,熟地黄 15 克,生山药 30 克,生桃仁 10 克(捣碎),红花 6 克,炒小茴香 10 克(捣碎),生水蛭末 6 克(冲服)。

四诊:上方连服 3 剂,流下血块甚多,月经已净,仍感腰酸腿软,头晕耳鸣,舌淡,脉沉弱。

【方药】熟地黄 30 克,生山药 30 克,当归 10 克,泽泻 10 克,丹皮 10 克,怀牛膝 10 克,车前子 15 克,鹿角胶 10 克(烊化兑服),炒白术 10 克,鸡内金 10 克(捣碎)。

上方连服 3 剂,纳增,诸症明显好转。后受孕矣。

按　带下之证,乃任带亏虚也。任脉虚,固摄无力;带脉虚,约束无权,带滑脱而下不可节制,故带下多而清冷,质稀薄无臭气也。伴腰酸痛如折或头晕耳鸣目眩者,应责之于肾,肾虚不能固摄,精微流失,肾精不能上充于脑。固肾者,补肾也。亦填补冲、任、带之脉也。止带者,收涩之意也,收敛涩滞不使其滑下也。重遣山药、芡实补冲任以安带脉;龙骨、牡蛎填冲任以敛带脉。乌贼、茜草涩滞收敛治标以止带;车前、泽泻、苡仁利湿邪而下,既生之亦速消也。肾气盛,冲任固,带脉约束有度;水湿利,气化有节,带自止也。

清热止带汤

女子带下黄白,量多而腥臭;或低热;或小腹疼痛,口干口渴;或外阴瘙痒,舌红,苔黄白或黄腻,脉弦或弦数。此乃湿热蕴积胞宫,损伤任带之故也,"清热止带汤"主之。

【组成】白茯苓15克,猪苓10克,土茯苓30克,泽泻10克,赤芍10克,丹皮10克,茵陈10克,黄柏6克,栀子10克(捣碎),怀牛膝10克,车前子15克,椿根白皮10克,海螵蛸30克(捣碎),薏苡仁30克,茜草10克。

【加减】腰酸痛者,加生山药30克;发热,口干、口渴者减茯苓、泽泻,加蒲公英、金银花各30克。

【方解】方中茯苓、猪苓、车前子、泽泻、苡仁利水渗湿止带;土茯苓、黄柏、丹皮、椿根白皮、栀子清热泻火,解毒止带;乌贼、茜草收涩止带;怀牛膝引诸药下驱直达病所,共奏清热除湿止带之功也。

例一 李某,42岁,1989年1月2日来诊。自述:白带多而腥臭半年余,多处治疗,时轻时重,效果不显。近头晕乏力,腰酸腿软,腹痛下坠;伴头痛,胃脘不适,舌红,苔少,脉沉弦。予"清热止带汤"加减。

【方药】白茯苓20克,猪苓15克,土茯苓30克,茵陈10克,丹皮10克,怀牛膝10克,败酱草30克,车前子10克,泽泻10克,薏苡仁30克,黄柏6克,生龙骨30克(捣碎),生牡蛎30克(捣碎),延胡索10克(捣碎)。

1989年1月5日复诊。上方连服两剂,带下止强半,腹痛亦减轻,舌红,脉沉。宗上方加减再进。

【方药】白茯苓10克,猪苓10克,土茯苓15克,茵陈10克,丹皮10克,怀牛膝10克,车前子10克,泽泻10克,薏苡仁30克,海螵蛸30克(捣碎),茜草10克,生白芍10克,生黄芪20克。

上方连服两剂,带下止,诸症悉愈。唯纳谷不香,宗健脾益胃佐清利湿热法,再进两剂以善其后。

例二 李氏妇,70岁,1988年12月21日初诊。自述:近半年来阴道不规则流脓血性分泌物,腥臭异常,时多时少,小腹胀痛;伴低热,纳差,四肢乏力。近日带下增多。B超探查:子宫未见肿块。提示:盆腔炎症。舌红,苔少,脉弦数,予"清热止带汤"加减。

【方药】丹皮10克,丹参10克,泽泻10克,车前子10克,薏苡仁30克,生龙骨20克(捣碎),生牡蛎20克(捣碎),海螵蛸15克(捣碎),茜草10克,白茯苓15克,猪苓15克,茵陈10克,黄柏10克,栀子10克(捣碎),生山药30克。

1988年12月25日复诊。上方连服两剂,阴道流脓血性分泌物少,无血丝,较前清稀;仍小腹胀痛,舌红,苔少,脉弦。宗上方加减再进。

【方药】丹皮10克,丹参10克,泽泻10克,车前子10克,薏苡仁30克,生山药30克,生龙骨20克(捣碎),生牡蛎20克(捣碎),海螵蛸15克(捣碎),茜草10克,白茯苓10克,猪苓10克,土茯苓15克,生白芍10克。

1988年12月29日三诊。上方连服两剂,腹痛缓解,阴道已无分泌物流出。仍感头昏头痛,纳差,脉舌同前。宗上法加减再进。

【方药】丹参10克,车前子10克,薏苡仁30克,炒白术15克,白茯苓10克,生山药30克,生白芍10克,川芎10克,鸡内金10克(捣碎)。

上方连服3剂,诸症悉愈。

例三 李某,19岁,未婚。据云:月经近半年来推后而至,量少色淡;带下多,清稀而色黄;面色萎黄,纳差乏力;伴腰膝酸软,舌淡,苔薄,脉沉弱。此乃冲任未充,脾胃虚弱,运化失司,湿热内蕴,遂成带下,予"清热止带汤"加减。

【方药】生山药30克,炒白术10克,白茯苓10克,土茯苓15克,薏苡仁30克,茵陈10克,怀牛膝10克,芡实30克,车前子15克。

复诊:上方连服3剂,带下止强半,纳谷增。仍头晕,腰膝酸软,舌淡,脉沉弱。

【方药】炒白术15克,生山药30克,熟地黄30克,薏苡仁30克,车前子15克,白茯苓15克,生龙骨30克(捣碎),生牡蛎30克(捣碎),茵陈10克,怀牛膝10克。

三诊:上方连服3剂,带下止,诸症好转,月经来潮,量较前增多。予补肾健脾利湿法调治。

【方药】熟地黄30克,生山药30克,薏苡仁30克,车前子15克,炒白术15克,白茯苓15克,鸡内金10克(捣碎),生龙骨20克(捣碎),生牡蛎20克(捣碎),当归10克。

上方连服3剂,诸症悉愈。

按 带下证,古人责之五脏,均以湿热下迫而论。余临证多年,深思冥想,带下乃胞宫、阴道分泌恶秽之物,清稀色淡无臭者少,即有之,其证轻;质黏色黄腥臭者多,其证重,应责之湿与热也,即湿盛迫热下陷而成带下。其因卫生不洁,秽浊内侵,胞宫受累,熏蚀过久,分泌恶浊之物下流不竭,此亦湿热互结、郁滞过久之患也。故清热解毒乃治其本,利湿固涩止带乃治其标。热清邪毒祛,带无滋生之地,不治带而带自止也。带已成,湿热已酿成疾,故需利湿、固涩以止带。临床必清热解毒、利湿固涩止带,标本兼治方收捷效也。土茯苓、猪苓、黄柏、栀子、椿根白皮、丹皮均为清热解毒之品,热清,胞宫洁净,带无滋生之地也。苡仁、泽泻、车前子、茯苓利湿以导湿热之邪祛,即生之可速速化尽。前所存论,乌贼、茜草收敛涩滞为治带之圣品,众药相辅相成,标本兼治,可致宫洁带止矣。

第六节 产 后 方

女子新产之后,气血俱去,体质极虚;或调护不当,产时不慎,外有所伤;或素体羸弱,虚虚相加,气血暴脱,昏愦欲绝;或气血虚弱,推动无力,寒邪凝滞,恶露滞留胞宫,坠胀腹痛;或气血虚弱,摄纳无权,恶露不绝;或感染邪毒,暴痉暴厥;或产后失血过多,津亏失润,大便干结难下;或气血虚弱,营血无源,乳汁不足。种种证候,非其一端。至于气血暴脱,或暴痉暴厥者,产科即应急而救之,求治于中医者少矣。古人论之皆是,余临证多年,然实目睹并救治者乃罕矣!

‖ 新加生化汤 ‖

女子新产之后,小腹胀痛,或时痛时止,恶露量少,经久不尽,或乳汁不足,两胁胀痛,舌暗,苔白,脉沉或沉弦,"新加生化汤"主之。

【组成】当归30克,红花6克,生桃仁6克(捣碎),益母草15克,炒蒲黄10克,丹参10克,川芎6克,炮姜6克,肉桂6克(捣碎),炙甘草10克,炒王不留行子 30 克(捣碎)。

【加减】腹痛甚加乌药、木香各 6 克以理气止痛;恶露量少,红花、桃仁加至 10 克;小腹微微作痛者,加党参 10 克益气以助散瘀之力。产后因失血,导致血亏津伤,大便干结,故重用当归养血以润大便;川芎、丹参助当归活血行血;桃仁、红花活血化瘀;炮姜、肉桂温经散寒,炮姜又善止血(产后气血俱去,寒邪易乘虚而入);蒲黄凉血止血(李时珍说:**蒲黄善治儿枕急痛**);益母草、王不留行子以助活血散瘀之力(现代药理研究:益母草可促进子宫收缩);王不留行子善通乳汁。产后腹痛,恶露量少,服一两剂,病可得愈。新产之妇,既无不是,服一两剂,瘀祛新生,可得安康也。

例一　李某,25 岁,1997 年 3 月 10 日来诊。据云:产后十余天,恶露甚少,小腹胀痛,脐下可触及鸡蛋大小包块,压之痛甚,伴两胁胀痛,乳汁下之甚少,舌淡暗,有瘀点,脉沉涩。此乃产后气血虚弱,寒邪乘虚内侵,败血为寒所凝,故恶露量少腹痛作矣。取"新加生化汤"加减。

【方药】当归 15 克,红花 6 克,生桃仁 6 克(捣碎),益母草 15 克,炒蒲黄 10 克,川芎 6 克,炮姜 6 克,肉桂 6 克(捣碎),山楂炭 15 克,炙甘草 6 克。

上方连服两剂,恶露增多,腹痛减轻,宗上方加炮甲片 10 克、路路通 10 克。继服两剂,恶露尽,腹痛解,乳汁增多,诸症悉平。

例二　刘某,43 克,1996 年 6 月 10 日来诊。患者原患输卵管粘连,四旬后方得治愈而孕育。刻下产后 6 天,小腹胀痛,恶露点滴而下,时有时无,伴呕吐、发热、口干渴、头痛;舌红暗,苔白,脉弦涩稍数。

【方药】当归 15 克,生桃仁 10 克(捣碎),红花 10 克,益母草 15 克,丹参 15 克,金银花 30 克,连翘 10 克,甘草 10 克,生白芍 10 克,川芎 6 克。

1996 年 6 月 13 日复诊。上方连服两剂,热退,头痛减轻;恶露增多,腹胀痛亦大减;舌红,苔白,脉弦。宗上方加减再进。

【方药】当归 15 克,生桃仁 10 克(捣碎),红花 6 克,益母草 15 克,丹参 15 克,川芎 6 克,炮姜 6 克,甘草 10 克,炒王不留行子 30 克(捣碎),金银花 15 克,连翘 10 克。

1996 年 6 月 15 日三诊。上方连服两剂,腹痛止,恶露少而淡黄:仍纳差,神疲乏力,乳汁不足,舌淡苔白,脉缓。

【方药】当归 15 克,党参 15 克,炒白术 30 克,生黄芪 30 克,益母草 10 克,丹参 15 克,漏芦 10 克,路路通 10 克,炮甲片 10 克(捣碎),炒王不留行子 30 克(捣碎)。

上方连服两剂,恶露净,乳汁增多,体渐康复。

例三 秦氏妇,23 岁,新产一天余,小腹微微作痛,余无不适。嘱予"新加生化汤"服之,以预防产后诸症。

【方药】当归 30 克,生桃仁 6 克(捣碎),红花 6 克,益母草 15 克,丹参 15 克,炮姜 6 克,川芎 6 克,炒蒲黄 10 克,肉桂 3 克(捣碎),炙甘草 10 克,炒王不留行子 15 克(捣碎)。

上方连服两剂,恶露流下甚多,腹痛止,身体较一般产妇健壮。

按 新产之妇,小腹微微作痛,胎儿娩下,气血骤去,胞宫空虚,心悸,小腹微痛,实属正常。身体素虚,胎儿娩下,胞宫无力收缩,恶露稽留不下,故小腹胀痛。新产之妇,气血虚弱,胞宫空虚,寒邪易袭,寒凝血滞,阻滞胞络,小腹亦胀痛矣。故重用当归佐川芎以补新失之血,并补而不滞,使胞宫不致无血所养也。炮姜、肉桂温胞宫以散寒邪,助归、芎以安冲任也。冲任盛,胞宫得养,有力逐邪、御邪也。益母草收缩胞宫,促瘀速去,桃、红诸药活血散瘀,共奏瘀去新生,受累之胞宫康复得安矣。

‖ 益气排恶汤 ‖

新产之妇,恶露持续 20 天,或月余淋漓不净,小腹空坠微痛,神疲懒言;或恶露夹杂血块,腹痛绵绵不止,舌淡,脉弱或沉涩者,"益气排恶汤"主之。

【组成】生黄芪 30 克,当归 20 克,党参 10 克,炒艾叶 10 克,炒蒲黄 10 克,炒白术 15 克,生龙骨 30 克(捣碎),生牡蛎 30 克(捣碎),甘草 10 克,炒王不留行子 30 克(捣碎)。

【加减】伴大便干结者,白术加至 30 克,加肉苁蓉 10 克;小腹刺痛者,加益母草 15 克;恶露日久不止,伴低热者,加红蚤休 10 克、蒲公英 30 克。

产后气血虚弱,胞宫失摄,故恶露妄行而不止;恶露乃气血所化,新产之妇,气血虚弱,精微化恶露而不生新血,故神疲懒言也。

【方解】胞宫虚而无新血滋养,故小腹空坠而微痛。重用参、芪、归、术益气摄血,培补正气,使血不妄行;佐龙骨、牡蛎镇冲任以固摄;艾叶、蒲黄止血并散瘀;王不留行子通乳以散结。瘀血祛,新血生,气血旺,胞宫安,恶露自止也。

例一　韦某,30岁,1991年12月2日来诊。据云:产后月余,恶露不绝,小腹微痛,头晕,神疲乏力,大便干结;近午后潮热,乳汁减少,舌淡红,苔少,脉沉弱。此乃产后伤血,气血亏虚,运化无力,不能摄血,致妄行而恶露不绝也;失血过多,津亏液损,乃大便干结;正气虚,外邪相袭,故发热也。

【方药】生黄芪 30 克,当归 30 克,党参 15 克,炒白术 15 克,茜草炭 15 克,金银花 30 克,连翘 10 克,生龙骨 30 克(捣碎),生牡蛎 30 克(捣碎),炒王不留行子 30 克(捣碎)。

1991 年 12 月 4 日复诊。上方连服两剂,热退恶露止,诸症均见好转。然仍感乏力,乳汁不足,舌红,苔少,脉弱。

【方药】生黄芪 30 克,当归 30 克,党参 30 克,炒白术 15 克,白茯苓 15 克,金银花 15 克,连翘 10 克,薄荷叶 10 克,柴胡 6 克,炮甲片 10 克(捣碎),炒王不留行子 30 克(捣碎),通草 10 克,漏芦 10 克。

上方连服两剂,恶露绝,乳汁足,诸症悉平。

例二　王某,25岁,产后月余,恶露不绝,前医曾予止血并输液治疗,其症不减。刻下面色萎黄,神疲乏力,恶露时多时少,舌淡,脉沉弱。予"益气排恶汤"加减。

【方药】生黄芪 30 克,当归 20 克,党参 10 克,炒蒲黄 10 克,炒白术 15 克,生龙骨 30 克(捣碎),生牡蛎 30 克(捣碎),甘草 10 克。

上方连服两剂,恶露止。仍纳差乏力、头晕耳鸣、乳汁不足,舌淡,脉沉弱。

【方药】生黄芪 30 克,当归 15 克,党参 10 克,白茯苓 15 克,炒白术 15 克,鸡内金 15 克(捣碎),炒王不留行子 30 克(捣碎),生山药 30 克,炮山甲 10 克(捣碎)。

上方连服两剂,诸症大减,乳汁增多,宗上方继服两剂以资巩固。

例三　张某,30岁,患者产后 20 天,恶露不绝,时夹鲜血,曾服中西药而罔效,求治于余。刻下患者面色萎黄,神疲乏力,恶露不绝,伴小腹压痛,舌红,苔薄,脉沉细。予"益气排恶汤"加减。

【方药】生黄芪 30 克,当归 10 克,党参 10 克,炒蒲黄 10 克,炒艾叶 10 克,茜草 10 克,生地黄 30 克,生龙骨 30 克(捣碎),生牡蛎 30 克(捣碎)。

复诊:上方连服两剂,腹痛解,恶露明显减少,脉舌同前。宗上方加减再进。

【方药】生黄芪 30 克,当归 10 克,生地黄 30 克,海螵蛸 30 克(捣碎),茜草

10克,生龙骨30克(捣碎),生牡蛎30克(捣碎),血余炭6克。

上方连服两剂,恶露净,诸症悉平。

按 清·闫纯玺《胎产心法》说:"**产后恶露不止……由于产时伤其经血,虚损不足,不能收摄。**"清·傅青主云:"**欲泄其邪,先补其虚。**"产后恶露不绝,虽有血热迫血妄行或瘀血阻滞,血不归经者,然总以气血虚损为主。妇人产后,气血大虚,冲任不固,摄纳无权,故血妄行而迟迟不净。气血旺盛,血海得养,任脉固摄胞宫有权,旧血去,新血生,恶露自止也。余临证重用归、参、芪益气养血以安冲任;佐收涩之品以固摄冲任,不止血而血自止也。

‖ 健脾通便汤 ‖

女子新产之后,大便干结,三四日一行;或便时带新鲜血液;或纳差脘腹胀满;或恶露日久不净;或面色虚浮,神疲乏力,舌淡胖,脉沉弱或虚大者,"健脾通便汤"主之。

【组成】炒白术60克,当归30克,白茯苓15克,代赭石30克(捣碎),生地黄30克,肉苁蓉15克,甘草10克。

【加减】气虚者,加生黄芪30克,党参15克;乳汁不足者,加炒王不留行子30克(捣碎)。

【方解】方中重用白术、茯苓、甘草健脾以增脾胃运化之功能,促大肠传导之能力;当归、肉苁蓉濡润、养血补肾,以增润滑之力;生地清热养阴;赭石通大便而不伤脾胃。全方共奏健脾、润燥、清热、通下之功也。

例一 洪某,28岁,1988年9月2日就诊。患者于1988年6月20日分娩。产前产后多食蛋肉膏粱细食;产后恶露月余方净;大便干结,三四日一行,时带新鲜血液;每次如厕达半小时之久,常借"开塞露"助便通下,痛苦异常。刻下患者纳差,身体虚浮,乳汁不足,舌淡红,脉沉细。予"健脾通便汤"加减。

【方药】生炒白术各30克,白茯苓15克,党参30克,当归30克,甘草10克,肉苁蓉15克,生地黄30克,代赭石30克(轧细)。

上方服一剂大便通下;连服两剂纳增,浮肿消,大便正常。上方减生地、赭石、肉苁蓉、炒白术,加炒王不留行子30克、炮山甲15克、生黄芪30克,连进3剂以巩固疗效,并行通乳之力。

例二 张某,21岁,1989年8月16日初诊。患者产后40天,产后多汗,口渴多饮,恶露至今未净。分娩后尽食蛋鱼细腻之物,大便干结,三四日一行,并带鲜血。近纳食减少,身体虚浮,舌红,苔少,脉沉弦。

【方药】代赭石50克(轧细),生炒白术各30克,生地黄30克,肉苁蓉15克,甘草10克,生龙骨30克(捣碎),生牡蛎30克(捣碎)。

1989年8月20日复诊。上方连服两剂,恶露尽,大便变软,日行一次,便时未见出血。仍口干、口渴,头晕头痛,舌红,苔薄黄,脉沉弦。

【方药】代赭石30克(轧细),怀牛膝20克,生白芍30克,龙胆草10克,泽泻15克,天麻10克(捣碎),瓜蒌根15克。

上方连服两剂,诸病渐愈。

例三 李某,25岁。据云:产后6月余,大便一直干结难下,并时夹鲜血,常服"果导片"或外用"开塞露"以助大便通下,痛苦不堪;伴口干、口渴,舌红,苔白,脉弦。予"健脾通便汤"加减。

【方药】炒白术60克,当归30克,肉苁蓉30克,生地黄30克,甘草10克,代赭石30克(轧细),槐花30克。

上方连服两剂,诸症皆愈。

按 产后大便难属产后三大症之一。余临床所治产后大便难者,多见素体虚弱,又多食膏粱肥甘之品。脾胃虚弱,纳谷欠佳,运化失常,大肠燥化传导失司;肥甘精食,渣滓甚少;失血汗出,津伤液亏,水精失于四布,导致大便干结。余拟健脾以资生化之源,佐益气生津濡润降下之品以助大肠传导之力。随患者体之强弱,便结之轻重,变化加减,少则一剂,多则三四剂,多获痊愈也。

‖ 益气通乳汤 ‖

女子产后,纳差,乏力,头晕目眩,乳房松软,乳汁不足,舌淡,脉沉弱,气血亏虚也,"益气通乳汤"主之。

【组成】生黄芪30克,党参30克,当归30克,白茯苓15克,炒王不留行子30克,漏芦10克,路路通10克,川芎10克,通草10克,炮山甲10克。

【加减】伴腰酸腿软者,加熟地黄30克;伴口干、口渴者,加瓜蒌根30克、金银花30克;气血虚弱甚,党参易人参15克。

以上诸药捣碎布包,用肥鸡一只,黄酒半斤,共煮汤作食服。

【方解】方中重用归、芪、参、术益气养血，以补产后大亏之气血；鸡汤营养丰富以助补养之药力；山甲、王不留行子通络下乳；路路通、漏芦、通草利气通络；黄酒具散之力；气旺血盛，乳络通利，乳汁自足也。

例一　牛某，28 岁，分娩后月余。乳汁初则尚可，稍佐奶粉，婴儿可饱食，然近日乳汁渐少，双乳房松软，乳汁缺三分之二。纳差，舌淡，脉沉弱，予"益气通乳汤"加减。

【方药】生黄芪 30 克，大红参 15 克，炒王不留行子 30 克，炒白术 20 克，当归 30 克，甘草 10 克，通草 10 克，炮山甲 15 克。

如上法服，两剂，乳汁足矣。

例二　李某，29 岁，1995 年 9 月 4 日初诊。自述：产后 20 天，乳汁渐少，两乳房松软，伴面色㿠白无华，心悸气短，神疲乏力，舌淡，苔薄白，脉细弱，予"益气通乳汤"加减。

【方药】生黄芪 30 克，党参 15 克，当归 15 克，炒白术 15 克，麦门冬 15 克，通草 10 克，陈皮 10 克，炒王不留行子 30 克，炮山甲 10 克。

如上法服两剂，乳房有胀感，乳汁增多；心悸气短亦减轻；连服 3 剂，乳汁如常，诸症亦除矣。

按　乳汁为气血所化，赖气运行。气血源于水谷精微，若脾胃虚弱，生化之源不足，复因分娩失血过多，或多汗伤津，气血亏无力化为乳汁，故乳汁少矣。张景岳云："**妇人乳汁乃冲任气血所化，故下则为经，上则为乳，若产后乳少者，由气血之不足而或无乳者，其为冲任之虚弱无疑也。**"故重用参、归、芪大补气血之源，佐通络利乳之剂，血旺气调，血脉通畅，乳汁化源充足，乳汁自足也。

┃ 理气通乳汤 ┃

女子产后，乳汁分泌过少；或不食自溢，食则不足；乳房胀硬，胸胁胀闷；郁郁不乐，舌淡暗，苔薄黄，脉弦细，气滞之故也，"理气通乳汤"主之。

【组成】当归 15 克，白茯苓 15 克，炒白术 10 克，柴胡 10 克，炒白芍 10 克，炮山甲 10 克(捣碎)，漏芦 10 克，路路通 10 克，通草 6 克，瓜蒌根 15 克，炒王不留行子 30 克(捣碎)，木通 6 克。

【加减】乳房胀痛热硬者，加全瓜蒌一个(捣碎)、蒲公英 30 克；大便干结者，当归、白术各加至30克。

【方解】方中当归、白芍补血养血，以增乳汁之源；白术、茯苓健脾，增气血生化之源；柴胡、芍药、王不留行子，理气散结；路路通、炮山甲、漏芦、通草、王不留行子通络下乳。气血旺，乳汁之源充足，气结散，乳络通利，乳汁自足也。

例一 王某，28岁，本院职工。产后20天，因琐事与人争执，后乳汁渐少，乳房胀硬而痛，胁痛纳减，神情郁郁不乐，舌暗，苔薄黄，脉弦数，予"理气通乳汤"加减。

【方药】当归10克，炒白芍10克，柴胡10克，川芎6克，白茯苓10克，王不留行子30克(捣碎)，漏芦10克，炮山甲10克(捣碎)，全瓜蒌一个(捣碎)，路路通10克，炒白术10克。

上方连服两剂，乳汁增多，胁痛及乳房胀痛均减轻。继服两剂，乳汁通下如常矣。

例二 牛某，26岁，1989年4月23日就诊。据云：分娩时不顺，分娩后郁闷不乐。刻下产后4天余，乳房胀痛，乳汁点滴而下，小腹坠胀阵阵作痛，两胁胀满，纳食少；恶露下之甚少，舌暗，苔白，脉弦涩。

【方药】红花10克，生桃仁10克(捣碎)，柴胡6克，路路通10克，当归20克，炮山甲10克(捣碎)，炒王不留行子30克(捣碎)，漏芦10克，通草10克，党参15克。

1989年4月28日复诊。上方连服两剂，乳汁增多，恶露亦增多。仍乳房胀硬疼痛，两胁郁闷，脉舌同前。

【方药】红花10克，生桃仁10克(捣碎)，柴胡10克，路路通10克，当归10克，炮山甲10克(捣碎)，炒王不留行子30克(捣碎)，漏芦10克，通草6克，炒白芍10克，青皮10克。

1989年5月4日三诊。上方连服两剂，恶露将尽，时有时无，胁痛大减，乳汁下强半。宗上方减桃仁、红花，加生黄芪30克，党参15克、炒白术15克。继服两剂，乳汁如常，诸症悉平。

按 张子和《儒门事亲》云："**因啼哭悲怒郁结，气溢闭塞，以致乳脉不行。**"产后气血俱虚，易生郁闷。若情志抑郁，肝失条达，气机不畅，经脉涩滞，阻碍乳汁运行，因而乳汁不下，或下而不畅。气机壅滞，木不疏土，脾失健运，运化失司，乳汁化源不足，故乳汁缺乏也。今益气血以资乳汁生化之源；理气滞、解肝郁以通乳络,乳汁自足矣。

▍乳 痈 汤 ▍

女子哺乳期间,乳汁下少,继之乳房胀硬红肿热痛,乳汁点滴不下,伴发热身痛,舌红,苔白或薄黄,脉弦数者,"乳痈汤"主之。

【组成】蒲公英30克,全瓜蒌30克(捣碎),金银花30克,连翘10克,赤芍10克,生地黄30克,通草10克,炮山甲10克(捣碎),炒王不留行子30克(捣碎),甘草10克。

【加减】身热口渴者,加生石膏(捣碎)、瓜蒌根各30克。

【方解】方中蒲公英、瓜蒌善消乳痈。《本草纲目》云:"**妇人乳痈水肿,蒲公英煮汁饮之,立消。**"金银花、连翘、生地黄、甘草清热凉血解毒;赤芍散血;炮山甲、王不留行子、通草行滞通乳。故乳汁稽留,乳腺不通者,可散,可下;腐败之乳汁可消,乳痈可除也。

例一 张某,26岁,1998年6月27日来诊。据云:产后40天,近两天发热,伴右侧乳房红肿胀痛,触之热甚。测体温:38.4℃,舌红,苔白,脉弦数,予"乳痈汤"加减。

【方药】蒲公英30克,全瓜蒌一个(捣碎),金银花30克,连翘10克,瓜蒌根30克,赤芍10克,炒王不留行子30克(捣碎),通草10克,生地黄30克,炮山甲10克(捣碎),甘草10克。

服药一剂,热退身凉,疼痛大减,乳房肿块变软。继进一剂,肿消,乳汁通下。

例二 王某,23岁,产后20天,右侧乳房红肿热痛1天余,乳汁下之甚少,恶寒发热,脉弦有力。嘱:用手从乳房根部向乳头部缓慢挤压,渐流下黄稠乳汁半碗余,乳房变软,继服中药,予"乳痈汤"加减。

【方药】蒲公英30克,金银花30克,全瓜蒌一个(捣碎),炒王不留行子30克(捣碎),通草10克,生地黄30克,甘草10克。

上方连服两剂,乳汁下,乳房肿块尽消。

按 乳痈一证,新产之妇多见。此证实乳汁闭而不下,积久化热,熏腐乳肌而成痈。故乳痈在未成脓时,最捷之法即挤压乳房,促使稽留腐败乳汁排出,可见立竿见影之效。若腐败乳汁熏蒸乳肌,致乳房红肿热痛,血聚而不散,将成痈者,当频频热敷,以促瘀散、乳汁通下也。治乳痈之法当别于治其他痈肿疮疡,痈肿疮疡当以清热解毒,活血散瘀为要务。然乳痈当以通乳为要务,佐以清热散结之法。稽留之乳汁通下,结散热清,乳痈可消也。

▍ 附1：产后发热案 ▍

白某,26岁,1988年7月20日来诊。据云:产后20余天,持续高热10余天,曾多次输液,并予解表退热治疗均罔效。来诊时,面部潮红,恶寒发热,身疼头疼,口干、口渴,测体温39.2℃,舌红,苔白厚,脉细数。此乃产后体虚,外邪乘虚而入。入院时首予输液加大抗生素剂量,并予解表退热药治之,药后热未解,仍身疼头疼,口干、口渴,测体温39.0℃。嘱:生石膏细面40克,分数次冲服。翌日晨,石膏面服尽,热退身凉,仍头昏头痛,舌淡红,苔白腻,脉缓。

【方药】生石膏30克(捣碎),金银花30克,连翘10克,知母10克,党参15克,薄荷叶10克,生山药30克,甘草10克,水煎服。

1988年7月22日复诊。热未起,仍头昏、头沉,纳差乏力,乳汁不足,舌淡苔白,脉沉缓。予健脾益气,佐以通乳法调治。

【方药】党参30克,白茯苓20克,当归15克,炒白术15克,甘草10克,瓜蒌根15克,葛根15克,神曲30克,炮山甲10克(捣碎),通草6克。

上方连服两剂,热未起,乳汁增多,诸症除。

🅑《神农本草经》云:"**石膏主产乳。**"《珍珠囊药性赋》:"**石膏治头痛,解肌而消烦渴。**"张锡纯《医学衷中参西录》中反复阐明石膏治外感热病之功效,并强调:"石膏治热病,生用如同金丹。"我乃信矣。产后身体虚弱,外邪乘虚而入,邪正相搏,高热持续不退,邪留日久,非大剂辛凉解肌之剂不能除。石膏微寒(《神农本草经》谓:**石膏微寒**),解肌善祛外感之邪。故重用石膏一味而速奏奇效,真"石膏生用如同金丹也"。热退之后,虑余邪未尽,故予辛凉解表佐益气扶正之剂,以除余邪至尽也。

▍ 附2：产后头痛案 ▍

袁某,35岁,1988年7月2日来诊。据云:产后月余,发热头痛,时痛不可忍,头痛以两侧为甚。多次服中西药,其效不显,刻下测体温正常;伴腰痛,腹胀,口干,口渴,舌红,苔薄,脉沉。

【方药】当归 10 克,生白芍 30 克,川芎 10 克,天麻 10 克(捣碎),细辛 3 克,白芷 10 克,防风 6 克,柴胡 10 克,神曲 30 克,僵蚕 10 克。

1988 年 7 月 8 日复诊。服药一剂,病若失,刻下头痛复作,舌红,苔薄,脉沉。宗上方加减再进。

【方药】当归 20 克,生白芍 30 克,天麻 10 克(捣碎),细辛 3 克,白芷 10 克,防风 6 克,柴胡 10 克,神曲 30 克,僵蚕 10 克,生黄芪 30 克,葛根 30 克,炒杜仲 20 克,蔓荆子 10 克(捣碎)。

上方连服两剂,头痛止,腰腹痛均除。

🔘 按 产后身体虚弱,风邪乘虚相袭,致头痛者多矣。大抵治法与平素头痛者同。然所不同者,产后身体虚弱,应酌加扶正之品方可。袁某服药一剂,头痛霍然而愈,数日头痛复作者,正虚不能御邪,故邪出而复入也,故复诊重用归、芪以补气血;加杜仲强筋以补肾,标本兼治,头痛可得根治也。

女子头痛,留于产后者多矣。产后体虚,风寒相袭,虚体无力御邪与抗邪,邪入久稽而成慢性头痛。产后正虚,故正虚邪易乘虚而入也。临床需权衡身体之强弱,邪气之轻重,即祛邪不伤正,扶正不留瘀,扶正亦助祛邪之力也。

第七节　妇科杂症方

《医宗金鉴》云:"**男妇两科同一治,所异调经崩带症,嗣育胎前并产后,产阴乳疾不相同**。"经、带、胎、产诸疾前所论及,然亦有诸多妇科杂症,临床常见者,兹述于后。

‖ 代刀化癥丸 ‖

女子月经过多,经期延长,或淋漓不净,服固经止血药而罔效,或经闭而不行,小腹触及包块如桃、如拳,B 超诊断为"子宫肌瘤"者,"代刀化癥丸"主之。

【组成】丹皮 30 克,桂枝 30 克,赤芍 30 克,白茯苓 30 克,三棱 30 克,莪术 30 克,生桃仁 30 克,红花 30 克,生水蛭 50 克,生牡蛎 50 克。

上药共轧细末,水泛为丸,1 次 6 克,1 日 2 次,黄酒送下。

【加减】身体消瘦伴纳差者,加炒白术30克、鸡内金30克;伴乏力、动则喘息者,减桃仁、红花,加生黄芪50克、当归30克;流血多而不止者,可先服"引血宁宫汤"(崩漏方)加血余炭,血止宫宁再服"代刀化癥丸"。

【方解】此方乃《金匮要略》"桂枝茯苓丸"加味是也。"桂枝茯苓丸"为仲景治女子癥瘕之底方。方中桂枝温中行气以散结;水蛭、桃仁、三棱、莪术攻坚散瘀;牡蛎咸寒软坚;赤芍、丹皮凉血行血中之滞;茯苓渗湿健脾。诸药合用共奏软坚散瘀之功,子宫所聚之瘀阻赘结,自能徐徐消除也。至于水蛭消瘀散结之力,张锡纯谓:"**水蛭味咸,色黑气腐,善入血分;因其为噬血之物,故善破血;因其气腐,其气味与瘀血相感召,不与新血相感召。故善破瘀血而不伤新血也。其色黑,下趋,善破冲任之瘀。**"故消子宫之瘀阻独一无二之良药也。牡蛎咸寒,软坚化痰结,为消癥第一良药,故借其软坚之力助诸药马到成功也。

例一 李某之妻,48岁,月经量多,淋漓10余天方净,已达1年之久。刻下月经刚至,予"引血宁宫汤"加血余炭,服3剂血止。嘱B超探查,子宫内果然探及一如桃大小肿块。予"代刀化癥丸"服之。越两月,月经来潮,经水正常。经后B超再探:子宫大小正常,未见肌瘤肿块。

例二 李某,25岁,1993年3月5日初诊。据云:婚后2年,1年前受孕3月堕胎,郁闷成疾,初月经量渐少,继月经二三月一至。近半年月经未潮,食欲不振,身体羸弱。伴寒热往来,小腹坠胀疼痛。舌淡暗,有瘀点,脉沉细无力。此乃气滞血瘀,侵成虚劳。刻下予扶正,佐以理气散结化瘀法调治。

【方药】生黄芪30克,当归10克,沙参15克,生山药30克,鸡内金10克(捣碎),生地黄15克,三棱10克,莪术10克。

1993年3月20日复诊。上方连服6剂,饮食增加,寒热解,月经未潮,脉较前有力。宗上方加减再进。

【方药】生黄芪30克,当归15克,红花6克,生山药30克,鸡内金15克(捣碎),生桃仁10克(捣碎),三棱10克,莪术10克。

1993年4月10日三诊。上方连服6剂,身体渐壮,脉舌基本正常,然月经仍未至,小腹仍感坠胀疼痛;同时小腹似可触及一鸡蛋大小硬物。嘱:B超探查以作确诊。子宫内探及一8cm×7cm大小肌瘤。刻下身体较前康复,遂服"代刀化癥丸"以消肌瘤。服药月余,月经来潮,瘀血降下甚多,紫黑成块并夹杂脂膜。待经净复B超探查,子宫内肌瘤已不复有矣。

例三 韩某,36岁,1998年5月10日初诊。据云:半年前生一女婴,产后恶露所下甚少,初未介意,弥月后渐觉小腹胀痛。时值春节,未就诊服药。又迟月余,胀痛有增,当地医生消炎止痛处理。延至月余,腹痛处甚硬,触有包块。刻下产后已半年,乳汁减少,月经未潮,面色㿠白,精神萎靡,舌淡暗有瘀点,脉沉弦。嘱:B超探查,子宫内探及一8cm×8cm肌瘤。鉴于身体不佳,首予扶正,佐以祛邪法调治。

【方药】生黄芪30克,生山药30克,当归10克,瓜蒌根20克,炒白术15克,三棱10克,莪术10克,生桃仁10克(捣碎),鸡内金10克(捣碎),生乳香6克,生没药6克。

1998年5月28日复诊。上方连服6剂,腹痛止,身体较前好转;腹部硬块未消,脉舌基本正常。鉴于其畏惧手术,要求继续服中药治疗,余亦许可治。遂予"代刀化癥丸"服之,越月余,月经来潮,并下紫血块若干。继服1月余,B超探查:子宫内肿块消无芥蒂。

按 女子小腹癥瘕一证,现代医学谓"子宫肌瘤"。西医认为"非手术不能根治"。其实,体内之赘生物,诸如腺瘤、囊肿、结石皆气血凝滞,瘀阻不散,痰水互结,湿热结聚所成。《内经》云:"**坚者削之,结者散之。**"积聚久积,软坚散瘀,徐徐可尽消也。余临证多年,治愈子宫肌瘤甚多,取水蛭、鸡内金、三棱、莪术多奏奇效。积聚日久,邪盛正衰,遵《内经》"**虚则补之**",先大补气血以扶正气,使身体壮实以增抗邪之力;然后再遣攻伐之剂以削赘生之积,或攻补兼施,使攻破不致伤正矣!愿我同道,遇积聚之患,非恶性肿瘤之物,以此法治之,以免手术之苦,再免昂贵之药费,亦我医道仁人之心也。

▌郁 癖 丹▌

女子乳房硬结肿块,胀痛,经期尤甚,甚者不能触衣;伴心烦易怒,两胁胀满,舌红,脉弦。现代医学谓之"乳腺增生症"。"郁癖丹"主之。

【组成】郁金15克,炮山甲15克,全瓜蒌30克,大贝母30克,生牡蛎50克,炒王不留行子30克,柴胡10克,川楝子15克,当归15克,青皮10克,路路通10克,漏芦10克。

【加减】肿块痛甚者加乳香、没药各10克。

上药共轧细末,水泛为丸,每服6克,1日2次。

【方解】方中郁金、柴胡、川楝子、青皮、当归理气解郁;牡蛎、贝母化痰散结;炮山甲、王不留行子、瓜蒌通乳散血;路路通、漏芦善通乳腺。故诸药共奏理气解郁散结之功也。

例一　杨某,27 岁,1998 年 4 月 13 日初诊。患者两乳房均有柿饼大小肿块,触之痛甚;伴嗳气,两胁胀满,心烦易怒,舌红,苔薄白,脉沉弦。

【方药】郁金 10 克,生白芍 15 克,川楝子 15 克,青皮 10 克,威灵仙 30 克,炒王不留行子 30 克(捣碎),木香 10 克,生乳香 10 克,生没药 10 克,丹参 30 克,三棱 10 克,莪术 10 克。

1998 年 4 月 17 日复诊。上方连服两剂,诸症明显减轻,脉舌同前。宗上方继服以观动静。

1998 年 4 月 24 日三诊。上方继服 3 剂,胁痛已解,乳房胀痛亦减,然肿块未消。舌红,脉弦。

【方药】郁金 10 克,全瓜蒌 15 克(捣碎),炮山甲 10 克(捣碎),土鳖虫 10 克(捣碎),炒王不留行子 30 克(捣碎),漏芦 10 克,路路通 10 克,柴胡 10 克,大贝母 10 克(捣碎),生乳香 10 克,生没药 10 克。

1998 年 5 月 2 日四诊。上方连服 4 剂,乳房肿块明显缩小变软,触之不痛。遂予"郁癖丹"服月余,肿块消无芥蒂。

例二　赵某,45 岁,两乳房均有核桃大小肿块,触之痛甚,多次服药罔效。刻下乳房胀痛牵引腋下,伴两胁胀满疼痛,舌红,苔薄,脉弦。

【方药】炮山甲 15 克(捣碎),炒王不留行子 30 克(捣碎),路路通 10 克,漏芦 10 克,柴胡 10 克,当归 10 克,青皮 10 克,赤芍 10 克,生桃仁 10 克(捣碎),红花 10 克,全瓜蒌 30 克(捣碎)。

上方连服两剂,疼痛缓解,乳房肿块明显缩小,遂服"郁癖丹"

一月余,诸症悉平。

例三　王某,40 岁,1993 年 4 月 12 日初诊。患者两乳房结节肿块半年余,多处求治,其症不减。刻下两乳房可触及杏核大小不等硬结多枚,触之痛甚,舌淡暗,脉沉弦。

【方药】炮山甲 10 克(捣碎),炒王不留行子 30 克(捣碎),柴胡 10 克,炒白术 15 克,通草 10 克,赤芍 10 克,生桃仁 10 克(捣碎),红花 10 克,路路通 10 克,全瓜蒌 30 克(捣碎),蒲公英 30 克。

1993年4月15日复诊。上方连服两剂,疼痛缓解。宗上方加金银花15克、漏芦15克,再进以观动静。

1993年4月24日三诊。上方连服4剂,乳房硬结明显缩小变软,触之痛解。遂与"郁癖丹"服月余,诸症得平。

按 乳腺增生一证,临床多见,多因肝气郁结,气血运行不畅,肝经脉络受阻,乳腺滞而不通,遂成硬结。治疗首当疏肝解郁,理气活血、散结,气血通畅,乳腺通而不阻,乳房肿块即消而无迹也。

┃乳腺增生膏┃

女子乳房硬结肿块、胀痛,经期尤甚,甚者不能触衣。现代医学谓之"乳腺增生症"。内服"郁癖丹",同时外贴"乳腺增生膏"。

【组成】炮山甲、生桃仁、红花、当归、大贝母、生乳香、生没药各10克,牡蛎、土鳖虫各30克。

上药共轧极细粉末,掺于500克药膏中,或上药用麻油炸焦,滤去药渣熬膏,贴于乳房肿块处。

【方解】炮山甲、桃仁、土鳖虫活血化瘀;牡蛎、贝母软坚散结;乳香、没药散结止痛。诸药合济,药膏固定,直达病所,渗透肌肤,逐散肿块,余屡试,较单内服"郁癖丹"效更捷也。

例一　李某,教师,36岁,两侧乳房肿块如柿饼大,胀痛牵引两胁,曾服"乳安片、逍遥丸"均未见明显好转。刻下内服"郁癖丹",外贴"乳腺增生膏",月余双侧乳房肿块消无芥蒂。

例二　郭某,学生,18岁,双侧乳房硬结,可触及多个红枣大小硬块,月经期胀痛加重。苦于服药,予"乳腺增生膏"外贴,连贴两张(一张可贴10天左右),乳房肿块消无芥蒂,后月经来潮,乳房亦无胀痛矣。

按 余用"乳腺增生膏"外贴治愈乳腺增生甚多,方便价廉,效果显著,由此可推论,人体肌肤,外显现之疾患,对症用药,外贴敷,亦能见显效也。

熬膏之法:见骨质增生膏下。

┃宁　更　汤┃

女子绝经前后,出现心烦易怒,烘热汗出,失眠多梦,头晕心悸或腰酸腿软,月经不调或神情不宁,善思多虑,舌红苔少,脉沉、沉细或细数,"宁更汤"主之。

【组成】百合 30 克,合欢皮 30 克,代赭石 30 克(捣碎),生白芍 30 克,甘草 10 克,珍珠母 30 克(捣碎),知母 10 克,茯神 10 克,生地黄 15 克,当归 10 克,石菖蒲 10 克。

【加减】怔忡、心悸者,加桂圆肉 15 克;失眠多梦者,加炒酸枣仁 15 克(捣碎)。

【方解】方中重用百合、白芍、生地黄汁浆黏腻之品,以滋阴养阴安神;合欢皮、茯神、石菖蒲宁志开窍;珍珠母以潜上浮之阳;当归养血;知母清热而除虚烦。阴液充足,心神得养,虚烦祛,神志安宁,诸疾可除矣。

例一　张某,46 岁,1995 年 7 月 1 日初诊。自述:月经两月未潮,心烦易怒,五心烦热,面红耳赤;测血压与体温,均属正常;舌红,苔薄,脉弦。

【方药】代赭石 50 克(轧细),生白芍 30 克,生地黄 15 克,知母 10 克,合欢皮 30 克,珍珠母 30 克(捣碎),茯神 10 克,石菖蒲 10 克,甘草 10 克。

1995 年 7 月 4 日复诊。上方连服两剂,诸症大减,仍感腰膝酸软,舌红,脉弦。宗上方加怀牛膝 15 克、木瓜 30 克,复进两剂,诸症悉平。

例二　刘某,50 岁,1992 年 4 月 1 日初诊。据云:近两年来月经三个月或半年一至,量时多时少,伴腰酸腿软。近两月夜梦纷纭,烘热汗出,自觉发热,测体温正常,伴头晕耳鸣,舌红,苔薄,脉弦细。

【方药】代赭石 30 克(轧细),生白芍 30 克,玄参 30 克,生龙骨 30 克(捣碎),生牡蛎 30 克(捣碎),生地黄 20 克,炙龟板 10 克(捣碎),知母 10 克,丹皮 10 克。

1992 年 4 月 5 日复诊。上方连服两剂,身热骤减,仍头晕耳鸣,失眠多梦,心悸心烦,舌红,苔薄,脉弦细。

【方药】生白芍 30 克,合欢皮 30 克,百合 30 克,知母 10 克,珍珠母 30 克(捣碎),茯神 10 克,炒酸枣仁 15 克(捣碎),石菖蒲 10 克,甘草 10 克,怀牛膝 10 克。

1992 年 4 月 9 日三诊。上方连服两剂,诸症大减。宗上方加减连服十余剂,夜寐香,烘热除,诸症得愈。

例三　饶某,52 岁,1991 年 1 月 8 日初诊。患者身体丰腴,月经至今仍按月来潮。近年来,心烦易怒,哭笑无常。多方治疗其效不显。近因心情不舒,病情加重。自述:心烦易怒,脘腹满闷,呕恶痰涎,伴头晕耳鸣,健忘失眠,舌红暗,脉沉弦。

【方药】代赭石 30 克(捣碎),珍珠母 30 克(捣碎),炒苏子 10 克(捣碎),制半夏 10 克,生白芍 30 克,合欢皮 30 克,百合 30 克,远志 10 克,甘草 10 克,厚朴 10 克。

1991 年 1 月 12 日复诊。上方连服两剂,呕恶稍减,仍言语错乱,神志异常,失眠健忘,舌红暗,脉沉弦。

【方药】生白芍 30 克,合欢皮 30 克,百合 30 克,珍珠母 30 克(捣碎),远志 10 克,大贝母 10 克(捣碎),制半夏 10 克,炒酸枣仁 15 克(捣碎),石菖蒲 10 克,朱砂 10 克(轧细末冲服),琥珀 10 克(轧细末冲服),天竺黄 10 克(轧细冲服)。

1991 年 1 月 16 日三诊。上方连服两剂,神志正常,诸症均明显好转。宗上方轧细末,水泛为丸,每服 6 克,日再服,月余而愈。

按 更年期综合征,即女子绝经前后出现的一些症状。女子以血为本,一生的经、胎、产、育均告结束,即生理上一大转折。有些女子性情急躁,情感易动,不适应这种转折,即出现种种症状。故治疗上首应调其情志,濡润脏腑,宁志安神,务使神安不妄想也。阴液足,五脏安和,各守其志,诸症自除矣!

‖ 阴 挺 方 ‖

妇女子宫下脱,或全脱出阴道,下蹲时较甚,伴胸闷乏力,少气懒言,"阴挺方"主之。

【组成】生黄芪 50 克,川芎 10 克,知母 15 克,柴胡 15 克,生乳香 6 克,生没药 6 克,甘草 10 克,生龙骨 30 克(捣碎),生牡蛎 30 克(捣碎)。

【加减】心慌心悸者,加当归 10 克、桂圆肉 15 克;子宫下脱甚,加升麻 10 克;腰酸腿软者,加生山药 30 克。

【方解】阴挺即"子宫下脱",实气虚下陷也。多因产后胞宫虚未复其常,劳累行走,或蹲坐较久,胞宫韧带松弛,致胞宫下脱也。故重用黄芪、川芎、柴胡、知母益气升提;龙骨、牡蛎镇冲任以收敛;乳香、没药调肝、散瘀解郁。久久服之,伴卧床休息,均可得愈也。

‖ 盆 腔 炎 方 ‖

女子小腹坠胀疼痛,经期尤甚;或带下腥臭;或低热伴腰酸乏力,舌红,苔白,脉沉弱。现代医学诊断为"盆腔炎"或"恶性盆腔炎"者,"盆腔炎方"主之。

【组成】土茯苓30克,败酱草30克,红藤30克,白花蛇舌草15克,丹参15克,丹皮10克,当归10克,赤芍10克,三棱10克,莪术10克,延胡索10克(捣碎),薏苡仁30克,甘草10克,生乳香10克,生没药10克。

【加减】小腹痛有包块者,减土茯苓、败酱草、红藤,加生桃仁、桂枝各10克,白茯苓15克,水蛭粉6克(冲服);白带多而腥臭者,减当归、三棱、莪术、延胡索、丹参,加海螵蛸30克,茜草、茵陈各10克。

【方解】方中红藤、白花蛇舌草、败酱草、土茯苓、丹皮清热解毒;归、芍、棱、术、乳、没、延胡索活血散瘀止痛;薏苡仁、土茯苓健脾利湿。诸药合用,共奏散瘀利湿,清胞宫热毒。胞宫得安,腹痛带下自止也;素往月经不调者,月经自调也;因诸疾不孕者,自有孕育也。

例一　王某,46岁,1990年5月9日来诊。患者小腹坠胀疼痛,压痛明显,左侧尤甚。B超检查:诊断为"左侧输卵管炎症、盆腔炎"。反复服药,疼痛可暂时缓解,停药疼痛复作。近小腹坠胀疼痛,加重5天余,伴恶心呕吐,胃脘疼痛,舌红,苔薄脉弦。

【方药】红藤30克,败酱草30克,薏苡仁30克,丹参15克,丹皮10克,当归10克,赤芍10克,三棱10克,莪术10克,延胡索10克(捣碎),黄芩10克,甘草10克,生乳香10克,生没药10克,乌药10克,五灵脂10克。

1990年5月13日复诊。上方连服两剂,腹痛大减。效不更方,宗上方继服,以观动静。

1990年5月16日三诊。上方连服两剂,腹胀腹痛均止,唯左下腹压之稍感疼痛,胃脘痛时有发作,伴心烦,舌红,苔白,脉弦。

【方药】百合30克,高良姜10克,炒香附子10克(捣碎),败酱草30克,丹参15克,赤芍10克,三棱10克,莪术10克,延胡索10克(捣碎),生乳香10克,生没药10克,乌药10克,五灵脂10克。

上方连服两剂,诸病若失。

例二　刘某,31岁,1992年4月15日来诊。患者小腹坠胀疼痛多日,反复多次求治,均未见明显好转。近日带下增多;色黄腥臭,阴道灼痛,伴尿急、小便涩痛,舌红,苔薄黄,脉弦滑。

患者邪郁冲任,熏蒸胞宫,故带下腥臭而腹痛。刻下尿急、尿痛,热邪郁结膀胱,州都运转不利也。首予"加减八正散"加减治之。

【**方药**】金银花 30 克,板蓝根 30 克,连翘 10 克,车前子 10 克,瞿麦 10 克,石韦 10 克,木通 6 克,黄柏 6 克,败酱草 30 克,薏苡仁 30 克,生黄芪 30 克。

1992 年 4 月 18 日复诊。上方连服两剂,尿急、尿痛均解。刻下外阴瘙痒,带下腥臭,仍小腹坠胀疼痛,舌红,苔白,脉弦。

【**方药**】土茯苓 30 克,白花蛇舌草 15 克,败酱草 30 克,薏苡仁 30 克,丹参 30 克,丹皮 10 克,红藤 20 克,赤芍 10 克,三棱 10 克,莪术 10 克,延胡索 10 克(捣碎),生乳香 10 克,生没药 10 克,当归 10 克,甘草 10 克。

1992 年 4 月 23 日三诊。上方连服 3 剂,带下明显减少,腹痛止。宗上方继服 3 剂,诸症皆愈。

按 女子小腹坠胀疼痛,带下多而腥臭,乃胞宫受邪,湿热熏蒸,郁久而带下生。现代医学谓之"盆腔炎",实胞宫受累,胞宫左右相连器官亦受累也。清热以解其毒,利湿、化湿以止其带,理气、活血以散其瘀,腹痛带下可止也。

第二章

内　科

第一节　胃　病　方

胃为水谷之海,水与五谷入胃,运化腐熟,精者吸收,糟粕下行排出,运化不息,寒热温凉,酸甜苦辣无不受纳;寒凉凝滞,致运化功能低下,久损胃膜,疼痛乃作。或食滞胃脘,纳差胀满,溃疡呕酸,疼痛不已。种种之疾,不宜悉云,临证因人因疾而施治。然治胃疾甚难,因胃昼夜不停劳作,故药物治疗需与自身调养相合,久久调治,方可收效也。

‖ 胃痛效灵丹 ‖

患者胃脘疼痛,经久不愈;或呕恶清水,不能食凉物;或饿时心慌心悸,胃脘嘈杂疼痛,进食稍安(现代医学诊断为慢性胃炎、胃溃疡、十二指肠炎、十二指肠溃疡),舌淡苔白,脉缓或沉缓者,"胃痛效灵丹"主之。

【组成】蒲公英 30 克,百合 30 克,生白芍 30 克,丹参 30 克,乌药 10 克,砂仁 10 克,高良姜 10 克,炒香附子 10 克,炒蒲黄 10 克,延胡索 10 克,川楝子 10 克,制乳香 10 克,制没药 10 克,降香 6 克,五灵脂 10 克,白及 10 克。

【加减】泛酸甚,加海螵蛸 30 克;舌苔黄,脉弦,减高良姜、乌药、砂仁,白芍加至 60 克;伴胀闷,右胁疼甚,加威灵仙 30 克。

上药共轧细末,水泛为丸,每服 6 克,1 日 2 次。

【方解】蒲公英清热散结,《外科证治全生集》说:"**蒲公英炙存性,善治胃痛**。"百合、白及汁浆黏腻,胃黏膜炎性糜烂者极易愈合;芍药酸敛止痛;丹参散瘀活血。诸药合用,于慢性胃脘痛,胃、十二指肠黏膜糜烂甚有效验。更助以"失笑散、金铃子散、良附丸"温经散寒,理气止痛;乳香、没药散瘀止痛,其效更捷。余临床屡试屡效也。

例一　牛某,男,58 岁,1991 年 10 月 12 日初诊。据云:胃脘牵引小腹痛两月余,曾多处求治,其效不显。刻下胃脘疼痛伴两胁胀满,夜晚尤甚,舌红,苔白,脉沉弦。胃肠钡餐透视提示:慢性胃炎,十二指肠炎。予"胃痛效灵丹"

加减,水煎服。

【**方药**】百合 30 克,蒲公英 30 克,生白芍 30 克,丹参 30 克,炒香附子 10 克(捣碎),降香 10 克,高良姜 10 克,砂仁 10 克(捣碎),五灵脂 10 克,炒蒲黄 10 克,延胡索 10 克(捣碎),生黄芪 30 克,甘草 10 克。

1991 年 10 月 14 日复诊。上方连服两剂,胃脘疼痛明显缓解。仍纳差胀满,时小腹微痛,伴大便溏薄,舌红,苔薄,脉沉弦。宗上方加减再进。

【**方药**】炒白术 30 克,生白芍 30 克,山楂炭 30 克,五灵脂 10 克,延胡索 10 克(捣碎),柴胡 10 克,陈皮 10 克,甘草 10 克。

1991 年 10 月 16 日三诊。上方连服两剂,胃脘、腹痛均解。唯感脘腹胀满,舌淡红,苔薄白,脉缓。

【**方药**】蒲公英 30 克,生白芍 30 克,丹参 30 克,白及 10 克,乌药 10 克,炒香附子 10 克,川楝子 10 克,延胡索 10 克,五灵脂 10 克,炒蒲黄 10 克,高良姜 10 克,砂仁 10 克。

上药共轧细末,水泛为丸,每服 6 克,日再服。如法连服两月余,胃脘痛除,纳谷正常。复钡餐透视:胃及十二指肠未见明显异常。

例二 吕某,男,54 岁,1987 年 7 月 3 日初诊。自述:胃脘痛多年,反复治疗,其效不显。刻下身体消瘦,面色萎黄,纳谷不香,大便溏薄;每食凉物,胃脘疼痛加重。胃肠钡餐透视提示:胃溃疡及十二指肠炎症。舌淡,苔白腻,脉沉弱。此乃脾胃虚弱,寒邪犯胃。予温胃健脾、理气止痛法调治,予"胃痛消灵丹"加减,水煎服。

【**方药**】高良姜 10 克,炒香附子 10 克(捣碎),乌药 10 克,砂仁 10 克(捣碎),炒蒲黄 10 克,五灵脂 10 克,丹参 30 克,百合 30 克,延胡索 10 克(捣碎),降香 10 克,制乳香 10 克,制没药 10 克。

1987 年 7 月 7 日复诊。上方连服两剂,胃脘痛减轻,纳谷稍增,仍大便溏薄。刻下下肢微浮,舌淡,苔白腻,脉沉缓。

【**方药**】高良姜 10 克,炒香附子 10 克(捣碎),乌药 10 克,砂仁 10 克(捣碎),五灵脂 10 克,炒蒲黄 10 克,丹参 30 克,百合 30 克,延胡索 10 克(捣碎),降香 10 克,白茯苓 30 克,山楂炭 30 克,生白芍 30 克,制乳香 10 克,制没药 10 克。

1987 年 7 月 14 日三诊。上方连服 3 剂,浮肿消,纳谷正常,大便调,日行一次,诸症大减。唯胃脘时嘈杂不适,舌淡红,苔薄白,脉缓,脉率 74 次/分。

【方药】百合 30 克,生白芍 30 克,白茯苓 30 克,丹参 30 克,延胡索 10 克(捣碎),炒香附子 10 克(捣碎),乌药 10 克,砂仁 10 克(捣碎),五灵脂 10 克,山楂炭 30 克,降香 10 克,高良姜 10 克,蒲公英 30 克。

1987 年 7 月 24 日四诊。上方连服 5 剂,纳谷正常,胃脘痛解除,二便调。患者自觉身体渐复,因苦于服药,遂予"胃痛效灵丹"徐服 3 月余。1 年后随访,旧恙瘥矣。

例三 蔡某,男,43 岁,1988 年 7 月 2 日初诊。据云:患者胃脘痛 10 年余。刻下剑突下右侧压痛尤甚,固定不移,时呈刺痛,伴纳差胀满,嗳气,大便灰黑,每食凉物疼痛加重,舌淡胖,脉沉弱。此乃虚寒胃痛,久痛入络。予温胃止痛、理气活血法调治,选"胃痛消灵丹"加减,水煎服。

【方药】高良姜 10 克,炒香附子 10 克(捣碎),丹参 30 克,乌药 10 克,百合 30 克,延胡索 10 克(捣碎),砂仁 6 克(捣碎),川楝子 10 克,降香 10 克,炒蒲黄 10 克,制乳香 10 克,制没药 10 克。

1988 年 7 月 6 日复诊。上方连服两剂,胃脘痛顿减,大便色黄,仍两胁胀满,呃逆频作,自觉食道上段酸辣刺痛,舌淡胖,脉沉细。

【方药】生白芍 30 克,丹参 30 克,蒲公英 30 克,乌药 10 克,高良姜 10 克,延胡索 10 克(捣碎),炒香附子 10 克(捣碎),降香 10 克,炒蒲黄 10 克,制乳香 10 克,制没药 10 克,川楝子 10 克,石斛 10 克。

1988 年 7 月 10 日三诊。上方连服两剂,胃痛解,胀闷除,舌淡,脉弦。遂予"胃痛效灵丹"连服两月余以资巩固。

按 胃脘痛虽多种类型,余临床所见"虚寒型、气滞型"多见,非肥胖体丰、阳盛者,投以温胃理气法,多随手奏效。良附丸为治疗虚寒型胃痛之要方;金铃子散、丹参饮均为治疗气滞胃脘痛之首选。蔡氏胃痛年久,痛有定处,大便灰黑,乃络伤血溢之征,故予温胃止痛、散结通络法调治,虽根深之久疾,亦收捷效也。

┃ 益胃效灵丹 ┃

患者胃脘疼痛,固定不移;或泛酸;或胃脘嘈杂不适,经久不愈,舌淡少苔,脉弦缓者,"益胃效灵丹"主之。

【组成】生白芍 30 克,百合 30 克,甘草 10 克,炒蒲黄 10 克,五灵脂 10 克,生山药 30 克,制乳香 10 克,制没药 10 克,乌药 10 克,白及 10 克。

上药共轧细末,水泛为丸,每服 6 克,1 日 2 次。

【加减】胃脘呈刺痛者,加金铃子散;疼痛遇凉加重者,加良附丸。

【方解】胃脘疼痛,经久不愈,固定不移,或呕恶泛酸,多属现代医学胃溃疡。

溃疡者,故痛有定处,久不获愈也。山药、百合、白及汁浆稠黏,以护溃疡之面;白芍、甘草酸甘止痛;乳香、没药、失笑散活血散瘀止痛;蒲公英淡平清热。诸药合用,即使胃黏膜糜烂溃疡,久久服之,亦能痊愈也。

例一 常某,男,49 岁,1988 年 9 月 19 日初诊。据云:胃脘痛 10 余年,加重 8 天余。曾多次求中西医治疗,宿疾终未得愈。疼痛常夜晚加重,不能食凉物,揉按或进食疼痛缓解。刻下胃脘疼痛,口干、口苦,胀满嗳气。

钡餐透视提示:十二指肠球部溃疡。舌淡,苔薄白,脉沉弦。此乃脾胃虚寒,拟健脾温胃法。取“益胃效灵丹”加减,水煎服。

【方药】生白芍 30 克,百合 60 克,丹参 30 克,蒲公英 30 克,白及 15 克,甘草 10 克,炒蒲黄 10 克,五灵脂 10 克,枳壳 10 克,海螵蛸 15 克(捣碎),生乳香 10 克,生没药 10 克,高良姜 6 克,乌药 6 克。

1988 年 10 月 4 日复诊。上方连服 6 剂,诸症大减,然胃脘仍时有刺痛,伴嗳气,舌淡,苔薄白,脉弦。宗上方加减再进。

【方药】生白芍 60 克,百合 60 克,丹参 30 克,蒲公英 30 克,白及 15 克,甘草 15 克,炒蒲黄 10 克,五灵脂 10 克,枳壳 10 克,海螵蛸 15 克(捣碎),生乳香 10 克,生没药 10 克,炒香附子 10 克(捣碎),延胡索 10 克(捣碎)。

1988 年 10 月 12 日三诊。上方连服 4 剂,自觉病已去八九分,纳谷正常,体重增加,夜已安寐,唯时感胃脘胀痛,伴嗳气,舌淡苔白,脉弦。

【方药】百合 60 克,生白芍 60 克,甘草 10 克,炒蒲黄 10 克,五灵脂 10 克,蒲公英 30 克,白及 15 克,海螵蛸 30 克,生乳香 10 克,生没药 10 克,乌药 10 克,延胡索 10 克。

上药共轧细末,水泛为丸,每服 6 克,1 日 2 次。如法服两月余,多年宿疾,终得痊愈。

例二 王某,男,59 岁,1987 年 7 月 31 日初诊。据云:胃脘疼痛半年余。刻下胃脘热胀疼痛,偏左尤甚,拒按,疼痛固定不移;柏油样大便,纳差,口苦、口涩,舌淡暗,苔薄黄,脉沉细。此乃脾胃郁热,久痛入络。予舒肝和胃、活血止痛法调治,取"益胃效灵丹"加减。水煎服。

【**方药**】生白芍 30 克,百合 30 克,丹参 30 克,蒲公英 30 克,炒香附子 10克(捣碎),降香 6 克,延胡索 10 克(捣碎),当归 10 克,柴胡 10 克,砂仁 6 克(捣碎)。

1987 年 8 月 4 日复诊。上方连服两剂,胃脘疼痛减轻,不按不痛,大便转黄,纳谷增。仍口苦,舌红,苔薄黄,脉沉细。

【**方药**】生白芍 30 克,百合 30 克,蒲公英 30 克,木瓜 30 克,降香 6 克,五灵脂 10 克,炒香附子 10 克,当归 10 克,延胡索 10 克(捣碎),栀子 10 克(捣碎),砂仁 6 克(捣碎),高良姜 6 克,乌药 6 克。

1987 年 8 月 14 日三诊。上方连服 5 剂,胃脘疼痛大减,纳增,舌淡红,苔白,脉弦。遂予"益胃效灵丹"徐服月余,胃脘痛明显缓解。

例三 陈某,男,44 岁,1988 年 8 月 9 日初诊。据云:胃脘痛 10 年余,饿时尤甚,曾反复服中西药治疗,其效不显,特来中医科求治。刻下面色萎黄,叹息,嗳气频作;胃脘压痛,偏右尤甚;每食凉物,疼痛加重;多食则反胃吐出。钡餐透视提示:十二指肠炎、十二指肠球部溃疡。舌淡,苔薄白,脉缓,选"益胃效灵丹"加减,水煎服。

【**方药**】生白芍 30 克,百合 30 克,丹参 30 克,炒香附子 10 克(捣碎),高良姜 6 克,炒蒲黄 10 克,五灵脂 10 克,乌药 10 克,制乳香 10 克,制没药 10 克,降香 10 克,延胡索 10 克(捣碎),草蔻仁 10 克(捣碎)。

1988 年 8 月 11 日复诊。上方连服两剂,胃脘痛减轻。仍脘腹胀满不适,舌红,脉缓。

【**方药**】生白芍 30 克,百合 30 克,蒲公英 30 克,炒香附子 10 克(捣碎),高良姜 6 克,丹参 30 克,乌药 6 克,炒蒲黄 10 克,五灵脂 10 克,延胡索 10 克(捣碎),甘草 10 克,制乳香 10 克,制没药 10 克,降香 10 克。

1988 年 8 月 14 日三诊。上方连服两剂,胃脘痛明显缓解。仍嗳气,恶心,呕吐,舌红,苔薄,脉弦。宗上方加代赭石 30 克(轧细),再进以观动静。

1988 年 8 月 18 日四诊。上方连服两剂,胃脘痛已解。仍纳谷欠佳,口干少津,舌红,苔薄,脉弦有力。

【**方药**】生白芍 30 克,百合 30 克,生山药 30 克,枸杞子 15 克,玄参 15 克,麦门冬 12 克,炒白术 10 克,炒麦芽 15 克,鸡内金 10 克(捣碎),甘草 10 克。

1988年8月24日五诊。上方连服3剂,胃脘痛基本解除,纳谷正常,无不适。予"益胃效灵丹"加海螵蛸,配丸药徐服两月余,以善其后。

按 胃脘痛乃临床常见之病,然有食后疼痛加重者;有疼无规律者;有疼痛固定不移者;有得热食则舒者;有胃脘痛喜凉饮者;有饿时加重,得食疼痛顿减者。然空腹或遇凉疼痛加重,得热食疼痛减轻,中医则属虚寒型胃痛,现代医学多见于胃溃疡,或十二指肠溃疡。故临床首选温里之剂,温胃以扶正,佐百合、芍药、白及酸敛黏腻之品,以促溃疡之愈合。更得失笑散、乳香、没药活血止痛以散瘀。如陈氏十二指肠之溃疡,常氏胃黏膜之糜烂,久久服之,终能宿疾得愈而康复也。

‖ 和胃降逆汤 ‖

患者胃脘嘈杂不适,恶心呕吐,舌淡苔白腻,脉弦滑或沉细者,"和胃降逆汤"主之。

【组成】制半夏15克,柴胡6克,代赭石50克(轧细),生龙骨30克(捣碎),生牡蛎30克(捣碎),生山药30克,甘草10克。

若呕恶不止者,可用山药粥调赭石面服下,强止其呕,再图调治。

例一 张某,女,57岁,1988年9月5日初诊。自述:胃脘痛伴泛酸呕吐、胃气上逆10年余,反复服中西药罔效。胃镜检查提示:浅表性胃炎,胃小弯溃疡。刻下胃脘胀满,嗳气频作,胃脘微微作痛,时呕吐清水或食物,口干涩乏味,舌淡苔白,脉沉弦。此乃胃失和降,取"和胃降逆汤"加减。

【方药】制半夏12克,代赭石30克(轧细),生龙骨30克(捣碎),生牡蛎30克(捣碎),生山药20克,芡实20克,生白芍15克,炒苏子10克(捣碎),厚朴6克,甘草10克。

1988年9月11日复诊。上方连服两剂,嗳气、呕吐大减,胃脘疼痛亦减轻,纳谷增,脉舌均好转。宗上方加减再进。

【方药】制半夏12克,代赭石30克(轧细),生龙骨30克(捣碎),生牡蛎30克(捣碎),生山药30克,生白芍15克,厚朴6克,甘草10克,石斛15克。

1988年9月19日三诊。上方连服4剂,呕吐及胃脘胀满均止,纳谷正常。唯胃脘时有微痛,舌淡苔白,脉弦。宗上方加生乳香6克、生没药6克,连服10剂,诸症悉平。

例二　秦氏,女,41岁,1988年1月8日初诊。据云:胃脘痛,恶心,呕吐,伴呕血反复发作,多年不愈。畏寒不能食凉物。近日胃脘痛、恶心、呕吐加重,舌淡苔白,脉沉细,选"和胃降逆汤"加减。

【方药】制半夏10克,代赭石30克(捣碎),生龙骨30克(捣碎),生牡蛎30克(捣碎),生山药30克,生白芍15克,砂仁6克(捣碎),乌药10克,高良姜10克,延胡索10克(捣碎)。

1988年1月12日复诊。上方连服两剂,症状缓解,胀满除,恶心、呕吐未作,胃脘仍压痛,舌淡苔白,脉沉细。宗上方加减再进。

【方药】百合60克,生白芍30克,制半夏10克,代赭石20克(轧细),丹参30克,乌药10克,高良姜10克,延胡索10克(捣碎),降香10克,砂仁6克(捣碎)。

1988年1月17日三诊。上方连服3剂,诸症悉平,唯胃脘时有压痛。宗上方加生乳香6克、生没药6克,再进数剂以资巩固。

例三　秦某,男,56岁,1995年6月27日初诊。据云:胃脘痛伴嗳气、呃逆半年余。胃镜提示浅表性胃炎,胃窦部憩室。近呃逆、呕吐加重,不能进食,两胁胀满,大便干结,舌红,苔白腻,脉弦滑,取"和胃降逆汤"加减。

【方药】制半夏15克,代赭石50克(捣碎),生龙骨30克(捣碎),生牡蛎30克(捣碎),生山药30克,焦山楂30克,甘草10克。

1995年7月1日复诊。上方连服两剂,呕吐止,纳谷增,大便调。仍呃逆不止,舌红,苔白腻,脉弦滑。宗上方加生白芍30克再进。

1995年7月6日三诊。上方连服两剂,诸症大减,唯呃逆不止,复发便溏,日二行,舌红,苔白腻,脉弦滑。恍悟,便溏乃数进赭石之弊也。

【方药】党参10克,丁香6克(捣碎),鸡内金10克(捣碎),吴茱萸6克(捣碎),黄连10克(捣碎),生山药30克,制半夏10克,生龙骨30克(捣碎),生牡蛎30克(捣碎),柿蒂6克。

上方连服4剂,呕吐、呃逆均止,纳谷正常,诸症悉平。

🅐 中医有七冲门之说(**唇为飞门,齿为户门,咽为吸门,胃上口为贲门,胃下口为幽门,小肠、大肠之间为阑门,肛门为魄门**),之所以门者,宜开不宜合也,合之则拒物于外,不能通行必上逆。胃之上口为贲门,胃之下口为幽门,食物入胃,腐熟后经幽门入小肠。若幽门梗阻,或痉挛,或冲气上逆,胃气不能下行,遂成呕恶,胃脘嘈杂不适。脾主升清,胃主降浊,胃乃六腑之一,六腑以通为用,胃气以下行为顺。然胃之浊阴不降,饮食秽物停留胃脘不能下行,功能失常,致胃脘满闷呕恶,若不取张子和"吐法",必重坠导下而行之。故重用赭石、半夏强使胃气下行以开幽门;轻用柴胡升举疏肝以反佐;龙骨、牡蛎镇冲敛冲,使冲气固守其宅而不逆,甘草和中,山药汁浆稠黏护胃,并助龙骨、牡蛎敛冲。诸药合用,气机调畅,胃气息息下行,恢复降浊之功,自无呕恶、呃逆之理,何愁病不愈乎?

胃脘疼痛,轻者胃黏膜炎症,重者胃黏膜溃疡。胃为水谷之海,无时不受纳腐熟,实无静止之时,此乃胃病难愈之因也。故凡治胃,必选汁浆稠黏之品以护黏膜;佐理气行滞之品,使胃受纳之谷不予久留;忌生冷,节饮食,虽胃病难治,徐徐服之,亦无不愈之理也。然治胃之法:必药物治疗与饮食调养相结合,方能根治也。

‖ 温胃理中汤 ‖

患者胃脘痞满疼痛,恶心呕吐;或胃中停饮,不思饮食;或面色晦黯,困乏倦怠,舌淡苔白腻,脉沉缓或细弱者,"温胃理中汤"主之。

【组成】白茯苓 30 克,炒白术 15 克,桂枝 10 克,干姜 10 克,甘草 10 克,白蔻仁 6 克(捣碎),制半夏 10 克,厚朴 10 克,党参 10 克。

【加减】脉沉弱,自觉胃脘寒凉者,减半夏,加制附子、砂仁各 6 克(捣碎);困倦痞满者,加藿香 10 克;纳差者,加鸡内金 10 克(捣碎);胃脘痛甚者,加乌药、高良姜各 10 克。

【方解】本方含"苓桂术甘、四君子、理中"诸方之意。苓桂术甘温胃化饮,利湿健脾;四君子和胃益中;理中止呕、温中祛寒;厚朴除痞满而消呕胀。脾胃虚寒,水湿停滞胃脘之疼痛,确能药到病除也。

例一　李某,女,39 岁,1991 年 8 月 1 日初诊。患者胃脘痞满疼痛多年,常服西药终未得愈,特来中医科诊治。刻下面色姜黄,胃脘胀满疼痛,伴恶心呕吐,纳差便溏,自觉胃脘凉甚,稍进寒凉,即呕恶不止。舌淡苔白腻,脉沉弱。予"温胃理中汤"加减。

【方药】白茯苓 10 克,炒白术 15 克,制半夏 10 克,厚朴 10 克,桂枝 10 克,干姜 10 克,白蔻仁 6 克(捣碎),甘草 10 克,党参 10 克。

1991 年 8 月 5 日复诊。上方连服两剂,症状略有好转,仍纳差胀满,脉舌同前,宗上方加减。

【方药】白茯苓 30 克,炒白术 30 克,制半夏 10 克,厚朴 10 克,桂枝 10 克,干姜 10 克,白蔻仁 6 克(捣碎),鸡内金 10 克(捣碎)。

1991 年 8 月 9 日三诊。上方连服两剂,纳谷增,恶心呕吐好转。然胃脘仍微微作痛,自觉胃脘不温,舌淡,脉沉。证已转机,宗上方加减再进。

【方药】白茯苓 30 克,炒白术 15 克,厚朴 10 克,桂枝 10 克,砂仁 10 克(捣碎),乌药 10 克,高良姜 10 克,党参 10 克,制附子 6 克,甘草 10 克,鸡内金 10 克(捣碎)。

1991 年 8 月 15 日四诊。上方连服 4 剂,症状明显好转,纳谷增,大便成形。宗上方加减,约进 30 剂,患者面泛红润,胃脘疼痛、恶心、呕吐均除。

例二 张某,男,44 岁,1991 年 8 月 5 日初诊。患者体质素虚,稍受寒凉,或稍食生冷,即发胃脘疼痛。三伏炎夏,亦不能食点滴寒凉之物。胃脘胀满,水饮停滞中焦不下。反复多次服药,胃脘痛及饮邪终未得除。刻下胃脘胀满,触压痛甚,面黄而晦黯,胃脘停饮,辘辘有声,纳谷欠佳,伴头重头昏,舌淡苔白,脉沉弱。予"温胃理中汤"加减。

【方药】白茯苓 30 克,桂枝 10 克,干姜 10 克,甘草 10 克,厚朴 10 克,炒白术 15 克,制附子 6 克。

1991 年 8 月 9 日复诊。上方连服两剂,症状有减,胃脘停饮明显减轻。仍胃脘胀满微痛,乏力懒言,脉舌同前,宗上方加减再进以观动静。

【方药】白茯苓 30 克,桂枝 10 克,干姜 10 克,甘草 10 克,厚朴 10 克,炒白术 15 克,制附子 6 克,生黄芪 30 克,生白芍 30 克,降香 6 克。

1991 年 8 月 13 日三诊。上方连服两剂,诸症大减,胃脘水饮已除,胃脘胀满减轻,精神较前好转。然仍感头昏,舌淡苔白,脉沉。

【方药】白茯苓 30 克,桂枝 10 克,干姜 10 克,甘草 10 克,厚朴 10 克,炒白术 15 克,制附子 6 克,泽泻 30 克,天麻 10 克(捣碎),生黄芪 30 克,生白芍 30 克,降香 6 克。

1991 年 8 月 17 日四诊。上方连服两剂,胃脘胀满停饮均解,纳谷正常,体已康复。宗上方继服两剂以资巩固。

例三 郝某,男,37 岁,1987 年 7 月 1 日来诊。据云:1 年前时值炎暑,劳累后暴饮冷水(连续约饮 7 碗之多),后即感胃脘胀满,时隐隐作痛,伴恶心呕吐,头昏心悸;每食凉物加重,曾多方求治,其效不显。刻下食欲减退,面色萎黄,胃脘胀满疼痛,恶心呕吐,头昏头重,困乏倦怠,口黏乏味,舌红,苔黄腻,脉沉弱。此乃暴饮冷水,脾胃受损,运化失常,湿困中焦,上损胸阳,宜温中化湿、健脾和胃法调治。

【方药】白茯苓 15 克,炒白术 15 克,桂枝 10 克,干姜 10 克,制半夏 10 克,党参 10 克,生白芍 15 克,藿香 15 克,陈皮 10 克。

上方连服两剂,病霍然而愈。

按 脾为阳土,喜燥而恶湿,湿困中焦不化,失其所运,故塞滞而胀满;湿困脾土,阻隔脾阳,脾阳不升,浊阴不降,清窍不清故呕恶满闷,头昏而倦怠。胃为阴土,喜湿而恶燥,虽受纳水谷,运化失常,水饮不化,谷食不运,停滞胃脘,稽留中焦,脾胃受损,故胀满而痛。中医治病求本,寒湿阴邪,非辛温不能逐其寒,非芳香不能化其湿。阳气化,湿邪逐,清升浊降,脾之运化功能健,水饮谷食不久留阳明胃脘,痞满疼痛自除也。温胃以蠲寒湿,理中以健脾胃,此之谓也。

‖ 益气和中汤 ‖

患者胃脘胀满,纳谷欠佳,少气乏力;甚者面色萎黄,胃脘胀满而痛,进食加重;或完谷不化,大便溏薄,舌淡苔白,脉沉弱,胃镜提示胃下垂者,"益气和中汤"主之。

【组成】生黄芪 30 克,桂枝 10 克,枳壳 30 克,升麻 6 克,柴胡 6 克,甘草 10 克,砂仁 6 克(捣碎),生白芍 30 克,大枣 6 枚。

【加减】胃脘热胀者,减桂枝,加黄连 10 克(捣碎)、蒲公英 30 克;食凉物加重者,减升麻、白芍,加吴茱萸、干姜、厚朴各 6 克;便溏纳差者,加炒白术 30 克、陈皮 10 克。

【方解】本方含"补中益气汤、黄芪建中汤"之意。重用黄芪佐升麻、桂枝补中益气;砂仁、枳壳、大枣和中健脾;芍药、甘草酸甘止痛;桂枝能升能降,与柴胡相伍,善疏肝和胃;便溏纳差者加白术,因白术具健脾温胃益气之功也。

本方对中气不足下陷、胃脘胀满而痛,现代医学谓胃下垂及脏器下垂者,可酌情选用之。

例一 顾某,男,54 岁,1989 年 5 月 31 日初诊。据云:患者胃脘痛半年余。刻下胀闷疼痛,进食后尤甚,伴口黏、口苦,大便溏薄,舌红,苔白腻,脉沉弱。钡餐透视提示:胃下垂,予"益气和中汤"加减。

【方药】生黄芪30克,白茯苓30克,枳壳30克,升麻10克,延胡索10克(捣碎),乌药10克,厚朴10克。

1989年6月9日复诊。上方连服3剂,胃脘胀痛大减,纳谷增。仍大便溏薄,口黏、口甜,舌红,苔白腻,脉沉弱。

【方药】生黄芪30克,白茯苓30克,枳壳30克,升麻10克,延胡索10克(捣碎),乌药10克,厚朴10克,大枣6枚,炒白术15克。

1989年6月18日三诊。上方连服3剂,胃脘痛止,纳谷正常,仍大便溏薄,一日二行,舌红,苔白腻,脉沉缓。

【方药】生黄芪30克,白茯苓30克,枳壳30克,延胡索10克(捣碎),乌药10克,厚朴10克,炒白术30克,滑石30克,升麻6克。

上方连服3剂,诸症悉平。

例二 王某,男,34岁,1991年12月28日来诊。患者胃脘胀满疼痛,自觉胃中发热,饭后胀痛加重,口干口苦,伴失眠耳鸣,舌红,苔白,脉沉弱,钡餐透视:Ⅱ度胃下垂。此乃中气虚弱下陷,运化失司,予"益气和中汤"加减。

【方药】生黄芪30克,枳壳30克,柴胡10克,石斛10克,生白芍30克,百合30克,陈皮10克,黄连10克(捣碎),蒲公英30克,石决明30克(捣碎)。

1991年12月31日复诊。上方连服两剂,胀满疼痛均减。仍纳差,肠鸣辘辘有声。宗上方加炒白术30克再进,以观动静。

1992年1月3日三诊。上方连服两剂,纳谷增,胀满疼痛缓解。仍口干,胃中发热,舌红,苔白,脉沉。

【方药】生黄芪30克,石斛10克,生白芍30克,百合30克,柴胡10克,蒲公英30克,石决明30克(捣碎),生地黄15克,丹皮10克,生石膏30克(捣碎),升麻10克,黄连10克(捣碎),当归10克。

1992年1月11日四诊。上方连服4剂,胃热解,纳增,胃脘胀满疼痛明显好转。复钡餐透视提示:胃轻度下垂。宗上方加减连服10余剂,胃脘胀满疼痛基本解除。

例三 陈氏,女,30岁,1995年8月10日来诊。患者颜面及下肢轻度浮肿,面色萎黄,少气乏力,伴纳差,大便溏薄。心电图及尿常规检查:均属正常。细询病情:胃脘满闷而痛,稍进寒凉,胃脘胀痛加重,舌淡苔白,脉沉弱,予"益气和中汤"加减。

【方药】生黄芪30克,桂枝10克,生白芍30克,白茯苓15克,黄连10克(捣碎),砂仁10克(捣碎),吴茱萸6克(捣碎),甘草10克,干姜6克,木香6克,大枣6枚。

上方连服10剂,诸症均解。

按 胃脘胀满疼痛,少气乏力,实中气不足也,中气虚,气化无力,食滞胃脘,故胀满而痛也。少气乏力者,人身诸脏腑功能活动,有赖中焦,中焦气虚,诸脏腑失其所养,四肢百骸失其濡润,故少气乏力。进食之后,胃满而盈,胃本虚弱,运化功能低下,进食更加重胃之负担,故进食后胃胀满疼痛加重也。不能正常腐熟输转,直驱而下,故现便溏或完谷不化。黄芪、枳壳、升麻、柴胡诸药升提益气,以恢复中焦输转运化之功;砂仁、桂枝、茯苓、白术诸药温胃健脾和中,中焦复其责,运化有序,疾当除矣。

脾胃之疾,临床常见,尤其农村,发病率更高。故常言:十人九胃病也。然胃病之难愈,医患皆知,因胃之脏器每时每刻不停地受纳输转,酸、甜、热、凉无不受纳。故治此疾,患者自行调养亦一大关也。

‖ 清胃降浊汤 ‖

患者胃脘不适,或胃脘胀满,牙痛口臭;或口舌生疮;或大便干结;或头痛,目眩耳鸣,舌红,苔黄白,脉弦滑者,"清胃降浊汤"主之。

【组成】代赭石50克(轧碎),滑石30克,怀牛膝30克,升麻10克,甘草10克。

【加减】伴口渴者,加生石膏30克(捣碎);大便干结甚者,加大黄10克;牙痛甚者,加细辛3克。

【方解】赭石、滑石强通腑气下行;牛膝引诸药下行;升麻反佐,引诸药上升直达病所,同时升麻清热解毒,善清胃火,最治口疮、牙痛。诸药合用,胃浊降,腑气通,口舌无秽浊熏蒸,不止牙痛,牙痛自止,不除口臭,口臭自除也。

例一 李某,男,40岁,患牙痛病,反复发作,刻下牙痛伴牙龈肿胀,牵引头痛;口臭,大便干结,小便短赤。曾服西药并注射青霉素均无效验。舌红,苔黄腻,脉弦滑,予"清胃降浊汤"加减。

【方药】代赭石 50 克(轧碎),生石膏 30 克(捣碎),滑石 30 克,怀牛膝 20 克,升麻 10 克,甘草 10 克,生地黄 30 克。

服药一剂,肿消,痛止强半;服药两剂病除,多年未复发。

例二　张某,女,40 岁,每于月经期必发头痛、牙龈肿胀。鉴于经期,医多予活血止痛,佐以清热除风治之,未敢投过于寒凉之剂,故病终未得除。刻下月经来潮,牙龈肿痛,艰于饮食,舌红,苔黄腻,脉弦滑,予"清胃降浊汤"加减。

【方药】生石膏 30 克(捣碎),生地黄 30 克,代赭石 50 克(轧碎),怀牛膝 30 克,金银花 30 克,赤芍 10 克,当归 10 克,升麻 10 克,甘草 10 克,红花 10 克,生桃仁 10 克(捣碎)。

复诊:上方连服两剂,肿消痛止,经血下紫血块甚多。上方减生石膏、代赭石复进两剂,牙痛永未复发,月经亦调顺。

按　齿虽为骨之余,然牙痛、牙龈肿胀却与胃相关。大凡牙痛、牙龈肿胀,重用清胃降浊之剂,大胆投之,无不随手奏效。口臭、口舌生疮者,实胃浊不降上熏之故也。大便燥结者,六腑以通为用,胃气不下行,传导失司,故大便燥结难下也。

‖ 止呕降逆汤 ‖

患者吞咽困难,反胃倒食,时呕吐黏涎,伴大便干结,三五日一行,或吞咽困难,只能下稀粥,身体日渐消瘦。经检查提示食道肿瘤或胃脘肿瘤者,舌淡苔白或黄腻,脉沉细无力或虚大重按不实者,"止呕降逆汤"主之,"开道散"亦主之。

【组成】代赭石 50 克(轧碎),生白芍 30 克,竹茹 10 克,天门冬 15 克,制半夏 15 克,生山药 30 克,当归 15 克,肉苁蓉 10 克,甘草 10 克。水煎服。

食物梗阻不下者,赭石轧细末冲服之。

【方解】方中重用赭石、半夏、竹茹者,引药下行,降胃逆以止呕吐;重用白芍平肝降逆;天冬、山药汁浆稠黏,使开破降浊之药不致损伤其胃也;当归、苁蓉甘润濡胃并润大便。诸药合用,降逆而不伤胃,润下而不滑利也。

‖ 开 道 散 ‖

【组成】醋制紫硇砂 10 克,沉香 6 克,槟榔 10 克,生水蛭 10 克。

上药共轧细末,每服 1 克,1 日 2 次,餐前半小时用少量水送下。

【方解】《珍珠囊药性赋》云:"硇砂有烂肉之功。"故用硇砂腐烂食道胃脘之肿结;水蛭、槟榔破瘀散结;沉香理气降气。药力猛烈,故服药半小时后,速进食物将敷于肿结之药冲下,不致损伤食管及胃壁也;更得降逆止呕汤液之相辅,可使结散,肿消,病除而不伤正也。

例一 陈某,男,71 岁,1990 年 3 月 7 日初诊。据云:胃脘痛月余,加重10 余天。刻下脘腹胀满,纳差呕吐,大便干结,剑突下偏左可触及一鸡蛋大小包块,压痛明显。空腹钡餐透视:胃窦部有一 3cm×4cm 肿块。提示:胃窦部恶性肿瘤。舌红,苔黄腻,脉沉弦。予活血化瘀、和胃止痛、消肿散结法调治。

【方药】①开道散,每服 1 克,1 日 2 次,餐前半小时服下。②丹参 30 克,炒蒲黄 10 克,制乳香 10 克,制没药 10 克,三棱 10 克,莪术 10 克,五灵脂 10 克,延胡索 10 克(捣碎),炒香附子 10 克(捣碎),高良姜 10 克,白茯苓 10 克,乌药10 克,蒲公英 30 克。水煎服。

1990 年 3 月 12 日复诊。上方连服两剂,胃脘痛减轻,仍呕吐黏涎,大便干结,舌红,苔黄腻,脉沉弦。

【方药】代赭石 30 克(轧碎),生白芍 30 克,天门冬 15 克,制半夏 10 克,生山药 30 克,当归 15 克,党参 15 克,生桃仁 10 克(捣碎),五灵脂 10 克,制没药10 克。水煎服。

如法继续服"开道散"。

1990 年 4 月 6 日三诊。上方连服 10 剂,胃脘痛、呕吐均止,纳谷有增;胃脘肿块触之较前缩小,遂停汤药,继续服"开道散"。时有脓血大便。1 月后复钡餐透视:胃窦部肿块消失。

例二 韩某,男,68 岁,1987 年 12 月 18 日初诊。据云:胃脘痛反复发作10 年余,曾多次服药,虽暂时缓解,宿疾终未根除。刻下面色萎黄,身体消瘦,胃脘疼痛无明显规律。口干少津,并反复呕吐黏涎;大便干结,三四日一行,胃脘剑突下左旁可触及一鸡蛋大小包块,胃脘脐上亦可触及一包块。B 超探查:胃窦部约 3cm×3cm×1cm 大小肿块,钡餐透视提示:胃窦部占位,胃下垂。舌红,苔白腻,脉弦。

【方药】①开道散,每服 1 克,1 日 2 次,餐前半小时服下。②代赭石 50 克

(轧碎),天门冬 15 克,制半夏 10 克,当归 30 克,生黄芪 30 克,枳壳 30 克,肉苁蓉 10 克,党参 15 克,知母 10 克,制乳香 10 克,制没药 10 克,延胡索 10 克(捣碎),红蚤休 10 克。水煎服。

1988 年 1 月 2 日复诊。上方连服 5 剂,呕吐缓解,胃脘疼痛大减,大便调。仍胃脘胀满,纳谷不香,舌红,苔白腻,脉弦。

【方药】①开道散,每服 1 克,1 日 2 次,餐前半小时服下。②代赭石 30 克(轧细),天门冬 15 克,生黄芪 30 克,当归 30 克,制半夏 10 克,枳壳 15 克,生山药 30 克,党参 10 克,鸡内金 15 克(捣碎冲服),制乳香 6 克,制没药 6 克,红蚤休 10 克。水煎服。

1988 年 2 月 2 日三诊。上方连服 10 剂,症状大减,精神较前好转;胃脘包块明显缩小;呕吐已止,已能食面条软饭,舌红,苔白腻,脉弦。

【方药】①开道散,每服 1 克,1 日 2 次,餐前半小时服下。②代赭石 30 克(轧细),天门冬 15 克,制半夏 10 克,党参 15 克,肉苁蓉 10 克,当归 30 克,红蚤休 10 克,三棱 10 克,莪术 10 克,制乳香 10 克,制没药 10 克,延胡索 10 克(捣碎),白茯苓 10 克。水煎服。

1988 年 2 月 25 日四诊。上方连服 10 剂,呕吐止,胃痛除,纳谷增,身体复康,遂停服汤药;继服"开道散"1 月余,以巩固疗效。1 年后随访:患者健在。

例三 李某,男,55 岁,1988 年 4 月 10 日初诊。患者于 3 月前要自觉咽中不利,渐感吞咽受阻;1 月后不能吞咽硬食,赴省肿瘤医院检查:诊断为"食道中段占位"。收住院治疗。医院给予放疗月余后,自觉症状缓解,遂出院。近十天感吞咽困难,每日只进流汁饮食。经介绍求余诊治。刻下身体消瘦,午后潮热,大便干结,舌红绛无苔,脉虚大无力。

【方药】①开道散,每服 1 克,1 日 2 次,餐前半小时服下。②代赭石 30 克(轧细),生山药 30 克,当归 30 克,天门冬 15 克,制半夏 15 克,竹茹 10 克,肉苁蓉 15 克,甘草 10 克。水煎服。

1988 年 4 月 20 日复诊。汤药连服 4 剂,呕吐止,已能进软食,大便较前通畅。虽反复叮嘱"开道散"峻猛,不可多服,然患者迫于病情险恶,自将"开道散"量增加一倍以上。因烧灼攻伐,食道灼热疼痛难忍,复来求诊。

【方药】代赭石 30 克(轧细),生山药 30 克,白及 10 克,制半夏 10 克,天门冬15克,当归30克,生乳香6克,生没药6克,甘草10克。水煎服。

1988年4月30日三诊。汤药连服4剂,呕吐止,吞咽较前顺利,大便已调。遂停汤药,继续如法服"开道散",以观动静。

1988年6月15日四诊。患者服药期间,多次脓血大便;自觉吞咽顺利,饮食正常。复钡餐透视食道:食道通畅,未见肿物。

按 胃癌、食道癌属中医噎膈之范畴。张锡纯谓:"人之一身,自飞门以至魄门(中医七冲门,唇为飞门……肛门为魄门),一气主之,亦一气悬之,故人之中气充盛,则其贲门宽展,自能容受水谷,下通幽门,以及小肠大肠,出为大便,病何由而作。"韩氏胃脘疼痛多年,身体羸弱,中气虚,气不下行,冲气乘虚上干,至痰涎壅塞胃脘贲门,饮食不能下达而上逆。仿张氏"参赭培气汤"加减,取参、芪培补元气以扶正;取赭石、半夏清痰理气以降逆;天冬、当归、知母清热以润燥;肉苁蓉、当归、赭石润便以通结;棱、术、乳、没活血散瘀以止痛。诸药合用,共奏扶正逐邪之功。癌肿之物,无论生于肌体之何处,均能殒人生命,然除此恶魔非一般攻伐之品所能及。水蛭、硇砂、槟榔化痰结、散瘀阻、逐肿赘力猛,空腹服下,直捣病所,无坚不摧。至于服药后半小时进食者,因药接触病所过久,恐伤其正也。沉香理气,能升能降,行气滞以助攻伐散结之力。虽诸药攻坚之力宏猛,然有山药、甘草、芍药、当归诸药汁浆黏润以护器官之黏膜,久服不致有损也。

第二节 泄 泻 方

胃肠之疾,临床常见,饮食入胃,腐熟下行,精微吸收以荣脏腑百骸,糟粕下行谷道而排出。运化失常,气滞有阻,寒凉相袭,或邪热胁迫,或邪毒壅结,均可导致小肠受盛无节,大肠传导失常,泄泻无度,完谷不化,一日数行;或腹痛如绞,泻下赤白。临床细细推敲,寻其病源,求其根本,方收非常之效也。

‖ 止泻效灵丹 ‖

患者泄泻日久不愈,日二三行或四五行,或夹风沫及黏液;或腹痛;或五更泄泻；或完谷不化，稍食凉物，泄泻腹痛加重，舌淡苔白，脉沉缓无力者，"止泻效灵丹"主之。

【组成】炒白术50克，生山药30克，鸡内金15克，干姜15克，石榴皮15克，黄连10克，吴茱萸6克，熟枣肉100克。

前7味轧细末，和枣肉晒干，炒焦轧末为丸，每服6克，1日2次。

【加减】胀满纳差者，炒白术加至100克；小腹冷痛、大便夹黏液者，干姜加至30克。

【方解】方中炒白术、大枣肉、鸡内金健脾以助运化；干姜温中散寒；石榴皮收涩以敛大肠之滑泻；山药补肾利湿养胃；黄连、吴茱萸名"左金丸"，善治邪稽大肠、大便黏滞之腹痛。诸药合用补脾健脾，温中散寒，收涩止泻。中焦温暖，脾胃功能健壮，运化正常，传导有序，泄泻自止也。

例一 杨某，女，31岁，1995年10月6日来诊。据云：大便溏薄伴腹痛，一日二行或三四行3年余，曾反复服中西药并行中药煎汤灌肠术，时轻时重，终未痊愈。刻下腹泻伴腹痛加重10余天，一日三四行。自觉小腹凉甚。即时值炎暑，稍食寒凉，腹泻加重，舌淡胖，苔薄白，脉沉缓。

【方药】炒白术30克，干姜10克，鸡内金10克(捣碎)，炒山药30克，黄连10克(捣碎)，吴茱萸6克(捣碎)，石榴皮10克，肉桂6克(捣碎)。水煎服。

1995年10月12日复诊。上方连服3剂，纳谷增，腹痛止，大便一日二次。继服"止泻效灵丹"，1次6克，1日2次。连服1月余，腹痛止，大便调。嘱忌生冷3月，1年后随访，泄泻未作。

例二 杨某，男，37岁，1992年8月25日初诊。患者腹泻半年余，一日二行或三四行，伴肠鸣腹痛；大便夹风沫及不消化食物；腹痛必便，便后痛止。时轻时重，反复多处治疗，效果不显。刻下诸症悉具，伴口干、口渴，舌红，苔薄黄，脉弦。

【方药】炒白术60克，鸡内金10克(捣碎)，干姜10克，炒白芍30克，防风6克，大枣6枚。水煎服。

1992年8月31日复诊。上方连服3剂，腹痛止，大便日一至二行，仍口干、口渴，舌红，苔薄黄，脉沉弦。

【方药】炒白术30克，鸡内金10克(捣碎)，生白芍30克，乌梅15克(捣碎)，瓜蒌根30克，大枣6枚。

上方连服两剂,腹痛止,大便调,诸症皆除。继服"止泻效灵丹"一月余,腹泻再未复发。

例三 饶某,女,60岁。据云:患慢性腹泻近40年,恙起于1960年产后,因灾荒年间,食不果腹,新产之妇,气血空虚,寒邪相袭,遂发泄泻,积年累月,身体消瘦,大便日三四行,常完谷不化,稍食凉物,泄泻加重,多处求治,宿疾未除。刻下身体消瘦,大便溏薄,日三四行,舌淡有齿印,苔薄白,脉沉弱。

【**方药**】炒白术30克,党参15克,干姜10克,白茯苓15克,鸡内金10克(捣碎),制附子6克,石榴皮10克,甘草10克,大枣6枚。水煎服。

复诊:上方连服3剂,大便渐成形,仍一日二三行,纳谷增,自觉身体较前有力,舌淡,苔薄白,脉沉弱。药已对症,宗上方继服。

三诊:上方连服10剂,纳谷增,大便成形,日行一次,身体较前有力,舌淡,苔薄,脉缓。体渐康复,继服"止泻效灵丹"1月余。40年宿疾终得痊愈。

🉑 慢性腹泻一日二三行或四五行,便溏不成形,小腹微痛;或腹痛必便,便后痛止,实难根治。泄泻乃脾胃虚寒,运化失常,精微不能吸收而排出;或寒邪凝滞肠道,腐熟力微,传导失常,直驱而下成泄泻。大肠寒凝,燥化无力,久泻致脾益虚,运化传导无力,互为因果,营养失调,身体消瘦,经久不愈;稍食油腻,导致传导之迅速,饮食于胃肠不能久留,或稍进寒凉(脾为阳土,喜燥恶湿,寒乃湿也),脾土受损,泄泻加重。故治疗腹泻,远寒凉,忌油腻也。

慢性腹泻应责之脾与肠:即小肠之受盛,化物吸收营养;大肠之传导,燥化大便,脾之运化:实肠之吸收运化也。故健脾为治慢性泄泻之根底,非重用炒白术不能复健脾运化之功能。佐干姜、吴萸温中散寒之品以理中。寒凝散解,传导有节,脾胃、小肠、大肠功能自复也。至于五更泄泻,先贤多责之肾阳虚弱,取王肯堂《证治准绳》"四神丸"调治。此方对寒邪凝滞肠胃,腹痛便溏夹黏液者甚佳。因补骨脂、肉蔻、五味子、吴茱萸皆温燥散寒之品。本方取干姜、吴茱萸以代"四神"温中散寒,更重用炒白术健脾以助脾之运化,临床实践,效果更捷也。我辈生前贤之后,科学革新、日新月异之年代,不敢论别人之长短,更不敢议古人组方之短长,实频频实践于临床乃取是说也。若于"四神丸"中加入炒白术、鸡内金之类,效果必更理想矣。

‖ 温胃厚肠止泻汤 ‖

患者畏寒肢冷,泄泻腹痛,大便夹白冻,日三四行,经久不愈,面色萎黄,稍进生冷,诸症加重。舌淡或淡胖,苔白,脉沉弱,"温胃厚肠止泻汤"主之。

【组成】干姜 10 克,炒白术 30 克,煨肉豆蔻 10 克(捣碎),　甘草 10 克,车前子 15 克,鸡内金 10 克(捣碎),大枣 6 枚。

【加减】胃脘痛加高良姜 10 克;小腹痛加炒白芍 30 克。

【方解】方中干姜、肉豆蔻暖胃温脾,以逐中焦之寒凝;炒白术温中健脾,以助中焦之运化;甘草和中调和诸药;车前子止泻利小便,煎汤汁浆稠黏以护肠胃。

凡利尿药均有止泻之功,因水湿从小便去,肠道水湿减少,燥化甚,便自不溏也。寒凝蠲除,中焦温暖,胃肠运化传导有序,不收涩固脱止泻,泻自止也。

例一　张某,男,30 岁,1996 年 10 月 13 日初诊。患者腹泻伴腹痛 10 年余。虽在壮年,面色㿠白,稍食寒凉,胃脘闷痛,呕恶不止,腹泻加重,即使炎暑,瓜果生冷亦难近尝。反复服中西药,旋愈旋复。刻下小腹伴胃脘疼痛,大便溏薄夹黏液及风沫,日三四行。大便常规检查"无异常"。舌淡红,苔白,脉沉弱,予"温胃厚肠止泻汤"加减。

【方药】炒白术 30 克,干姜 10 克,炒补骨脂 10 克(捣碎),煨肉豆蔻 10 克(捣碎),炒白芍 30 克,车前子 15 克,吴茱萸 10 克(捣碎),生山药 30 克,大枣 6 枚。

1996 年 10 月 16 日复诊。上方连服两剂,腹痛止,大便成形,仍一日二三行,舌淡红,苔白,脉沉弱。

【方药】炒白术 30 克,干姜 10 克,煨肉豆蔻 10 克(捣碎),吴茱萸 10 克(捣碎),赤石脂 30 克(捣碎),车前子 15 克,甘草 10 克,大枣 6 枚。

1996 年 10 月 25 日三诊。上方连服 5 剂,大便日行一次。自觉胃脘温暖,唯纳谷欠佳,舌淡红,苔薄白,脉沉。宗上方加减再进。

【方药】炒白术 30 克,干姜 6 克,煨肉豆蔻 10 克(捣碎),吴茱萸 6 克(捣碎),车前子 15 克,鸡内金 10 克(捣碎),甘草 10 克,大枣 6 枚。

上方连服 10 剂,诸症皆愈,体康复。

例二　吴某,女,38 岁,1987 年 7 月 26 日初诊。患者腹泻 10 年余,反复服中西药,其效不显,刻下体弱面黄,大便溏薄,日三四行,每天早晨腹痛必便,伴灼肛,脘腹满闷,纳谷不香,时有完谷不化,舌淡苔白,脉缓,予"温胃厚肠止泻汤"加减。

【方药】炒白术 15 克,炒补骨脂 10 克(捣碎),煨肉豆蔻 10 克(捣碎),五味子 10 克(捣碎),诃子肉 10 克,白茯苓 15 克,炒山药 30 克,炒薏苡仁 30 克,黄连 10 克(捣碎),黄芩 10 克。

1987 年 8 月 1 日复诊。上方连服两剂,症状减轻,大便日行一次,便时灼肛已解,仍便溏,脉舌同前。

【方药】炒白术 15 克,炒补骨脂 10 克(捣碎),煨肉豆蔻 10 克(捣碎),五味子 10 克(捣碎),诃子肉 10 克,白茯苓 30 克,炒山药 30 克,炒薏苡仁 30 克,黄连 10 克(捣碎),黄芩 10 克,赤石脂 30 克(捣碎)。

1987 年 8 月 8 日三诊。上方连服 3 剂,诸症皆愈。宗上方轧细末为丸,徐服月余,十年沉疴终得瘥矣。

例三　李某,女,50 岁,患慢性腹泻 1 年余。多次求治县及地方医院,时轻时重,终未痊愈。刻下身体消瘦,畏寒肢冷,面色萎黄;大便日三四行,时夹不消化完谷;小腹冷痛,热敷则舒,舌淡苔白腻,脉沉弱,予"温胃厚肠止泻汤"加减。

【方药】炒白术 30 克,干姜 10 克,制附子 6 克,甘草 10 克,党参 10 克,煨肉豆蔻 10 克(捣碎),鸡内金 10 克(捣碎),车前子 15 克,炒白芍 15 克,大枣 6 枚。

复诊:上方连服 3 剂,纳谷增,畏寒解,大便较前好转,日一二行,已成形,舌淡苔白腻,脉沉缓。宗上方加减再进。

【方药】炒白术 30 克,干姜 6 克,制附子 6 克,生山药 30 克,甘草 10 克,煨肉豆蔻 10 克(捣碎),鸡内金 10 克(捣碎),车前子 15 克,大枣 6 枚。

三诊:上方连服 3 剂,纳增,大便成形,日行一次,小腹冷痛解。宗上方继服 3 剂,以善其后。

按　"温胃厚肠止泻汤"与"止泻效灵丹"组方相近,二方均以温中健脾为主。然"止泻效灵丹"酌加止泻固涩之剂,即温中健脾与止泻固涩相辅相成,以达止泻之目的。"温胃厚肠止泻汤"温中之力较强,对寒邪凝滞或寒湿滞留中焦,导致温中腐熟力微,以致运化失常、泄泻无度效果较好。因脾胃居中,为五脏六腑之枢纽;寒为阴邪,损伤脾阳,使其温煦不足,致枢纽不利,寒凝泄泻乃作。姜、术、豆蔻均温中健脾之峻剂,佐利尿止泻之品,脾胃温暖,运化有序,泻自止也。

┃ 厚肠固涩汤 ┃

患者腹痛泄泻,日久不愈,日三五行,时滑脱而下,不能收敛,日久形体消瘦,舌淡苔白,脉沉细者,脾虚失其运化,肠虚失其敛固也,"厚肠固涩汤"主之。

【组成】黄连10克(捣碎),金樱子30克(捣碎),生龙骨30克(捣碎),炒白术30克,山楂炭30克,车前子15克,生白芍10克,泽泻10克,甘草10克,大枣6枚。

【方解】《珍珠囊药性赋》云:"**黄连厚肠胃而止泻。**"余临床对心火炽盛、口舌生疮者喜用之,亦多用于肠胃功能失调之腹泻。热者能清,湿者能燥,随证加减,效验颇佳。金樱子、龙骨收敛固涩;白术、山楂炭健脾行滞;车前子、泽泻分清别浊、止泻利小便。诸药合用,健脾止泻,敛而不滞,涩而不固,久泻自止,泻止体自复也。

例一　袁某,女,29岁,1992年8月10日初诊。患者腹痛伴腹泻半年余,大便一日二三行或四五行,纳差胀满,腹痛便急,进冷食及油腻均加重,舌淡苔白,脉沉弱,予"厚肠固涩汤"加减。

【方药】黄连10克(捣碎),炒白术60克,赤石脂30克(捣碎),金樱子30克(捣碎),干姜10克,炒白芍30克,鸡内金10克(捣碎),木香6克,大枣6枚。

1992年8月15日复诊。上方连服两剂,腹痛减轻,大便成形,一日二行,仍时夹黏液,纳差,舌淡苔白,脉沉弱。宗上方加减再进。

【方药】炒白术30克,山楂炭30克,黄连10克(捣碎),木香10克,干姜6克,金樱子30克(捣碎),赤石脂30克(捣碎),炒白芍15克,车前子15克,大枣6枚。

上方连服3剂,纳增,腹痛止,大便成形,1日1次。宗上方继服3剂以资巩固。

例二　朱某,女,44岁,1993年2月25日初诊。患者腹痛腹泻多年,反复多处求治,效果不佳,近日加重,一日三四行,便急有时不及入厕,伴腹痛下坠,舌红,苔白,脉沉弦,予"厚肠固涩汤"加减。

【方药】黄连10克(捣碎),炒白术30克,金樱子30克(捣碎),生龙骨30

克(捣碎),炒补骨脂 10 克(捣碎),炒白芍 10 克,白茯苓 15 克,薏苡仁 30 克,甘草 10 克,大枣 6 枚。

1993 年 3 月 3 日复诊。上方连服 3 剂,大便成形,日行一次,仍腹痛,舌红,苔白,脉沉弦。

【方药】黄连 10 克(捣碎),炒白术 30 克,金樱子 30 克(捣碎),生龙骨 30 克(捣碎),炒白芍 15 克,车前子 15 克,败酱草 30 克,甘草 10 克,大枣 6 枚。

1993 年 3 月 10 日三诊。上方连服 3 剂,腹痛止,大便调,日行一次。宗上方继服 3 剂以资巩固。

例三　柳某,女,53 岁,1993 年 8 月 28 日初诊。患者面色萎黄,体质消瘦。患腹泻 20 余年,日二三行,重时五六行,夹黏液白冻,小腹疼痛,绕脐压痛尤甚,舌淡苔白,脉沉弱,予"厚肠固涩汤"加减。

【方药】黄连 10 克(捣碎),炒白术 30 克,金樱子 30 克(捣碎),赤石脂 15 克(捣碎),山楂炭 30 克,乌梅炭 30 克(捣碎),车前子 15 克,炒白芍 15 克,大枣 6 枚。

1993 年 9 月 1 日复诊。上方连服两剂,诸症减轻,大便日一至二行,已无黏液。药已对症,效不更方,宗上方再进以观动静。

1993 年 9 月 6 日三诊。上方继服 3 剂,纳增,腹痛止,大便调,日行一次,自觉身体好转,宗上方继服数剂以善其后。

按 腹泻日久,脾胃虚弱,运化失常;肠虚不能收敛,致泄泻无度,非涩肠固脱不能收其功,金樱子、赤石脂、龙骨、黄连是也。白术健脾补虚益气,脾气盛运化有权,曰厚肠固涩,实健脾、收敛止泻之法也。泻久滑脱,非收敛固涩不能止其泻;泻久脾虚,非益气健脾不能治其本。脾健泻止,运化传导正常,体自复也。

▍健脾止泻汤 ▍

患者脾胃虚弱,饮食不当或稍食生冷,即作泄泻。或胀满食欲不振;或腹痛,大便日七八行,舌淡,脉缓。此乃脾胃虚弱,健运无力,"健脾止泻汤"主之。

【组成】炒白术 30 克,白茯苓 15 克,砂仁 10 克(捣碎),陈皮 10 克,甘草 10 克,山楂炭 30 克,炒牵牛子 10 克(捣碎),大枣 6 枚。

【加减】因食物不洁伴呕吐者,加藿香 10 克、滑石 30 克;因脾胃受其寒凉泄泻即作者,加高良姜 10 克。

【方解】脾胃虚弱,运化无力,不能复受其邪也。故重用白术佐砂仁、茯苓以健脾,增其中焦运化之力;山楂炭、陈皮健脾行滞止泻;牵牛子导滞推陈出新。

诸药合用,共奏健脾止泻之功也。

例一 张某,男,62 岁。1990 年 8 月 18 日诊。患者大便溏薄,继则夹杂水便 4 天余,日四五行,腹痛下坠,服西药兼输液症状不见缓解,前来中医科诊治。患者素有慢性支气管炎、肺结核病,身体羸弱,纳差,腹痛,舌淡,脉缓,予"健脾止泻汤"加减。

【方药】炒白术 30 克,白茯苓 15 克,山楂炭 30 克,党参 10 克,车前子 15 克,甘草 10 克,黄连 10 克(捣碎),木香 6 克。

复诊:上方连服两剂,腹痛止,大便日行一次,仍纳差腹胀。宗上方减黄连、木香,加砂仁 10 克、陈皮 10 克,以增健脾运化之力,继服两剂以巩固疗效。

例二 李某,男,60 岁,患腹泻两天余,一日五六行,伴恶心、呕吐,舌淡,脉缓。

【方药】炒白术 30 克,砂仁 10 克(捣碎),高良姜 10 克,车前子 10 克,白茯苓 15 克,大枣 6 枚。

上方连服两剂,大便日行一次,仍纳差胀满。宗上方加炒牵牛子 10 克(捣碎)、鸡内金 10 克(捣碎),继服两剂,诸症悉除。

例三 郝某,男,40 岁,患者呕吐伴腹泻两天余。据云:3 天前食生冷食物较多,继而胀满呕吐,伴肠鸣腹泻。曾输液,呕吐止,大便仍溏,日三四行,伴腹痛下坠,舌淡,脉缓。予"健脾止泻汤"加减。

【方药】炒白术 15 克,炒白芍 30 克,白茯苓 15 克,山楂炭 30 克,藿香 10 克,滑石 30 克,砂仁 10 克(捣碎),甘草 10 克,大枣 6 枚。

药进一剂,腹泻止;连服两剂,诸症悉平。

按 胃主受纳,脾主运化;脾虚,胃虽受纳,脾不运化,定成积滞。稍受寒凉,或食物稍有不洁,或暴饮暴食,均能导致胀满腹泻。故泄泻新作,或泄泻未久,健脾以助运化,胃肠无残食滞留,无腐败之患,运化传导有序,不固涩收敛泻自止也!健脾助运化止泻之术,乃中医治病求本之法也。

▍厚肠止痢汤 ▍

患者腹泻日数行,大便夹白冻或血丝,小腹隐痛,时轻时重,日久不愈,舌淡红,苔白,脉沉细。此乃湿热邪毒瘀积肠道,熏蒸肠之黏膜,致其溃烂脱落。"厚肠止痢汤"主之。

【组成】黄连10克(捣碎),生白芍15克,车前子15克,甘草10克,山楂炭30克,生龙骨30克(捣碎),生牡蛎30克(捣碎),煨木香6克。

【加减】血多者加地榆炭、白头翁各30克;腹痛甚白芍酒炒加至30克。

【方解】车前子汁浆稠黏,与龙、牡合用,具有收敛之功;芍药、甘草酸甘化阴,酸敛止痛;木香、黄连、焦山楂行气化滞,清热燥湿解毒。诸药合用,大有厚肠胃、敛溃疡之功。瘀久之湿热清,肠内溃疡愈合,传导正常,无滞留之邪,泻痢自止也。

例一 韦某,男,69岁,1987年5月19日诊。患者素有"慢支"病史,近两天大便夹脓血,日数行,纳差,腹痛,舌淡红,苔白腻,脉滑,予"厚肠止痢汤"加减。

【方药】黄连10克(捣碎),生白芍20克,山楂炭30克,白头翁30克,地榆20克;煨木香6克,炒白扁豆30克,槟榔10克,枳壳10克,党参10克。

1987年5月21日复诊。药进一剂,腹泻、痢疾均止,纳增,腹痛缓解。刻下颜面微浮,动则喘息,两肺可闻哮鸣音,舌淡胖,苔薄白,脉滑。

【方药】黄连10克(捣碎),生白芍15克,车前子15克,白茯苓30克,山楂炭30克,地榆15克,生龙骨30克(捣碎),生牡蛎30克(捣碎),木香6克。

上方连服两剂,泻痢止,浮肿消,纳谷正常。

例二 张某,男,17岁。1991年2月22日诊。患者大便夹黏液及血丝一月余,伴小腹疼痛,多次服药并输液治疗,终未得愈。刻下脓血便,一日三四行,小腹坠痛,舌红,苔薄黄,脉弦。

【方药】地榆炭30克,炒白芍30克,黄连10克(捣碎),生龙骨30克(捣碎),黄芩10克,海螵蛸30克(捣碎),乌梅炭30克(捣碎),茜草10克,槐花30克。

药进一剂,腹痛缓解,脓血便止;连服两剂,诸症悉平。

例三 秦某,女,45岁,1987年7月22日初诊。患者红白痢疾一周余。当地诊所予输液等法治疗,脓血减少,大便仍日十余行,夹杂少量脓血。刻下不发热,纳差,腹痛,舌淡苔白,脉沉缓。此乃邪毒渐退,肠胃不实,余邪未尽,予厚肠止痢、健脾止泻法治之。

【方药】黄连 10 克(捣碎),山楂炭 30 克,党参 15 克,炒白术 15 克,生山药 30 克,白茯苓 15 克,薏苡仁 30 克,车前子 15 克,泽泻 10 克,鸡内金 10 克(捣碎)。

1987 年 7 月 24 日复诊。服药一剂,泻痢均止,唯感纳差,脘腹胀满,舌淡苔白,脉沉缓,予健脾和中、培补生化之源调治。

【方药】炒白术 15 克,党参 10 克,白茯苓 10 克,炒白扁豆 30 克,薏苡仁 30 克,山楂炭 30 克,陈皮 10 克,泽泻 10 克,甘草 10 克。

上方连服两剂,诸症均除,身体康复。

⊙按 湿热滞留肠道,黏膜受损脱落,随大便而下,形似脓血,实非脓血,乃肠之黏膜也。故方中以龙骨、牡蛎、黄连、车前子收敛固涩以厚肠;焦山楂、木香以化肠中之滞,荡涤肠中之秽浊,佐健脾以助运化。秽浊去,肠之传导正常,脾运化有序,病当瘥矣。秦氏来诊:脓血渐止,泄泻仍作,邪毒已退,病渐向愈,故予实脾厚肠之法治之,邪祛正安,脾健泻止,病乃速愈也。

▎ 解毒止痢汤 ▎

患者发热腹痛,脓血便,伴里急后重,一日十余行,舌红,苔白或黄白,脉弦滑或弦数,邪毒壅结肠道,熏腐肠壁,"解毒止痢汤"主之。

【组成】白头翁 30 克,黄连 10 克(捣碎),金银花 30 克,黄芩 10 克,黄柏 10 克,葛根 30 克,马齿苋 30 克,山楂炭 30 克,地榆 30 克,生白芍 30 克,甘草 10 克。

【加减】高热不退者,加生石膏 50 克、连翘 10 克;大便血多脓少者,加槐花 30 克;里急后重、脓血便滞留难下者,加木香 10 克。

【方解】方中白头翁、地榆、马齿苋清热解毒,为治赤痢之圣药;芩、连、柏、金银花清热解毒,燥湿止痢;山楂、白芍化滞止痛;葛根解表退热。诸药合用,力专效宏,热痢初起,一剂可安矣。

例一 李某,男,56 岁,1995 年 10 月 19 日诊。患者红白痢疾两天余,日十余行,腹痛下坠,里急后重,伴尿血。输液及服西药治疗无效。舌红,苔白,脉弦。

【方药】白头翁 30 克,黄连 10 克(捣碎),黄柏 10 克,地榆 30 克,生白芍

30 克,山楂炭 30 克,甘草 10 克。

尽剂而安。

例二　郭某,男,48 岁,1994 年 9 月 20 日诊。患者红白痢疾 3 天余,日七八行,发热,测体温 38℃,纳呆,腹痛下坠,里急后重,舌红,苔薄黄,脉弦滑。

【方药】葛根 30 克,黄芩 10 克,黄连 10 克(捣碎),黄柏 10 克,白头翁 30 克,生地榆 30 克,生白芍 30 克,木香 6 克,炒白扁豆 30 克,山楂炭 30 克。

药进一剂,痢止,热退身凉。

例三　杜某,女,35 岁,1990 年 10 月 2 日初诊。据云:脓血大便 4 天余,日 20 余行,曾输液治疗,其效不显。刻下发热,测体温 37.5℃,大便灼肛,腹痛下坠,里急后重,口干、口渴,舌红暗,苔薄黄,脉细数。

【方药】葛根 30 克,黄芩 10 克,黄连 10 克(捣碎),黄柏 10 克,金银花 30 克,槐花 20 克,生地榆 30 克,生白芍 30 克,山楂炭 30 克,甘草 10 克。

1990 年 10 月 3 日复诊。服药一剂,热退痢止。仍纳差,腹痛舌红,脉弦。

【方药】炒白芍 30 克,山楂炭 30 克,炒白术 15 克,炒白扁豆 30 克,党参 15 克,白茯苓 15 克,鸡内金 15 克(捣碎),神曲 15 克,陈皮 10 克,甘草 10 克。

药服一剂,腹痛止,身体康复。

按　晚秋季节多病痢疾,因三夏酷暑,湿热内蕴,待至晚秋,天变寒凉,内蕴湿热熏蒸肠胃,遇寒凉运化有失;或饮食不当;或稍感寒热,外感寒热夹胃肠久蕴之湿热酿成毒邪,夹热毒迫肠而下,遂发赤白下痢,故现高热不退,下痢纯血或夹肠之黏膜,腹痛下坠。非清毒邪不能止其痢;非厚肠导滞、健脾不能顾其本。病之初发,用药得当,多一药而愈。所谓抗菌、消炎则收功浅也。解毒者治其本,止痢乃治其标。毒解痢易止也。故大队解毒之品以清解肠道稽留之邪毒,佐行滞、止痛、厚肠固涩之剂以止痢。邪毒除,大肠传导正常,痢自止也。若痢久不愈,待痢止必予益气健脾,调整脾胃运化功能以善其后也。

第三节　肝　胆　方

肝胆之为病,胁痛多见。肝胆居胁下,属木,善条达,稍有情志不遂,肝木曲而不伸,气滞失其疏泄,胁痛乃作。或肝胆郁滞,脾胃受累,肝胃同病,即胀闷而纳差;或气滞血瘀,肝藏之血无力敷布,滞留于肝,即现肝脏肿硬而胀痛;或肝胆之液不能疏泄于肠胃,外溢于肌肤,可见黄疸诸症;或毒邪蕴肝,年久日远,发为肝癌,不可收治。病类之凡多,症状之复杂,实内科之主病也。内伤杂病之疾,肝胆居首,然其发病其一端也,即气滞之为患。

气机升降出入受阻,不循常规,乃致种种症疾。故气滞者,理之;血瘀者,散之;郁结者,和之;随证而治也。

‖ 疏肝利胆汤 ‖

患者胸胁苦满,右胁胀痛,口苦,咽干,目眩;小便短赤,大便干结,或时溏薄,舌红,苔黄腻,脉弦。此乃肝气郁结,胆汁疏泄不利也,"疏肝利胆汤"主之。

【组成】川楝子15克,郁金10克,茵陈10克,柴胡10克,栀子10克(捣碎),金钱草30克,延胡索10克(捣碎),枳实10克,大黄10克(后下)。

【加减】胁痛甚,加生白芍、威灵仙各30克,生乳香、生没药各10克;伴嗳气纳差者,加焦山楂30克;胃脘痛心烦不宁者,减大黄,加合欢皮30克、五灵脂10克。

【方解】本方实"金铃子散"加味,适用于胆囊炎症。方中川楝子、郁金、柴胡疏肝解郁;茵陈、大黄、栀子、金钱草清热利胆,疏泄胆汁;枳实、延胡索理气止痛。郁结胆汁疏泄有度,肿大之胆囊自然消除,胁痛胀满亦可解也。

加芍药、灵仙、乳香、没药之品,乃可增强散瘀止痛之力。嗳气,纳差,乃幽门不畅,山楂善解幽门之痉挛。

例一 杨某,女,41岁,1995年2月24日初诊。自述:素有"慢性胆囊炎"症,近胁痛加重,伴胃脘胀满疼痛,嗳气,大便干结,头晕目眩,舌红,苔薄,脉弦。予"疏肝利胆汤"加减。

【方药】川楝子15克,郁金10克,茵陈10克,柴胡10克,栀子10克(捣碎),金钱草15克,延胡索10克(捣碎),大黄10克(后下),三棱10克,莪术10克,鸡内金10克(捣碎),焦山楂30克,蒲公英30克。

1995年2月27日复诊。上方连服两剂,胁胀痛减轻,然大便仍干结难下。宗上方大黄加至15克,再服以观动静。

1995年3月3日三诊。上方连服两剂,大便下,胁痛诸症均解,无不适,唯时咳痰带血丝。宗上方加减以资巩固。

【方药】川楝子 10 克,郁金 10 克,栀子 10 克(捣碎),金钱草 15 克,枳实 10 克,生白芍 15 克,白及 10 克,蒲公英 30 克,白茅根 30 克。

上方连服 3 剂,痰中血止,诸症悉平。

例二　姚某,女,30 岁,1997 年 5 月 19 日初诊。患者素有胃脘痛病史,近因情志不遂,发两胁胀痛,呕恶泛酸,纳谷不香,大便溏薄,舌红,苔白,脉弦。肝胆 B 超提示:慢性胆囊炎症,予"疏肝利胆汤"加减。

【方药】川楝子 10 克,郁金 10 克,柴胡 10 克,茵陈 10 克,枳实 10 克,威灵仙 30 克,三棱 10 克,莪术 10 克,当归 10 克,生桃仁 10 克(捣碎),赤芍 10 克,丹参 30 克,生乳香 10 克,生没药 10 克。

1997 年 5 月 27 日复诊。上方连服 3 剂,胁痛减轻,纳增;仍嗳气叹息,大便溏薄,日二行,舌红,苔白,脉弦。

【方药】川楝子 10 克,白茯苓 15 克,柴胡 10 克,威灵仙 30 克,焦山楂 30 克,丹参 15 克,赤芍 10 克,合欢皮 30 克,茵陈 10 克。

1997 年 6 月 3 日三诊。上方连服 3 剂,纳增,胁痛除,大便成形,一日一行,无不适。复 B 超探查:肝胆未见异常。

例三　郭某,女,39 岁,1989 年 5 月 18 日初诊。据云:患者胁痛多年,反复服中西药其效不显,经介绍来诊。刻下两胁胀痛,随劳累及情绪波动而加重,伴心烦易怒,嗳气叹息,厌油腻,小便短赤,大便干结,舌淡红,苔薄白,脉沉细。肝胆 B 超探查:慢性胆囊炎症,予"疏肝利胆汤"加减。

【方药】川楝子 20 克,茵陈 10 克,柴胡 10 克,炒香附子 15 克(捣碎),延胡索 10 克(捣碎),降香 10 克,赤芍 10 克,三棱 10 克,莪术 10 克,大黄 10 克(后下),蒲公英 30 克,丹参 30 克。

1989 年 5 月 25 日复诊。上方连服 3 剂,胃脘及胁痛稍减,仍胀闷,恶心呕吐,舌红,苔薄白,脉沉细。经云:"**厥阴不治,求治阳明。**"胆虽属少阳,然肝胆同病。刻下胁痛胀满,木盛乘土。治以健脾和胃,佐理气止痛以抑肝木,以观动静。

【方药】白茯苓 30 克,炒白术 10 克,砂仁 6 克,制半夏 10 克,乌药 10 克,高良姜 10 克,炒香附子 10 克(捣碎),降香 10 克,延胡索 10 克(捣碎),百合 30 克,丹参 30 克,代赭石 30 克(轧细),柴胡 10 克。

1989年5月30日三诊。上方连服3剂,诸症大减。仍口干、口苦,伴头晕,舌淡红,苔薄白,脉沉细。

【方药】生白芍30克,鸡内金15克(捣碎),高良姜10克,炒香附子10克(捣碎),延胡索10克(捣碎),五灵脂10克,炒蒲黄10克,蒲公英30克,甘草10克,生乳香10克,生没药10克。

1989年6月2日四诊。上方连服两剂,纳增,胁痛、胃脘痛顿止。唯脘腹胀闷,宗上方继服3剂以资巩固。

按 肝经经脉布于两胁,肝为刚脏,属木,喜条达,情志不和,郁而不伸,故两胁胀痛;肝气郁而横逆,脾土受损,运化失常而纳差、呕恶、胀满。肝胆相表里,肝喜条达,职司疏泄,肝气郁滞,疏泄失司,胁痛乃作。总之:肝胆之疾,郁怒多见,解郁理气,为其治之大法。《医学正传》说:"**凡胁痛,皆肝木有余……凡性情多怒之人,常患胁痛。**"《古今医鉴》云:"**胁痛者……若因暴伤触,悲哀气结……皆能为痛……治之当以散结顺气、化痰和血为主。**"肝郁当理、宜解、宜散。胆汁失于疏泄,瘀滞于胆,宜疏宜利。肝郁解,胁痛止,胆汁疏泄通利有度,胆囊炎症自除,诸症当愈矣。

‖ 疏肝解郁汤 ‖

患者胃脘不适,两胁胀痛,心烦易怒,郁郁不乐;或善思多虑;或两胁刺痛,舌红暗,苔白,脉弦或沉弦。此乃肝郁失其条达,"疏肝解郁汤"主之。

【组成】川楝子10克,郁金10克,延胡索10克(捣碎),生白芍30克,柴胡10克,当归10克,炒香附子10克(捣碎),三棱10克,莪术10克,合欢皮30克,百合30克。

【加减】胁痛甚,加生乳香、生没药、降香各10克;胃脘痛甚,加蒲公英30克,炒蒲黄、五灵脂各10克。

【方解】本方所主之证,乃中医之肝气郁结也。方中合欢皮、百合宁志安神,大有解郁止烦之功,重用能消除善思多虑之恙,故用之以为君;佐疏肝解郁止痛诸药以止胁痛。肝郁胁痛甚者,故加蒲公英以清之,失笑散和之、散之。诸药合用,郁解胁痛止矣。

例一 刘某,女,35岁,1991年10月15日初诊。患者胃脘痛伴两胁胀痛3月余。纳差叹息,心烦不寐,大便干结,厌油腻,舌红,苔少,脉沉弦。此乃气滞肝郁也。予"疏肝解郁汤"加减。

【方药】百合 30 克,合欢皮 30 克,川楝子 10 克,延胡索 10 克(捣碎),降香 10 克,五灵脂 10 克,丹参 30 克,炒香附子 10 克(捣碎),生白芍 30 克,生乳香 10 克,生没药 10 克。

1991 年 10 月 21 日复诊。上方连服两剂,纳谷稍增。仍大便干结、胁痛如故,并牵引小腹亦痛。舌红,苔少,脉沉弦。

【方药】百合 60 克,合欢皮 30 克,生白芍 60 克,木瓜 30 克,败酱草 30 克,三棱 10 克,莪术 10 克,延胡索 10 克(捣碎),威灵仙 30 克,焦山楂 30 克,当归 10 克,生乳香 10 克,生没药 10 克。

1991 年 11 月 12 日三诊。上方连服 6 剂,纳增,胁痛止睡眠正常;大便稍干结,舌红,苔少,脉沉弦,尺部稍盛。宗上方当归加至 30 克,以濡润大便,服药 3 剂,诸症悉平。

例二 李某,女,47 岁,1990 年 2 月 16 日初诊。患者上腹窜痛及两胁痛半年余,加重 7 天。刻下胃脘胀闷,两胁焮痛,嗳气叹息,口干涩而苦,纳差,大便干结,小便短赤,舌红暗,脉沉弦,予"疏肝解郁汤"加减。

【方药】川楝子 15 克,郁金 10 克,当归 10 克,延胡索 10 克(捣碎),生白芍 30 克,青皮 10 克,焦山楂 30 克,鸡内金 10 克(捣碎),代赭石 30 克(轧细),丹皮 10 克,栀子 10 克(捣碎)。

1990 年 2 月 20 日复诊。上方连服两剂,胃脘及胁痛减轻,大便较前通畅。仍纳差胀满,小便短赤,脉舌同前,宗上方加减再进。

【方药】川楝子 20 克,郁金 15 克,延胡索 10 克(捣碎),炒香附子 10 克(捣碎),柴胡 10 克,木香 10 克,青皮 10 克,赤芍 20 克,茵陈 10 克,炒莱菔子 30 克(捣碎),炒白术 15 克,白茯苓 10 克,川芎 10 克。

1990 年 2 月 28 日三诊。上方连服 3 剂,胁痛减轻,二便调。仍胀闷,舌红暗,脉弦。

【方药】川楝子 20 克,郁金 10 克,延胡索 10 克(捣碎),柴胡 10 克,枳壳 10 克,降香 10 克,青皮 10 克,炒香附子 10 克(捣碎),龙胆草 10 克,制没药 10 克,苏梗 10 克。

1990 年 3 月 4 日四诊。上方连服 3 剂,胁痛减,胃脘仍胀满压痛,舌红,苔薄,脉沉弦。

【方药】丹参 30 克,生白芍 30 克,延胡索 10 克(捣碎),生乳香 10 克,生没药 10 克,降香 10 克,五灵脂 10 克,柴胡 10 克,三棱 10 克,莪术 10 克,炒香附子 10 克(捣碎),蒲公英 30 克。

1990 年 3 月 12 日五诊。上方连服 4 剂,胁痛止,二便调,纳增,诸症大减。胃脘时有胀满,舌红,苔白,脉弦。

【方药】丹参 30 克,生白芍 30 克,蒲公英 30 克,三棱 10 克,莪术 10 克,生乳香 10 克,生没药 10 克,五灵脂 10 克,降香 10 克。

1990 年 3 月 20 日六诊。上方连服 3 剂,诸症悉平。宗上方继服两剂以资巩固。

例三 饶某,男,37 岁,1990 年 1 月 10 日初诊。患者两胁胀满疼痛伴纳差 1 年余。刻下身体消瘦,面色萎黄,两胁胀满;右胁下肝脏可触及约 3cm,压痛明显;心烦乏力,午后潮热,小便短赤,舌红暗,苔白,脉沉弦。B 超探查:肝脏肿大。检肝功能:正常。

【方药】当归 15 克,生黄芪 20 克,党参 10 克,赤芍 15 克,三棱 10 克,莪术 10 克,川楝子 20 克,鸡内金 10 克(捣碎),柴胡 10 克,丹参 20 克,丹皮 10 克。

1990 年 1 月 20 日复诊。上方连服 3 剂,下午低热退,仍胀满纳差;肝脏肿大未减,压痛明显,舌红暗,脉沉弦。

【方药】当归 15 克,生黄芪 20 克,党参 10 克,川楝子 20 克,赤芍 10 克,三棱 10 克,莪术 10 克,鸡内金 10 克(捣碎),柴胡 10 克,丹参 20 克,丹皮 10 克,枳实 15 克。

1990 年 1 月 28 日三诊。上方连服 3 剂,诸症大减,热退,纳增,精神较前好转,肝脏胁下仍可触及,叩痛明显,舌红暗,脉沉弦。宗上方加土鳖虫 10 克,继服 5 剂,诸症悉平。

按 内伤杂症多见于肝,气机升降出入失常,心情郁闷,情志不畅,影响肝脏疏泄之机,而现胁痛、胀满诸症。《素问·举痛论》说:"**百病生于气也。**"就是针对情志所伤、影响气机的调畅而言。故凡两胁胀满、心烦易怒、郁郁不乐者,当用归、芍、百合酸敛滋润之品以濡养肝体。肝体健,自司其疏泄之职也。肝病多郁,郁则气机不畅,郁则胁痛,故用解郁之剂疏之、理之。肝体得濡养,气机升降出入正常,疏泄有序,胁痛当除,体自康复也。

┃ 疏肝理脾汤 ┃

患者胃脘不适,时或胀满,牵引两胁,纳差嗳气;或胃脘胀满压痛,舌淡苔白,脉弦滑。此乃肝郁乘脾,脾失健运,"疏肝理脾汤"主之。

【组成】川楝子15克,郁金10克,三棱10克,莪术10克,延胡索10克(捣碎),生白芍30克,炒白术15克,鸡内金10克(捣碎),甘草10克。

【加减】胀满纳差甚,加焦山楂、炒建曲各30克。

【方解】方中川楝子、白芍、三棱、莪术疏肝理气;郁金、延胡索解郁止痛;白术、内金健脾和胃;甘草和中。脾虚纳差、运化无力,加山楂、建曲以增运化消导之力也。

例一 高某,男,58岁,1993年5月25日初诊。患者两胁胀满,胃脘压痛半年余,曾多次服疏肝理气之药,其效不显,刻下胃脘伴两胁胀满,纳差乏力,嗳气,舌红暗,苔白腻,脉弦滑。肝胆B超探查:未见异常,予"疏肝理脾汤"加减。

【方药】川楝子10克,三棱10克,莪术10克,炒白术15克,陈皮10克,鸡内金15克(捣碎),延胡索10克(捣碎),白茯苓30克,薏苡仁30克,炒莱菔子30克(捣碎),建曲30克。

1993年5月29日复诊。上方连服两剂,诸症大减,纳增,舌红,苔薄,脉弦。宗上方加减再进。

【方药】川楝子10克,炒莱菔子30克(捣碎),厚朴6克,鸡内金15克(捣碎),白茯苓15克,炒白术15克,建曲15克,陈皮10克,延胡索10克(捣碎),炒麦芽15克,滑石30克。

1993年6月5日三诊。上方连服两剂,诸症悉平,宗上方继服两剂以资巩固。

例二 王某,男,42岁,1987年12月19日初诊。据云:脘腹胀满,午后尤甚,伴发热、口干、口渴,纳差,小便短赤;右胁压痛明显,并可触及肿大肝脏。舌淡红,苔黄腻,脉弦,予"疏肝理脾汤"加减。

【方药】川楝子20克,郁金10克,三棱10克,莪术10克,延胡索10克(捣碎),炒白术10克,鸡内金15克(捣碎),柴胡10克,当归15克,白茯苓15克,陈皮10克。

1987年12月25日复诊。上方连服两剂,胃脘胀满、胁痛明显好转,纳谷增;剑突下仍压痛,肝脏亦可触及,舌淡红,苔薄白,脉弦。

【方药】郁金 10 克,柴胡 10 克,当归 15 克,三棱 10 克,莪术 10 克,延胡索 10 克(捣碎),白茯苓 20 克,鸡内金 15 克(捣碎),生白芍 15 克,炒香附子 10 克(捣碎),生乳香 10 克,生没药 10 克。

1988 年 1 月 2 日三诊。上方连服 3 剂,纳增,诸症递减;然肝脏仍压痛,胁下可触及,舌红,脉弦。宗上方加生桃仁、红花各 10 克,连服 3 剂,诸症悉愈。

例三　韦某,男,49 岁,1987 年 3 月 15 日初诊。据云:患者腹胀伴胁痛 3 年余。B 超提示:肝脏肿大。肝功能提示:慢性迁延性肝炎。经多方调治,其效不显,近日加重,来我院求治。刻下面色晦暗,全身微浮,巩膜黄染;口苦咽干,纳差便溏,腹胀嗳气;四肢乏力,午后潮热,夜不安寐;舌淡,苔黄腻,脉缓。此乃肝气郁结,肝脾不和,治疗失误,脾胃受损,运化失常,水湿停滞,故现诸症。宜疏肝理气、健脾和胃、运化水湿之法调治。

【方药】生黄芪 10 克,党参 10 克,郁金 10 克,炒香附子 10 克(捣碎),柴胡 6 克,鸡内金 10 克(捣碎),陈皮 10 克,炒麦芽 15 克,焦山楂 15 克,茵陈 15 克,车前子 10 克,赤茯苓 10 克。

1987 年 3 月 23 日复诊。上方连服 4 剂,饮食渐增,身体较前有力;仍脘腹胀满,面色晦暗,舌淡红,苔白,脉缓。宗上方生黄芪加至 15 克再进。

1987 年 4 月 2 日三诊。上方连服 4 剂,诸症大减,饮食增加,体力渐增,巩膜黄染已退,颜面微泛红润。舌淡红,苔薄白,脉较前有力。

【方药】炒白术 15 克,生黄芪 15 克,建曲 15 克,党参 10 克,鸡内金 10 克(捣碎),炒麦芽 15 克,焦山楂 20 克,陈皮 10 克,生白芍 15 克,炒香附子 10 克(捣碎),茵陈 10 克,郁金 10 克,车前子 10 克。

1987 年 5 月 9 日四诊。上方连服 10 剂,诸症缓解,胁痛腹胀均除,二便调,体渐康复,舌淡红,苔薄白,脉和缓。

【方药】生黄芪 30 克,党参 30 克,鸡内金 30 克,建曲 30 克,郁金 20 克,炒香附子 20 克,白茯苓 30 克,生白芍 30 克,陈皮 20 克,茵陈 30 克,焦山楂 60 克,板蓝根 60 克,炒麦芽 30 克,金银花 30 克。

上药共轧细末,水泛为丸,每服 6 克,1 日 2 次,如法连服 4 月余。身体康复。复查肝功能:恢复正常。肝胆 B 超探查:未见异常。遂停药。随访多年,体健无恙。

按 肝郁失其条达胁痛胀满乃作。肝失条达,脾土失疏,运化失常,纳差不能进食也。故治纳差食欲减退,不疏肝非其治也;胁痛胀满不理脾亦非其治也。

故肝脾不和,胁痛胀满纳差者,疏肝以理脾土,肝脾并治,胁痛胀满可除也。

▋疏肝和胃汤▋

患者胃脘不适,或胃脘胀痛,泛酸,恶心呕吐,舌淡红或淡胖,苔白,脉弦。此乃肝气横逆犯胃,"疏肝和胃汤"主之。

【组成】川楝子15克,郁金10克,三棱10克,莪术10克,百合30克,炒香附子10克(捣碎),高良姜10克,丹参15克,五灵脂10克,乌药10克,降香10克,蒲公英30克,生白芍30克,炒蒲黄10克。

【加减】胃脘疼痛牵引两胁者,加柴胡以疏之;胃脘疼痛固定不移者,加乳香、没药以散之;泛酸甚,加海螵蛸收敛制酸。

【方解】方中川楝子、郁金、三棱、莪术疏肝解郁;良附丸、失笑散、丹参饮、百合汤和胃止痛,四方齐下,共奏和胃止痛之功也。

例一 姜某,女,35岁,1992年9月3日来诊。患者胃脘痛伴两胁胀痛两月余,多次服中西药其效不佳,遂来我院中医科诊治。患者胃脘疼痛牵引两胁,压之尤甚,胀满嗳气,舌红,苔白,脉弦缓。

【方药】川楝子10克,郁金10克,三棱10克,莪术10克,降香10克,丹参30克,延胡索10克(捣碎),五灵脂10克,炒香附子10克(捣碎),柴胡10克,炒蒲黄10克。

1992年9月7日复诊。上方连服两剂,胁痛稍减,胃脘仍闷痛,恶心泛酸,心烦不宁,舌红,苔薄白,脉弦缓,治以"疏肝和胃汤"。

【方药】川楝子10克,延胡索10克(捣碎),柴胡10克,百合30克,乌药10克,丹参30克,降香10克,砂仁10克(捣碎),高良姜10克,炒香附子10克(捣碎),五灵脂10克,炒蒲黄10克,蒲公英30克。

1992年9月13日三诊。上方连服两剂,胃脘疼痛明显减轻,纳增,无不适。宗上方继服两剂,诸症悉解。

例二 朱某,男,26岁,1990年4月1日初诊。据云:胃脘胀闷疼痛窜及两胁一月余。刻下胃脘压痛,两胁胀满,心烦嗳气,口干口苦,舌红,苔薄黄,脉沉弦,予"疏肝和胃汤"加减。

【方药】川楝子 15 克,郁金 10 克,生白芍 30 克,赤芍 20 克,柴胡 10 克,蒲公英 30 克,炒香附子 10 克(捣碎),丹参 30 克,五灵脂 10 克。

1990 年 4 月 6 日复诊。上方连服两剂,两胁痛减轻,胃脘仍压痛,舌红,苔白,脉沉弦。

【方药】川楝子 10 克,郁金 10 克,生白芍 30 克,赤芍 10 克,柴胡 10 克,蒲公英 30 克,炒香附子 10 克(捣碎),丹参 30 克,五灵脂 10 克,制乳香 10 克,制没药 10 克。

1990 年 4 月 14 日三诊。上方连服 3 剂,诸症好转,纳增,唯胃脘仍压痛,脉舌同前。

【方药】百合 30 克,川楝子 10 克,蒲公英 30 克,炒香附子 10 克(捣碎),丹参 30 克,五灵脂 10 克,生白芍 30 克,高良姜 6 克,乌药 6 克,降香 10 克,制没药 10 克,制乳香 10 克。

1990 年 4 月 20 日四诊。上方连服两剂,症状明显缓解。宗上方再进两剂以资巩固。

例三 韩某,男,24 岁,1988 年 1 月 29 日初诊。据云:胃脘胀痛多年,半年来逐渐加重。刻下胃脘牵引两胁胀满而痛,右侧叩痛明显,剑肋下可扪及肿大肝脏。纳差,大便干结,午后潮热,心烦,口干、口苦,胃脘饿时痛甚,食后稍舒,舌红,苔薄,脉弦细。肝功能正常。肝胆 B 超提示:肝脏肿大。钡餐胃肠透视:胃小弯处溃疡,十二指肠炎症。此乃肝胃不和,肝胃同病,取"疏肝和胃汤"加减。

【方药】川楝子 20 克,郁金 10 克,炒香附子 10 克(捣碎),三棱 10 克,莪术 10 克,鸡内金 10 克(捣碎),百合 30 克,赤白芍各 20 克,蒲公英 30 克,延胡索 10 克(捣碎),乌药 10 克,制乳香 10 克,制没药 10 克,地骨皮 30 克,青蒿 10 克。

1988 年 2 月 2 日复诊。上方连服两剂,热减胀痛亦减轻。仍口干,纳差,舌红,苔薄,脉弦。

【方药】百合 60 克,生白芍 30 克,乌药 10 克,丹参 30 克,降香 10 克,柴胡 10 克,蒲公英 30 克,炒香附子 10 克(捣碎),高良姜 10 克,五灵脂 10 克,炒蒲黄 10 克,制乳香 10 克,制没药 10 克,甘草 10 克。

1988年2月6日三诊。上方连服两剂,热退,纳谷香,诸症大减,脉舌同前。宗上方再进两剂以观动静。

1988年2月10日四诊。上方连服两剂,胃脘及两胁胀痛缓解,纳谷香,二便调,舌红,苔薄,脉弱。

【方药】百合60克,生白芍30克,乌药10克,蒲公英30克,五灵脂10克,高良姜10克,炒香附子10克(捣碎),降香10克,延胡索10克(捣碎),丹参30克,制乳香10克,制没药10克。

1988年3月5日五诊。上方连服两剂,诸症悉平,无不适,遂停药。近三天胃脘及两胁胀痛复作,纳差乏力,低热,脉弦。

【方药】川楝子15克,郁金10克,赤白芍各20克,蒲公英30克,炒蒲黄10克,五灵脂10克,高良姜10克,炒香附子10克(捣碎),丹参30克,延胡索10克(捣碎),三棱10克,莪术10克,制乳香10克,制没药10克。

1988年3月20日六诊。上方连服6剂,诸症皆除,纳增,无不适。舌红,苔薄白,脉弦。宗上方继进3剂。

1988年3月25日七诊。症状稳定,无不适,脉舌同前。为防病情反复,宗上方轧细末,水泛为丸,徐服两月余,随访多年,胃脘、胁痛未作。

按 胃脘痛、呕吐泛酸者,肝气横逆犯胃也。此类胃脘疼痛,当疏肝解郁以治本,和胃止痛以治标,标本兼治是其治也。

┃ 健脾保肝汤 ┃

患者两胁胀满而痛,倦怠乏力,纳差,便溏,午后潮热;或心烦易怒,小便短赤,舌淡暗,苔薄白,脉弦细或弦数。肝功能检查系慢性肝炎者,"健脾保肝汤"主之。

【组成】炒白术30克,白茯苓30克,党参15克,鸡内金10克(捣碎),当归10克,生白芍30克,板蓝根30克,柴胡10克,茵陈10克。

【加减】胁痛甚,加川楝子10克;少气懒言者,加生黄芪30克。

【方解】方中重用参、术、苓健脾以益生化之源;鸡内金消食健胃,增进饮食;归、芍养血补肝;板蓝根清肝解毒;柴胡、茵陈疏肝利胆,理气柔肝,利导肝胆之邪从小便去。肝血旺,肝气盛不失疏泄之职,肝胆之邪得清、得利,肝病自愈也。

　　例一　杨某,男,47 岁,1987 年 3 月 31 日初诊。患者于 10 年前因长期发热不退,伴胀满胁痛,检查发现"慢性迁延性肝炎"。后多方调治,症状时轻时重,终未得愈。近因过度劳累,病情加重,两胁胀满,低热不退,遂来我科诊治,患者面色晦暗,微浮肿,腹大青筋显露,纳差,肝区压痛;口苦咽干,小便短赤,大便溏薄,身热乏力,测体温 38.0℃,脉率 90 次 / 分,舌红,苔白腻,脉弦数。B 超探查:肝脏肿大。此乃肝木抑郁,脾土失疏。予"健脾保肝汤"加减。

　　【方药】炒白术 15 克,白茯苓 15 克,鸡内金 15 克(捣碎),板蓝根 30 克,生黄芪 15 克,地骨皮 30 克,炙鳖甲 15 克(捣碎),柴胡 10 克,青蒿 10 克,炒香附子 10 克(捣碎),郁金 10 克,炒麦芽 15 克,陈皮 10 克。

　　1987 年 4 月 4 日复诊。上方连服 3 剂,胃脘及胁痛减轻,热退,纳增,测体温 37℃,脉率 80 次 / 分,舌红,苔白腻,脉弦。

　　上方已见成效,宗上方加减再进。

　　【方药】炒白术 15 克,白茯苓 15 克,鸡内金 15 克,板蓝根 30 克,生黄芪 15 克,地骨皮 30 克,青蒿 10 克,柴胡 10 克,炒香附子 10 克(捣碎),郁金 10 克,炒麦芽 15 克,陈皮 10 克,川楝子 10 克,赤芍 10 克,生乳香 10 克,生没药 10 克。

　　1987 年 4 月 12 日三诊。上方连服 3 剂,诸症明显好转。饮食有增,胁痛减轻,测体温 36.6℃,舌淡红,苔薄白,脉缓。

　　【方药】炒白术 15 克,白茯苓 15 克,鸡内金 10 克(捣碎),板蓝根 20 克,生黄芪 20 克,党参 10 克,地骨皮 20 克,柴胡 10 克,炒香附子 10 克(捣碎),川楝子 10 克,炒麦芽 15 克,当归 10 克,赤芍 10 克,生乳香 10 克,生没药 10 克。

　　1987 年 4 月 20 日四诊。上方连服 4 剂,两胁胀满疼痛均解;纳谷正常,精神大振。B 超探查:肝胆正常。仍时感胸胁满闷胀痛,舌淡红,苔薄白,脉和缓。

　　【方药】炒白术 15 克,生黄芪 20 克,党参 20 克,当归 10 克,板蓝根 20 克,地骨皮 20 克,柴胡 10 克,赤白芍各 15 克,炒香附子 10 克(捣碎),川楝子 10 克,生乳香 10 克,生没药 10 克。

　　1987 年 5 月 1 日五诊。上方连服 3 剂,症状基本消失,体渐康复,已能参加轻微劳动。宗上方加减轧细末,水泛为丸,徐服两月余以资巩固。2 年后随访:体健,肝功能及肝胆 B 超均属正常。

　　例二　陈某,男,38 岁,1989 年 3 月 13 日初诊。患者两月前患"肠梗阻",曾手术治疗。近因感冒伴胁痛复入院诊治,用药一周,其效不佳,遂来中医科诊治。患者面色萎黄,体质较差,两胁胀满,纳谷不香,伴神疲乏力,腰酸头昏。自一月前感冒至今,低热不退,舌红,苔白腻,脉沉弦。B超探查:肝脏肿大。肝功能提示:慢性肝炎。脾为后天之本、生化之源。首予健脾培本法图治。取"健脾保肝汤"加减。

【方药】炒白术 15 克,白茯苓 15 克,党参 15 克,鸡内金 15 克(捣碎),焦山楂 30 克,青皮 10 克,炒香附子 10 克(捣碎),川楝子 10 克,柴胡 10 克,当归 10 克,赤芍 15 克,甘草 10 克。

1989 年 3 月 17 日复诊。上方连服两剂,纳谷增,两胁胀满减轻,精神较前好转。仍发热,舌红,苔白腻,脉沉弦。

【方药】炒白术 15 克,白茯苓 15 克,鸡内金 10 克(捣碎),当归 10 克,板蓝根 30 克,柴胡 10 克,茵陈 10 克,焦山楂 30 克,川楝子 10 克,生白芍 20 克,蒲公英 30 克,连翘 10 克。

1989 年 3 月 21 日三诊。上方连服两剂,热退纳增,诸症大减。仍胃脘不适,压痛明显,舌红,苔白,脉弦。

【方药】炒白术 15 克,白茯苓 15 克,鸡内金 10 克(捣碎),当归 10 克,板蓝根 30 克,柴胡 10 克,茵陈 10 克,焦山楂 30 克,川楝子 10 克,莪术 10 克。

1989 年 3 月 26 日四诊。上方连服 3 剂,纳增,诸症大减,身体较前有力,宗上方继服以观动静。

1989 年 4 月 6 日五诊。上方连服 5 剂,病情稳定,已能参加轻微劳动。仍两胁胀满,小便短赤,咽干咽痛,舌红,苔白,脉弦。

【方药】炒白术 15 克,白茯苓 15 克,三棱 10 克,莪术 10 克,柴胡 10 克,焦山楂 30 克,炒香附子 10 克(捣碎),丹参 15 克,生白芍 15 克,栀子 10 克(捣碎),蒲公英 30 克,金银花 20 克,茵陈 10 克。

1989 年 4 月 12 日六诊。上方连服 3 剂,病情稳定,两胁胀满明显减轻。仍溲赤,口苦咽干,舌红,苔薄白,脉弦。

【方药】炒白术 15 克,板蓝根 30 克,栀子 10 克(捣碎),三棱 10 克,莪术 10 克,柴胡 6 克,炒香附子 10 克(捣碎),生白芍 30 克,金银花 20 克,丹参 15 克,蒲公英 30 克,茵陈 10 克。

1989 年 4 月 20 日七诊。上方连服 3 剂,诸症明显好转,胁痛大减。宗上方继服 3 剂,以资巩固。

例三　牛某,女,72 岁,患者胃脘窜痛及两胁疼痛多年;伴胀满,纳差乏力;体质稍瘦,午后潮热,小便短赤,大便干结;右胁下可触及肿大肝脏。舌淡红,苔薄,脉弦。B 超提示:肝脏肿大,肝硬化。肝功能提示:慢性肝炎。此乃肝木疏泄失常,血瘀于肝,互为因果,致成重疾。因其年高,攻邪尤恐体弱不支。拟健脾保肝、扶正攻邪法调治,予"健脾保肝汤"加减。

【方药】炒白术 15 克,生黄芪 15 克,党参 15 克,当归 10 克,甘草 10 克,赤白芍各 20 克,鸡内金 15 克(捣碎),三棱 10 克,莪术 10 克,延胡索 10 克(捣碎),柴胡 10 克,川楝子 20 克,生乳香 10 克,生没药 10 克,茵陈 10 克。

复诊:上方连服两剂,诸症大减,纳增,大便变软,热退,舌红,苔薄白,脉弦缓。

【方药】炒白术 15 克,鸡内金 15 克(捣碎),当归 10 克,生白芍 15 克,三棱 10 克,莪术 10 克,川楝子 15 克,茵陈 10 克,土鳖虫 10 克(捣碎),板蓝根 30 克。

三诊:上方连服两剂,症状明显缓解,已能操持家务。宗上方继进两剂以资巩固。

按　肝脏之功能,主疏泄,主藏血;脾脏之功能,主运化。肝脏有疾,疏泄失司,脾土受损。运化失常,精微不足,损及肝脏,互为因果,致脘腹胀满,午后潮热。故治之当健脾、益生化之源以补肝血;佐养肝、清肝、柔肝以润肝体,脾健肝自强也。故肝胆之患,健脾增进饮食以补肝,肝疾易愈也。

‖ 扶肝化滞汤 ‖

患者两胁胀痛,肝脏肿大,面部黧黑,伴纳差,疲倦乏力,日晡潮热,小便短赤,大便干结。舌暗有瘀点,脉沉弦或沉弱。此乃肝气郁滞,疏泄失司,血瘀于肝,阻滞脉络,"扶肝化滞汤"主之。

【组成】当归 10 克,生白芍 30 克,生黄芪 30 克,党参 15 克,炒白术 15 克,白茯苓 15 克,鸡内金 10 克(捣碎),丹参 15 克,三棱 10 克,莪术 10 克,红花 10 克,生桃仁 10 克(捣碎),姜黄 10 克,生水蛭 10 克(轧细末冲服)。

【加减】两胁痛甚,加生乳香、生没药、沉香各 10 克;右胁板硬者,加土鳖虫 10 克(捣碎)。

【方解】肝病至此,病情重笃,正气衰微,邪毒日盛。故重用参、术、芪、归、芍、茯苓培元扶正,养血益肝,以增驱邪之力;鸡内金健脾消食,善于化结,增加饮食以助正气,更有消瘀散结之功;水蛭、姜黄、桃仁、棱、术散瘀血,理气滞,破癥结。诸药合用,开胃进食,攻补相济,扶正而不滞,攻邪而不伤正气,故久服无恙,更何况肝病至此非一日之功,非久服、徐徐渐进,不能取其铲除根深蒂固之病瘼也。

例一　谢氏妇,60 岁。据云:素有肝疾,多处求治未愈。因年高孀居,孤独悲哀,改嫁谢某,儿媳不欢,常争执吵打,郁闷不乐,加重病情。日晡潮热,两胁焮痛,饮食渐减,身体消瘦。B 超提示:肝脏占位病变。CT 扫描提示:肝癌。西医拒予收治。复求余诊治:刻下纳差,身体消瘦,午后潮热,小便短赤,两胁胀痛,右胁下可触及坚硬肿大硬块。舌红暗,有瘀点,脉沉弦。

【方药】生黄芪 30 克,炒白术 15 克,当归 15 克,党参 10 克,柴胡 10 克,鸡内金 15 克(捣碎),连翘 10 克,土鳖虫 10 克(捣碎),生桃仁 10 克(捣碎),红花 10 克,三棱 10 克,莪术 10 克,生水蛭 10 克(轧细末冲服)。

复诊:上方连服 10 剂,低热退,纳食有增,胁下肿块较前柔软,舌红暗、有瘀点,苔薄白,脉沉弦。

【方药】生黄芪 30 克,生白芍 30 克,当归 10 克,炒白术 15 克,鸡内金 10 克(捣碎),党参 10 克,三棱 10 克,莪术 10 克,生桃仁 10 克(捣碎),红花 10 克,土鳖虫 10 克(捣碎),生乳香 10 克,生没药 10 克,生水蛭 10 克(轧细末冲服)。

三诊:上方连服 10 剂,饮食增加,肝脏肿块明显缩小。右胁仍压痛,大便偏干,舌红暗、有瘀点,脉沉弦。

【方药】生黄芪 30 克,当归 30 克,炒白术 15 克,川楝子 10 克,党参 10 克,沉香 10 克,三棱 10 克,莪术 10 克,土鳖虫 10 克(捣碎),生桃仁 10 克(捣碎),红花 10 克,生水蛭 10 克(轧细末冲服)。

四诊:上方连服 10 剂,饮食增加,二便调,诸症大减。仍感胀满,心烦寡欢,口苦咽干,舌红暗,脉沉弦。

【方药】生黄芪 15 克,当归 15 克,生白芍 30 克,党参 10 克,板蓝根 30 克,炒白术 10 克,生桃仁 10 克(捣碎),川楝子 10 克,红花 10 克,土鳖虫 10 克(捣碎),沉香 10 克,生水蛭 10 克(轧细末冲服)。

五诊:上方连服 20 剂,胁痛除,右胁下已触不到肝脏肿块。饮食正常。身体基本康复。复 B 超探查:肝脏无占位病变。宗四诊方轧细末,水泛为丸,徐服。

例二　张加科,男,48 岁,1990 年 12 月 3 日初诊。患者有"慢支"病史,近半年来,纳差,两胁胀满疼痛,伴午后潮热。刻下两胁胀满疼痛,右胁下可触及肿大肝脏。纳谷不香,小便短赤,舌红暗,脉沉弦。B超探查:早期肝硬化。

【方药】生黄芪15克,当归15克,枳壳15克,鸡内金15克(捣碎),丹参30克,川楝子15克,延胡索10克(捣碎),三棱10克,莪术10克,赤芍10克,炒香附子10克(捣碎)。

1990年12月10日复诊。上方连服5剂,纳增,胁痛减轻,下午仍发热,肿大肝脏未见好转。舌红暗,脉沉弦。

【方药】生黄芪20克,当归15克,炒白术15克,党参10克,鸡内金10克(捣碎),生桃仁10克(捣碎),红花10克,土鳖虫10克(捣碎),柴胡10克,连翘10克,生水蛭10克(轧细末冲服)。

1990年12月20日三诊。上方连服5剂,诸症缓解,纳增,右胁下未触及肿大肝脏,两胁仍胀痛,舌红暗,苔薄白,脉沉弦。

【方药】生黄芪20克,当归10克,炒白术15克,党参10克,鸡内金10克(捣碎),生白芍30克,川楝子10克,三棱10克,莪术10克,生桃仁10克(捣碎),红花10克,生乳香10克,生没药10克。

1990年12月30日四诊。上方连服5剂,诸症缓解,复B超探查:肝脏正常。宗上方轧细末,水泛为丸,徐服月余,以巩固疗效。

例三　常某,女,70岁。患者长期胃脘痛,时轻时重,未作重视。近月余脘腹胀满、疼痛加重,反复服药,效果不显,求诊于余。患者面色晦暗,微浮肿,纳差,午后潮热,两胁胀满疼痛,右胁下可触及肿大肝脏,小便短赤,大便干结,舌淡暗,苔白腻,脉沉弦。B超探查:肝脏肿大伴胆囊炎。

【方药】炒白术15克,白茯苓15克,柴胡10克,生白芍30克,当归10克,鸡内金10克(捣碎),三棱10克,莪术10克,川楝子10克,炒香附子10克(捣碎),生桃仁10克(捣碎),土鳖虫10克(捣碎)。

复诊:上方连服5剂,午后潮热减轻,两胁仍窜痛,肿大肝脏未减,纳差,神疲懒言,舌淡暗,苔白腻,脉沉弦。

【方药】生黄芪20克,炒白术15克,当归10克,鸡内金10克(捣碎),白茯苓15克,川楝子15克,三棱10克,莪术10克,土鳖虫10克(捣碎),沉香10克,生水蛭10克(轧细末冲服)。

三诊:上方连服3剂,胁痛大减,右胁下肿块基本消失。仍纳差乏力,少气懒言,舌淡暗,苔白腻,脉沉弦。

【方药】生黄芪30克,炒白术15克,白茯苓30克,鸡内金10克(捣碎),茵陈10克,丹参10克,生桃仁10克(捣碎),红花10克,莪术10克,土鳖虫10克(捣碎),生水蛭10克(轧细末冲服)。

四诊:上方连服5剂,两胁胀痛已解,纳增,精神大振,右胁下未触及肝脏。已能操持家务,宗上方加减再进。

【方药】生黄芪30克,当归20克,白茯苓30克,党参15克,鸡内金30克,三棱30克,莪术30克,土鳖虫30克,生水蛭30克,炒白术30克,生桃仁20克,红花20克。

上药共轧细末,水泛为丸,每服6克,1日2次,如法徐服两月余,身体康复。复B超探查:肝脏恢复正常,胆囊炎症亦愈。

🔘 按 肝属木,喜条达,情志不遂,易患胁痛,经久不愈,气滞血瘀,结成肿块。证至于此,肝脏损极,自当益气扶正以保肝,佐散结逐瘀攻邪以除积。徐徐渐进,病可有转机。证至于此,多谓难治或不治,若患者突发高热不退,邪正相争之剧,病情危笃;或突发呕血,病则危矣,医者不可不知也。

加味膈下逐瘀汤

患者两胁胀痛,或胁有硬块,瘀血积聚,倦怠乏力,胸闷短气,舌红暗有瘀点,脉弦涩或弦细,"加味膈下逐瘀汤"主之。

【组成】生桃仁10克(捣碎),红花10克,当归10克,赤芍10克,生地黄15克,枳壳15克,延胡索10克(捣碎),五灵脂10克,丹皮10克,乌药10克,炒香附子10克(捣碎),川楝子10克,川芎6克,甘草6克。

【加减】两胁痛甚,加生乳香、生没药各6克;硬块坚硬者,加土鳖虫10克;短气乏力者,减香附子、红花,加黄芪、党参各15克;纳差食欲不振者,加炒白术15克、鸡内金10克。

【方解】方中桃仁、归、芍活血祛瘀;生地、丹皮清血分瘀热;川楝子、香附子、乌药、枳壳、川芎疏肝行气;延胡索、五灵脂理气止痛。瘀祛结散,气调痛止,诸症自除矣。

例一 杨某,女,55岁,患两胁胀痛半年余,多处求治,其效不显。遂来我科诊治。刻下纳差,两胁胀满,右胁下可触及肿大肝脏,质软,压痛不明显,舌红暗,脉弦细。B超探查:肝脏肿大;肝功能:正常,予"加味膈下逐瘀汤"加减治之。

【方药】当归15克,川楝子10克,生桃仁10克(捣碎),红花10克,丹皮10克,枳壳15克,炒香附子10克(捣碎),延胡索10克(捣碎),炒白术10克,鸡内金10克(捣碎)。

复诊:上方连服5剂,纳增,肝脏肿块缩小,仍两胁胀满,肝区叩痛,舌红暗,脉弦细。

【方药】当归10克,川楝子10克,生桃仁10克(捣碎),红花10克,丹皮10克,枳壳15克,乌药10克,赤芍10克,延胡索10克(捣碎),鸡内金10克(捣碎),生黄芪15克。

三诊:上方连服5剂,诸症大减,纳增,肝脏未触及,舌红,脉弦。宗上方加减再进,以资巩固。

【方药】生黄芪30克,当归20克,生桃仁20克,生地黄30克,红花20克,延胡索20克,炒香附子20克,赤芍20克,川楝子20克,甘草20克,鸡内金30克,炒白术30克。

上药共轧细末,水泛为丸,每服6克,1日2次。如法服两月余,B超复查:肝脏大小正常。

例二 常某,女,60岁,患者两胁胀满、纳差月余,前来我科诊治。刻下午后潮热,两胁胀满,右胁下可触及约4cm肿大肝脏,压痛不明显;肝功能正常,B超探查:肝脏肿大下垂。舌红,苔白,脉沉弦。

【方药】生黄芪15克,当归10克,枳壳15克,柴胡10克,五灵脂10克,炒香附子10克(捣碎),川楝子10克,生桃仁6克(捣碎),红花6克,生地黄15克,丹皮10克。

复诊:上方连服3剂,热退,胀满减轻。仍纳差,肿大肝脏未见缩小。舌红,苔白,脉沉弦。

【方药】生黄芪30克,当归15克,枳壳15克,赤芍10克,川楝子10克,延胡索10克(捣碎),炒香附子10克(捣碎),生桃仁10克(捣碎),红花10克,川芎6克,鸡内金10克(捣碎)。

三诊:上方连服5剂,纳增,肝脏未触及,舌红,苔白,脉弦。宗上方继进5剂以善其后。

按 膈下逐瘀汤,为清代王清任所拟,为治疗胁瘀血之药方。余酌加厥阴之药,使药力专入肝经,效更显也。此方化瘀散结力专,对肝脏肿大、体力壮实者,效果颇佳;若体质较差者,可酌加益气扶正之味,临床斟酌,因人而变通之。

‖ 厥阴再理丸 ‖

患者午后发热,神疲懒言;纳呆,脘腹胀满;或右胁疼痛,时轻时重;口苦,咽干,面色萎黄或黧黑;便溏溲赤,舌红暗,少苔,或淡暗,苔白腻,脉缓或弦数。肝功能提示慢性肝炎者,"厥阴再理丸"主之。

【组成】生黄芪 30 克,当归 15 克,生白芍 30 克,板蓝根 30 克,柴胡 10 克,鸡内金 10 克(捣碎),三棱 10 克,莪术 10 克,姜黄 10 克,甘草 10 克。

上药共轧细末,水泛为丸,每服 6 克,1 日 2 次。

【加减】身体虚浮、舌淡苔白腻者,加白茯苓 30 克;肝脏肿大者,加土鳖虫 10 克;纳差便溏者,加炒白术 15 克。

【方解】方中重用归、芍、芪养肝阴,补肝血,益肝气,扶正以驱邪;板蓝根、柴胡清肝热,疏肝气;三棱、莪术、姜黄理气滞,破恶血以散瘀结;鸡内金健脾增进饮食,助归、芪以扶正,其散结破瘀之力,又可助棱、术理气散结。全方补肝养肝,佐理气散结,消谷进食。肝气盛,厥阴功能可复矣。

例一　蒋某之妻,31 岁,1988 年 1 月 27 日初诊。患者患"慢性肝炎"半年余,多方调治,终未康复,前来求治。患者面色萎黄,纳差,少气懒言,动则喘息;两胁胀满,下午潮热,小便短赤,测体温 37.5℃。肝功能提示:谷丙转氨酶与黄疸指数升高。舌淡,苔白,脉细数,予"厥阴再理丸"加减,水煎服。

【方药】地骨皮 30 克,柴胡 10 克,青蒿 10 克,生白芍 30,连翘 10 克,板蓝根 30 克,鸡内金 10 克(捣碎),当归 15 克,白茯苓 20 克。

1988 年 2 月 3 日复诊。上方连服 3 剂,热减,纳谷稍增,仍动则喘息,生活不能自理,舌淡苔白,脉细数。

【方药】生黄芪 15 克,党参 15 克,板蓝根 30 克,鸡内金 15 克(捣碎),生白芍 30 克,地骨皮 30 克,白茯苓 15 克,炒白术 10 克,建曲 30 克,陈皮 10 克,茵陈 15 克,甘草 10 克。

1988 年 2 月 10 日三诊。上方连服 3 剂,纳增,诸症大减,仍恶寒发热,舌淡苔白,脉细数。

【**方药**】生黄芪 15 克,党参 15 克,板蓝根 30 克,鸡内金 10 克(捣碎),生白芍 30 克,地骨皮 30 克,白茯苓 15 克,炒白术 10 克,建曲 30 克,陈皮 10 克,当归 10 克,柴胡 10 克,甘草 10 克,茵陈 10 克。

1988 年 3 月 10 日四诊。上方连服 10 剂,诸症好转。仍纳差,身体虚弱,动则喘息,低热未解,舌淡苔白,脉细数。

【**方药**】生黄芪 30 克,党参 15 克,板蓝根 30 克,地骨皮 30 克,柴胡 10 克,生白芍 20 克,白茯苓 15 克,炒白术 10 克,鸡内金 15 克(捣碎),当归 20 克,建曲 30 克,陈皮 10 克,茵陈 10 克,甘草 10 克。

1988 年 3 月 24 日五诊。上方连服 5 剂,纳增,两胁胀满明显好转,已能料理家务。舌淡苔白,脉沉弱。效不更方,宗上方继进 5 剂,诸症大减,纳增,面泛红润,身体渐康复。宗上方继进 10 剂,诸症悉平。

例二 常某,男,42 岁,患慢性肝炎 1 年余,多方治疗,病情不见好转,前来我科诊治。刻下纳差,两胁胀满,肝区胀痛,上腹部青筋显露;午后潮热,大便溏薄,小便短赤,面色晦暗黧墨,舌淡暗,苔白腻,脉弦涩。B 超探查:肝硬化伴腹水,"厥阴再理丸"加减,水煎服。

【**方药**】生黄芪 30 克,当归 15 克,白茯苓 15 克,生白芍 30 克,板蓝根 30 克,柴胡 10 克,茵陈 10 克,鸡内金 15 克(捣碎),三棱 10 克,莪术 10 克,姜黄 10 克。

复诊:上方连服 10 剂,诸症好转,仍纳差,便溏,舌淡苔白腻,脉弦。

宗上方加炒白术 15 克,继服 5 剂,纳增,胀满已解,面部泛红润,腹部柔软,舌淡苔白,脉缓。宗上方加减轧细末配丸徐服,以资巩固。

【**方药**】生黄芪 30 克,当归 20 克,生白芍 30 克,板蓝根 30 克,鸡内金 30 克,炒白术 20 克,三棱 20 克,莪术 20 克,姜黄 20 克,甘草 20 克。

上药共轧细末,水泛为丸,1 次 6 克,1 日 2 次。如法连服两月余,纳谷正常,面泛红润,复查 B 超:肝胆正常。

按 此方为慢性肝炎所拟,与"健脾保肝汤"相似。然此方攻伐之性较"健脾保肝汤"猛烈,补肝养肝亦较强。所谓再理者,取归、芍、芪补肝血益肝气,取三棱、莪术、姜黄增强散结化滞、疏肝理气之功也。

▎ 清肝解毒汤(乙肝宁) ▎

患者纳差乏力,下午低热,两胁胀满(乙型肝炎),舌红,苔白,脉弦或弦缓,

"清肝解毒汤"主之。

【组成】生黄芪30克,当归10克,板蓝根30克,连翘10克,甘草10克,赤芍10克,鸡内金10克(捣碎),大黄10克(后下),炙鳖甲10克(捣碎),垂盆草15克,平地木15克,土鳖虫10克(捣碎),丹皮10克。

【加减】纳差、大便溏薄者,加炒白术15克;邪毒炽盛,加全蝎6克、黄柏10克。

【方解】方中归、芪益肝气、养肝血,扶正,壮祛邪之力;赤芍、内金健脾益生化之源,以壮扶正之力;板蓝根、连翘、甘草护肝、清肝、柔肝;鳖甲、平地木、垂盆草、土鳖虫、丹皮清泻肝脏之毒邪;大黄引毒邪从大便去。肝盛祛邪有力,邪毒无稽留之地,肝病自除矣。

例一　李某,男,43岁,1988年1月4日初诊。患者脘腹满闷,伴两胁胀痛两月余。两月前在县医院检查:患"乙型肝炎"即求治于中西医,未见好转,遂来我科诊治。刻下患者精神萎靡,面微浮肿,色㿠白,脘腹满闷,两胁胀痛;口苦纳差,午后潮热;大便干结,小便短赤,舌红暗,苔白,脉沉弦。此乃邪郁厥阴,阳明受累,邪灼肝胆,阳明失和。

【方药】板蓝根30克,当归10克,白茯苓30克,赤白芍各20克,柴胡10克,鸡内金15克(捣碎),蒲公英30克,炒香附子10克(捣碎),炒建曲30克,焦山楂30克,郁金10克,连翘10克。

1988年1月8日复诊。上方连服两剂,腹胀、腹痛明显好转,仍倦怠乏力,口干,少津,舌红暗,苔白,脉沉弦。

【方药】板蓝根30克,当归10克,白茯苓15克,赤白芍各20克,柴胡10克,鸡内金15克(捣碎),蒲公英30克,炒香附子10克(捣碎),炒建曲30克,郁金10克,党参15克,炙鳖甲10克(捣碎),大黄10克(后下),皂角刺10克。

1988年1月12日三诊。上方连服两剂,症状有减,纳增,大便变软,仍低热,脉舌同前。

【方药】板蓝根30克,当归10克,青蒿10克,川楝子15克,白茯苓15克,柴胡10克,赤白芍各20克,鸡内金15克(捣碎),炒香附子10克(捣碎),炙鳖甲10克(捣碎),大黄10克(后下),丹皮10克。

1988年1月18日四诊。上方连服4剂,胀满、胁痛均减;近日便溏,日二三行;仍下午潮热,四肢乏力,舌红苔白,脉弦。

【方药】板蓝根30克,当归10克,生黄芪30克,白茯苓15克,甘草10克,鸡内金 10 克(捣碎),垂盆草 15 克,平地木 15 克,炒白术 15 克。

1988 年 1 月 26 日五诊。上方连服 4 剂,大便正常,纳增,两胁胀痛均减轻。仍口苦,咽干,小便短赤,舌红,苔薄黄,脉弦。

【方药】板蓝根 30 克,茵陈 15 克,栀子 10 克(捣碎),白蒺藜 10 克,连翘 10 克,鸡内金 15 克(捣碎),生白芍 15 克,平地木 15 克,垂盆草 15 克,土鳖虫 10 克(捣碎),炙鳖甲 10 克(捣碎),丹皮 10 克。

1988 年 2 月 6 日六诊。上方连服 6 剂,诸症大减,纳增,二便调,面泛红润。肝区仍叩痛,舌淡红,苔白,脉缓。

【方药】板蓝根 30 克,生黄芪 30 克,当归 10 克,赤芍 10 克,茵陈 10 克,连翘 10 克,鸡内金 10 克(捣碎),炙鳖甲 10 克(捣碎),垂盆草 15 克,平地木 15 克,丹皮 10 克,土鳖虫 10 克(捣碎)。

1988 年 2 月 17 日七诊。上方连服 6 剂,诸症大减,脘腹胀痛已解,纳谷正常,二便调,舌红,苔白,脉缓。宗上方加减轧细末为丸,徐服以资巩固。

【方药】生黄芪 30 克,当归 15 克,板蓝根 30 克,赤芍 15 克,连翘 10 克,茵陈 10 克,鸡内金 15 克,甘草 10 克,大黄 10 克,炙鳖甲 15 克,垂盆草 15 克,平地木 15 克,土鳖虫 10 克。

上药共轧细末,水泛为丸,每服 6 克,1 日 2 次。如法服两月余,身体康复,复查肝功能:各项指标正常,乙肝转阴。

例二 韦某,男,25 岁,患"乙肝大三阳",前来就诊。患者尚在青年,唯下午脘腹胀满,稍感食欲不振,3 月前就诊于县医院测"乙肝两对半",系"乙肝大三阳",顿惊,遂多处治疗,虽纳增,胀满解除,然"乙肝大三阳"终未好转,刻下无不适,脉舌同常人。

【方药】生黄芪 30 克,当归 10 克,板蓝根 30 克,连翘 10 克,甘草 10 克,赤芍 10 克,鸡内金 10 克,大黄 10 克,炙鳖甲 10 克,垂盆草 15 克,平地木 15 克,土鳖虫 10 克,丹皮 10 克,芦荟 10 克。

上药共轧细末,水泛为丸,每服 6 克,1 日 2 次。如法服 4 月余,"乙肝表面抗原阳性,余转阴",继服 3 个月,"表面抗原"亦转阴,无不适,遂停药。

‖ 解毒保肝丸(新拟乙肝宁)‖

患者脘腹胀满,食欲不振,或午后潮热,或肝区叩痛,或无任何体征,脉舌同常人。唯验血系"乙型肝炎"者，"解毒保肝丸"主之"。

【组成】生甘草 150 克，连翘 90 克，生白芍 90 克，全蝎 90 克，黄柏 90 克，肉桂 50 克，生大黄 90 克，冰片 12 克，薄荷冰 12 克，朱砂 90 克。

前 9 味共轧细末，水泛为丸，朱砂为衣，勿令泄气，每服 2 克，壮人服 3 克，1 日 2 次，米汤送下。忌饮酒及辛辣食物。

【方解】乙肝之疾，虽外观无大恙，然人人谈起"乙肝"之疾俱惊讶不已，真谈虎色变也。余临证多年，绞尽脑汁，参阅古今众多之方，反复实践于临床，收效甚微。余拟"解毒保肝丸"施于病人，亦有有效，有不效者，然不效者多矣！乙肝之毒邪深居血液，数载或数十载不能根除，亦不见症状之显露。一旦疾发，多为不治。故重用甘草和肝以解毒。《珍珠囊药性赋》云："**甘草和诸药而解百毒。**"连翘、全蝎、黄柏入营血、清肝解毒，以助甘草逐邪之力；冰片、薄荷冰解毒邪之力最宏，芳香通窍，营卫气血、脏腑内外无不审及；朱砂镇心安神，亦为解毒邪之圣药；芍药养血、柔肝、保肝，并能引诸药入肝经；大黄苦寒，清泻毒邪从大便去，大黄芳香，亦能开胃进食。尤恐伤及脾胃，加肉桂温热，可解诸药之寒凉，使药性归于平衡，久服无恙也，况肉桂入肝暖肝，辛香醒脾，健胃，增进饮食以增逐邪之力。诸药合用，久久服之，毒邪可除，亦无损于正矣！

‖ 解毒消黄汤 ‖

患者发热，眼球黄染，或皮肤黄染；伴呕恶，纳差胀满，大便干结，小便短赤，舌红，苔薄黄或黄腻，脉弦或弦数。现代医学诊断为"急性黄疸型肝炎"者，"解毒消黄汤"主之。

【组成】板蓝根 30 克，茵陈 30 克，大黄 10 克(后下)，栀子 10 克(捣碎)，车前子 15 克，生白芍 15 克，鸡内金 15 克(捣碎)，滑石 30 克，白茯苓 30 克，甘草 10 克。

【加减】大便干结甚，大黄加至 15 克；发热甚，加金银花 30 克、连翘 10 克；纳差、不思饮食，加炒白术 15 克、山楂炭 30 克。小儿根据年龄酌减分量。

例一 李某，女，16 岁，1995 年 12 月 3 日初诊。患者发热两天余，医以感冒治之，症状未减，来我院中医科就诊。刻下发热，测体温 38.4℃，皮肤、巩膜黄染，小便黄赤染地；呕吐，纳差，便溏，舌淡苔白腻，脉弦数，予"解毒消黄汤"

加减。

【方药】板蓝根 30 克,茵陈 30 克,大黄 10 克(后下),栀子 10 克(捣碎),鸡内金 10 克(捣碎),白茯苓 15 克,滑石 30 克,车前子 15 克,炒白术 10 克,泽泻 10 克,蒲公英 30 克,甘草 10 克。

1995 年 12 月 5 日复诊。药进一剂,热退黄减,大便调,舌淡苔白,脉缓。宗上方加减再进。

【方药】板蓝根 30 克,茵陈 30 克,大黄 10 克(后下),栀子 10 克(捣碎),车前子 15 克,鸡内金 10 克(捣碎),白茯苓 15 克,滑石 30 克,泽泻 10 克,柴胡 10 克,甘草 10 克。

1995 年 12 月 7 日三诊。上方服一剂,黄退纳增,无不适。宗上方继服两剂,诸症皆除。

例二 牛某,女,3 岁。1989 年 12 月 21 日初诊:其母代诉:发热 10 余天,服药热不退。近 5 天眼球黄染,小便黄赤染地,大便干结,纳差,腹胀,伴呕吐。西医以"急性黄疸型肝炎"收住院治疗,疗效不佳。刻下检小便胆红素强阳性。肝功能:黄疸指数 15 单位,予"解毒消黄汤"加减。

【方药】板蓝根 15 克,茵陈 15 克,大黄 6 克(后下),栀子 10 克(捣碎),金银花 15 克,连翘 10 克,蒲公英 10 克,鸡内金 10 克(捣碎),白茯苓 10 克,炒白术 10 克,车前子 10 克,甘草 10 克。水煎徐服,代茶饮。

复诊:上方服一剂,热解黄退,纳增。复进一剂,患儿康复。

例三 牛某,女,57 岁,1989 年 7 月 21 日初诊。患者发热、眼球及全身皮肤黄染伴胁痛月余,多处诊治,发热身黄未除。刻下两胁胀满疼痛,眼球及皮肤黄染,口苦纳差,恶心呕吐,小便黄赤,大便干结,发热,测体温 38.0℃,尿检:胆红素强阳性;肝功能:黄疸指数 20 单位。舌红,苔黄腻,脉弦数,予"解毒消黄汤"加减。

【方药】板蓝根 30 克,茵陈 30 克,大黄 15 克(后下),柴胡 10 克,栀子 10 克(捣碎),连翘 10 克,车前子 10 克,枳壳 10 克,白茯苓 30 克,鸡内金 15 克(捣碎),延胡索 10 克(捣碎),生乳香 10 克,生没药 10 克。

1989 年 7 月 23 日复诊。上方连服两剂,热退,测体温 36.6℃,诸症好转。舌红,苔薄黄,脉沉弱。

【方药】板蓝根 30 克,茵陈 30 克,大黄 10 克(后下),柴胡 10 克,栀子 10

克(捣碎),连翘 10 克,蒲公英 30 克,车前子 15 克,黄芩 10 克,枳实 10 克,白茯苓 30 克,鸡内金 15 克(捣碎),延胡索 10 克(捣碎),赤芍 10 克。

1989 年 7 月 27 日三诊。上方连服两剂,黄退,纳谷增,诸症大减,仍感乏力,舌红,苔薄黄,脉沉弱。宗上方加减再进。

【方药】板蓝根 30 克,茵陈 20 克,大黄 10 克(后下),柴胡 10 克,栀子 10 克(捣碎),连翘 10 克,蒲公英 30 克,车前子 10 克,枳壳 10 克,白茯苓 15 克,鸡内金 10 克(捣碎),炒白术 10 克。

1989 年 8 月 8 日四诊。上方连服 4 剂,黄疸退,纳谷正常,二便调,身体康复。肝功能:各项指标正常。唯肝区时感不舒,舌红,苔薄白,脉缓。

【方药】板蓝根 30 克,茵陈 10 克,大黄 6 克,柴胡 10 克,栀子 10 克(捣碎),生白芍 30 克,延胡索 10 克(捣碎),鸡内金 10 克(捣碎),白茯苓 10 克,炒白术 10 克,甘草 10 克。

上方连服 3 剂以资巩固。

🔘 按 本方系"茵陈蒿汤"加味而成,治疗黄疸型肝炎,疗效显著。尤其小儿,多者三四剂,少者一两剂,多能根治,亦无遗留"慢肝"之弊也。

‖ 益气补肝汤 ‖

患者脘腹胀满,少气乏力,动则喘息;或头晕目眩;或腰膝酸软;右胁下可触及肿大肝脏,舌淡苔白或黄腻,脉弦或沉缓。B 超探查肝脏脏器下垂者,"益气补肝汤"主之。

【组成】生黄芪 30 克,党参 10 克,当归 15 克,生白芍 15 克,山茱萸 10 克,枸杞子 10 克,木瓜 30 克,炒白术 10 克,枳壳 30 克,柴胡 6 克,升麻 6 克。

【加减】胁痛者,加生乳香、生没药各 6 克;恶心、舌苔白腻者,加白茯苓 15 克;纳差者,加鸡内金 10 克(捣碎)。

【方解】方中参、芪补益肝气(黄芪善补肝气,《医学衷中参西录》论之甚详);归、芍、枸杞、萸肉、木瓜滋阴养肝以补肝体;柴胡、白芍疏肝理气。宗"陷者举之",取升麻、枳壳、白术、柴胡以升举下垂之脏器。肝脏阴血充,肝气盛,功能易于康复;众药升而举之,肝气疏,条达正常,肝脏之功能当复常矣。

例一 徐某,男,49 岁,1990 年 11 月 29 日初诊。患者"慢支"多年。近年来脘腹胀满,两胁窜痛,餐后尤甚,动则喘息,夜卧不安,不能劳动。面色萎黄,身体消瘦。医仍按"慢支"治之,效果不显。刻下两肺可闻及哮鸣音;右胁下可触及约 4cm 肿大肝脏。舌红,苔薄白,脉沉弱。B 超探查:肝脏大小正常,整个脏器下垂。予"益气补肝汤"加减。

【方药】生黄芪 30 克,党参 15 克,升麻 10 克,柴胡 10 克,白术 10 克,白茯苓 15 克,当归 10 克,炒白芍 30 克,枳壳 30 克。

1990 年 12 月 4 日复诊。上方连服 3 剂,诸症大减,然药后口干少津,舌红苔少,脉沉弱。

【方药】生黄芪 30 克,党参 15 克,升麻 6 克,柴胡 6 克,白术 10 克,当归 10 克,生白芍 30 克,枳壳 30 克,木瓜 30 克,枸杞子 10 克,山茱萸 10 克,麦门冬 10 克,知母 10 克。

1990 年 12 月 20 日三诊。上方连服 6 剂,两胁胀满大减;纳增,肝脏明显缩小,身体较前有力。舌红,苔薄,脉缓。宗上方继服 5 剂,以巩固疗效。

例二　周某,男,59 岁,1987 年 10 月 23 日初诊。患者面色晦暗,脘腹胀痛;短气,动则喘息,心烦易怒,口干口苦,恶心,厌油腻。舌淡红,苔黄腻,脉沉弱。B 超探查:肝脏下垂。予"益气补肝汤"加减。

【方药】生黄芪 20 克,党参 15 克,枳壳 30 克,柴胡 10 克,当归 15 克,升麻 10 克,桔梗 10 克,生白芍 15 克,枸杞子 10 克,山茱萸 15 克,南沙参 15 克。

1987 年 11 月 4 日复诊。上方连服 4 剂,纳增,诸症大减,仍心烦易怒,厌油腻,脉舌同前。宗上方加茵陈 15 克,继服以观动静。

1987 年 11 月 20 日三诊。上方连服 6 剂,脘腹胀满除。舌红,苔黄腻,脉沉弦。B 超探查:肝脏未见明显异常。脉舌同前。宗上方加减再进。

【方药】生黄芪 20 克,党参 15 克,枳壳 30 克,柴胡 10 克,当归 15 克,升麻 6 克,白茯苓 15 克,生白芍 15 克,枸杞子 10 克,山茱萸 10 克,木瓜 20 克,山楂炭 20 克。

1987 年 12 月 1 日四诊。上方连服 4 剂,纳增,无不适。舌红,脉弦。宗上方继服两剂以资巩固。

例三　赵某,男,61 岁,1998 年 4 月 25 日初诊。患者自觉视物模糊,伴眼睑浮肿,腰酸腿软;纳差,脘腹胀满,两胁疼痛。舌淡红,苔薄白,脉沉弱。B 超探查:肝脏下垂,予"益气补肝汤"加减。

【方药】生黄芪 30 克,当归 10 克,木瓜 30 克,生白芍 30 克,柴胡 10 克,甘草 10 克,枸杞子 10 克,菊花 10 克,桔梗 10 克,白茅根 30 克。

复诊:上方连服两剂,纳增,胀满减轻,仍觉视物模糊,眼睑浮肿,舌红,苔薄白,脉沉弱。

【方药】生黄芪 30 克,当归 10 克,木瓜 30 克,生白芍 30 克,柴胡 10 克,枸杞子 10 克,菊花 10 克,白茯苓 30 克,白茅根 30 克。

上方连服 3 剂,诸症悉除。B 超探查:肝脏未见明显异常。

按 诸脏器下垂者,治法皆一,益气升举是也。脱肛者,酌加收敛之剂;子宫脱垂者,酌加补冲任固涩之剂;肝脏下垂者,酌加益肝肾之剂,因肝肾同源,水能涵木也;胃下垂者,酌加健脾胃之剂。脏器下垂者,气虚也,黄芪升举益气,善补肝气。故余组本方取黄芪升举补肝气;佐枸杞、木瓜、山茱萸、归、芍补肝、养肝阴以柔肝体;酌加升举之剂以升举下垂之脏器。气阴双补,肝脏功能可复也。

第四节 心 病 方

心主血脉、主神志。所以心的病变,主要反映在血脉运行的障碍。血脉运行不畅,瘀阻血府而胸闷、胸痛;或神志不宁,情志思维活动异常;或邪犯心包,致神疲乏力,心悸心跳。余拟数方,供同道治疗心脏之疾,临床以参之。

▍小 胸 痹 丸 ▍

患者胸中憋闷,胸痛,伴心慌、气急;舌淡暗或紫暗,有瘀点,苔白或白腻,脉沉弦者,"小胸痹丸"主之。

【组成】丹参 30 克,当归 20 克,焦山楂 30 克,赤芍 20 克,生桃仁 20 克,红花 15 克,川芎 15 克,柴胡 10 克,降香 10 克。

【加减】胸痛甚,加生乳香、生没药各 20 克;气虚自汗者,加生黄芪 30 克;脘腹胀痛者,加川楝子、延胡索各 20 克。

上药共轧细末,水泛为丸,每服 6 克,1 日 2 次。也可适当减量,水煎服。

【方解】方中丹参、归、芍、桃、红活血散瘀止痛;降香、川芎、山楂、柴胡行滞止痛。全方共奏活血、行滞、止痛之功也。

例一 刘某,男,58岁,1992年7月31日来诊。患者胸中憋闷,心悸、心跳,伴短气,困倦乏力。心电图提示"冠状动脉供血不足"。舌红暗,苔白腻,脉结代。予"小胸痹丸"加减水煎服。

【方药】丹参30克,当归10克,焦山楂30克,赤芍10克,降香10克,郁金10克,生黄芪30克,炙甘草10克。

1992年8月3日复诊。上方连服两剂,心慌气急大减,仍时感胸闷,舌红暗,苔白,脉弦。宗上方加三七参20克,共轧细末,水泛为丸,1日2次,每服6克。服药一周,胸闷、心悸、气急均解,自觉身体好转。如法服两月余,复查心电图提示正常。

例二 顾某,男,37岁,1990年8月7日初诊。据云:心悸、胸闷10余年。近年来,常头晕,血压升高,伴胃脘不适。近因事不遂心,胸闷加重。刻下心跳缓慢,心率46次/分,胃脘轻度压痛,测血压130/96mmHg,舌红,苔薄白,脉沉迟。心电图提示:冠状动脉供血不足,予"小胸痹丸"加减,水煎服。

【方药】丹参30克,降香10克,当归10克,焦山楂30克,生白芍30克,柴胡10克,百合30克,合欢皮30克,青皮10克,炙甘草10克。

1990年8月21日复诊。上方连服5剂,心悸、胸闷减轻,胃脘压痛亦明显好转,心率58次/分,测血压110/96mmHg,效不更方,宗上方继服以观动静。

1990年9月1日三诊。上方连服4剂,心悸、胸闷大减,心率64次/分,心脏搏动较前有力。仍时胸闷胸痛,舌红,苔白,脉沉弦。

【方药】丹参30克,当归10克,降香10克,焦山楂30克,赤芍15克,柴胡10克,青皮10克,百合30克,生地黄30克,合欢皮30克,炙甘草10克。

1990年10月1日四诊。上方连服10剂,纳谷增,诸症好转,心率67次/分,仍时感胸闷,舌红,苔白,脉沉弦。

【方药】丹参30克,当归10克,降香10克,焦山楂30克,赤芍10克,红花10克,柴胡10克,青皮10克,生乳香10克,生没药10克。

1990年11月1日五诊。上方连服10剂,病情稳定,无胸闷、胸痛,心率70次/分,舌红,苔白,脉沉缓。宗原方轧细末配丸,徐服3月余,诸症皆愈,复查心电图:正常。

例三 李某,男,60岁,1996年10月17日来诊。据云:胸中憋闷伴心慌气急多年。县医院诊断为：冠心病。常服"复方丹参片、地奥心血康"，症状不能控制。近心情不舒，情绪波动，病情加重。刻下心慌胸闷，动则喘息，两胁胀满，胃脘疼痛，纳谷不香，舌红暗，苔白腻，脉沉弦。

【方药】丹参 30 克，当归 20 克，焦山楂 30 克，赤芍 20 克，生桃仁 20 克，红花 15 克，川芎 15 克，柴胡 15 克，降香 10 克，青皮 15 克，川楝子 15 克。

上药共轧细末，水泛为丸，每服 6 克，1 日 2 次。如法服 3 月余，诸症缓解。复查心电图：基本正常。

按 余拟"小胸痹丸"系治疗胸中憋闷、胸痛之轻剂。患者病程短，未至心肌梗死者，服之亦多效验。胸中憋闷者，气滞也，血随气行，气滞则血瘀；气滞血瘀，脉络不通故胸闷痛也。胸为血府，心乃全身血液之总司，瘀阻于心胸，犹国家首府之机关，闭而不通，政令之机不能辐于各地也。故治此疾，以通为要，以活为治，务使气血通而无阻，心得其养，而得其用，心功能正常，乃无痹阻瘀滞之患也。

┃ 大胸痹丸（冠心宁） ┃

患者胸痛憋闷，心慌心悸，短气，伴倦怠乏力，舌暗，脉沉弦或结代，心电图提示"冠心病"者，"大胸痹丸"主之。

【组成】大红参 30 克，丹参 30 克，焦山楂 30 克，檀香 15 克，当归 30 克，生黄芪 30 克，三七参 30 克，冰片 3 克，朱砂 30 克。

上药前 8 味共轧细末，水泛为丸，朱砂为衣，每服 6 克，1 日 2 次。

【加减】胸痛甚，加生乳香、生没药各 20 克；倦怠乏力甚，黄芪加至 50 克；两胁胀痛者，加郁金、川楝子各 20 克。

【方解】方中重用参、芪益气推动血脉运行；三七、丹参散瘀以通血脉；焦山楂、檀香理气滞以散胸结，冰片理气透窍；朱砂镇心安神；归、芪并用，益气养血。诸药合用，益气养血以扶正，散瘀通络以散结，理气化滞以蠲痹。血随气行，气盛络通，血旺瘀散，何痹之有也？

例一 曹氏，女，63 岁，1997 年 6 月 27 日初诊。患者素有胸闷心慌气急之羔。昨夜突发心悸、胸中憋闷，幸家备有"速效救心丸"，急含服，得缓解，遂来院就诊。刻下仍心慌气急，胸中憋闷，口唇发绀，心率快，心率 114 次/分，舌紫暗，苔白腻，脉细数。心电图提示：心脏冠状动脉供血不足，符合冠心病。

予"大胸痹丸"加减水煎服。

【方药】生黄芪 30 克,焦山楂 30 克,当归 15 克,檀香 10 克,丹参 30 克,赤芍 15 克,大红参 15 克(切小块吞服),三七参 15 克(轧细末冲服)。

1997 年 6 月 29 日复诊。上方连服两剂,胸憋闷大减,口唇发绀除,未发心慌气急,舌红,苔白,脉弦。药已对症,宗上方继服,以观动静。

1997 年 7 月 2 日三诊。上方连服两剂,纳谷正常,时有胸闷,测心率 88 次/分,血压 96/68mmHg,舌红,苔白,脉弦。宗上方轧细末,水泛为丸,1 次 6 克,1 日 2 次,徐服两月余。病情稳定,未发心悸、胸闷。5 年后(2002 年 1 月)旧症复发,宗上方继服两月,立得缓解。

例二 田某,男,51 岁,1993 年 11 月 14 日初诊。胸闷伴阵发性胸中刺痛多年,经县医院诊断为"冠心病"。长期服西药,症状不能控制。常随身携带"速效救心丸"以应急抢救。近胸闷,两胁胀满,郁闷不乐,伴阵发性胸前区疼痛,心悸少气,倦怠乏力,动则喘息。心电图提示:冠状动脉供血不足。舌红暗,苔白腻,脉弦涩。予"大胸痹丸"加减水煎服。

【方药】生黄芪 30 克,当归 15 克,丹参 30 克,焦山楂 30 克,降香 10 克,赤芍 10 克,生桃仁 10 克(捣碎),红花 10 克,生乳香 10 克,生没药 10 克,大红参 10 克(切小块吞服),三七参 10 克(轧细末冲服)。

1993 年 11 月 24 日复诊。上方连服 4 剂,精神较前好转,胸痛胸闷基本解除,未发心悸、短气。舌红暗,苔白,脉沉细。

【方药】丹参 30 克,大红参 30 克,焦山楂 30 克,生黄芪 30 克,三七参 30 克,当归 30 克,檀香 15 克,生桃仁 15 克,红花 15 克。

上药共轧细末,水泛为丸,每服 6 克,1 日 2 次,如法连服 3 月余,病情稳定,未发胸闷、胸痛。复查心电图:属正常心电图。遂停药。1 年后复查心电图,亦属正常。

例三 魏某,男,67 岁,1997 年 4 月 18 日初诊。患者面色红润,身体丰腴,血压偏高,素有胸中憋闷,头昏、头晕史,1 年前经县医院确诊为:"高血压、冠心病。"刻下头昏、头痛,夜不安寐,心慌,少气乏力,动则喘息;两胁胀满,纳谷不香,胸中憋闷。舌红,苔白腻,脉弦硬。予"大胸痹丸"加减水煎服。

【方药】生黄芪 30 克,当归 15 克,焦山楂 30 克,丹参 30 克,降香 10 克,赤芍 10 克,红花 10 克,郁金 10 克,大红参 10 克(切小块吞服),三七参 10 克(轧细末冲服)。

1997年4月29日复诊。上方连服4剂,头昏、胸闷大减。测血压140/90 mmHg,纳增,仍夜不安寐,舌红,苔白,脉弦硬。

【方药】生黄芪30克,丹参30克,当归10克,焦山楂30克,降香10克,赤芍10克,红花10克,郁金10克,大红参10克(切小块吞服),三七参10克(轧细末冲服),炒酸枣仁15克(捣碎),茯神15克。

1997年5月13日三诊。上方连服5剂,胸闷、胸痛缓解,仍夜寐不沉,舌红,苔白腻,脉弦。

【方药】薏苡仁60克,制半夏60克,炒酸枣仁15克(捣碎),百合30克,合欢皮30克,生白芍30克,生甘草10克,降香10克。

1997年5月17日四诊。上方连服两剂,失眠除,睡眠香,诸症悉平,舌红,苔白,脉弦,予"大胸痹丸"加炒枣仁,轧细末水泛为丸,徐服以资巩固。

按 前拟"小胸痹丸"乃与"大胸痹丸"相对而言也。所谓"大胸痹丸"者,所主之证与"小胸痹丸"所主之证相似,不过症较重也。患者胸痛,胸闷,少气乏力,或口唇发绀,或脉结代,心电图提示冠心病或心肌梗死者也。一般年龄较大,病程较长,体质较弱,故治之与"小胸痹丸"有异也。

"小胸痹丸"所主之证乃症状较轻,唯胸闷、胸痛,无少气乏力之患也。故予活血、理气、行滞之品。"大胸痹丸"主于养血益气,以补养心气为主,佐以活血通络之剂。症虽近似,治之大异也。所谓"冠心病"者,冠状动脉运行不畅或阻滞不通。此乃气虚推动无力,故补益心气以强心,此治本之法也。

佐活血通络,即活通脉管阻滞之瘀,实治其标也。大凡治"冠心病",一味活血散瘀,通络,非其治也。不补心气,养心血,心搏无力,何以能通脉管之瘀阻乎?

‖ 加味血府逐瘀汤 ‖

患者胸痛彻背,胸闷短气;或胸部外伤致胸刺痛,随呼吸疼痛加剧;午后或夜晚发热,舌红暗,有瘀点,脉弦涩,"加味血府逐瘀汤"主之。

【组成】生桃仁10克(捣碎),红花10克,当归10克,川芎10克,赤芍10克,生地黄15克,枳壳10克,柴胡10克,甘草10克,桔梗10克,怀牛膝10克,檀香10克,郁金10克。

【加减】胸痛甚,加生乳香、生没药各 10 克;外伤所致发热疼痛者,减川芎、枳壳、檀香,加金银花 30 克;心电图提示:冠状动脉供血不足或传导阻滞者,减枳壳、柴胡、桔梗,加丹参 30 克、三七参 10 克(轧细末冲服)。

【方解】方中用桃红四物活血散瘀;郁金、檀香、怀牛膝理气止痛;枳壳、柴胡、桔梗理气滞,并托扶诸药上升血府以达病所。诸药合用以通血府之脉络,理血府之气滞,散血府之瘀阻。

例一 刘某,男,55 岁,1988 年 10 月 2 日初诊。患者胸闷 1 年余。1 年前因劳累感胸闷、胸痛,甚时痛引肩背。心电图提示:冠状动脉供血不足。

常服"地奥心血康、复方丹参片"等药物。近两天因劳累及精神刺激,胸闷、胸痛加重,服上药症状不见缓解,遂来我科就诊。刻下患者自觉胸闷、短气,胸部阵发性刺痛,伴两胁胀满,纳差乏力,舌红暗,有瘀点,脉沉涩。予"加味血府逐瘀汤"加减。

【方药】当归 10 克,赤芍 10 克,生桃仁 10 克(捣碎),红花 10 克,川芎 10 克,郁金 10 克,降香 10 克,枳壳 10 克,柴胡 10 克,桔梗 10 克,丹参 30 克,怀牛膝 10 克,甘草 10 克。

1998 年 10 月 16 日复诊。上方连服两剂,胸痛、胸闷明显缓解;连服五剂,胸闷、胸痛解除。然仍纳差、短气、乏力,舌红暗,苔薄白,脉弦。

【方药】当归 10 克,赤芍 10 克,生桃仁 10 克(捣碎),红花 10 克,川芎 10 克,枳壳 10 克,降香 6 克,柴胡 10 克,桔梗 10 克,丹参 30 克,甘草 10 克,生黄芪 30 克,焦山楂 30 克,生地黄 15 克。

1998 年 11 月 1 日三诊。上方连服 5 剂,精神好转,饮食正常,胸痛、胸闷未作。宗上方继服 5 剂,随访 1 年,诸症未复发。

例二 王某,男,30 岁,半年前不慎胸部外伤,服消炎镇痛药,症状缓解,遂停药。继后常感胸闷、胸中隐痛。近月余疼痛加重,伴纳差,乏力,午后潮热,阵发性咳嗽。摄胸片:未见异常。舌红暗,苔白,脉弦涩。此乃外伤胸中,脉络受损,久之,外溢之血瘀滞脉络,阻滞气机,故胸闷、胸痛加重。瘀血作祟,午后潮热;胸腔受损,影响肺窍,故发咳嗽。予"加味血府逐瘀汤"加减。

【方药】生桃仁 10 克(捣碎),红花 10 克,当归 10 克,赤芍 10 克,柴胡 10 克,生地黄 30 克,枳壳 10 克,丹参 30 克,桔梗 10 克,降香 10 克,生乳香 10 克,生没药 10 克,甘草 10 克。

复诊:上方连服5剂,胸痛、胸闷明显减轻,午后已不发热。仍纳差乏力,阵发性咳嗽,舌红,苔白,脉沉弦。

【方药】生桃仁10克(捣碎),红花10克,当归10克,赤芍10克,桔梗10克,枳壳10克,川贝母10克(捣碎),丹参30克,生乳香10克,生没药10克,焦山楂30克,怀牛膝10克,炙甘草10克。

上方连服5剂,诸症悉平,继服3剂,以资巩固。

例三 李某,女,70岁,患胸闷伴阵发性胸痛多年。县医院诊断为:冠心病。常服"复方丹参片、速效救心丸",症状始终未能控制。刻下胸闷、胸痛加重3天,服"速效救心丸"暂时缓解,过后仍胸痛,胸中憋闷,面色萎黄,少气懒言,舌淡暗,苔薄白,脉沉缓,予"加味血府逐瘀汤"加减。

【方药】生黄芪30克,当归10克,生桃仁10克,红花10克,赤芍10克,丹参30克,降香10克,郁金10克,枳壳10克,甘草10克。

上方连服两剂,自觉症状好转,乏力减轻,仍纳差,胸痛、胸中憋闷,舌淡暗,苔薄白,脉沉缓。

【方药】生黄芪30克,生桃仁10克(捣碎),红花10克,当归10克,川芎10克,赤芍10克,丹参30克,焦山楂30克,降香10克,郁金10克,生地黄15克,桔梗10克,甘草10克,鸡内金10克(捣碎)。

上方连服5剂,纳增,精神明显好转,胸闷、胸痛均解。宗上方继服5剂,诸症悉平。随访1年未复发。

按 此方乃"血府逐瘀汤"加檀香、郁金以行滞、解郁止痛。大凡胸中瘀阻者,或心脏血流不畅,导致气机不畅,致胸憋闷、胸痛者;或胸部外伤,血溢脉络,致胸部刺痛者;或瘀久生热,低热不退者;如法服之多有效验。血随气行,气滞则血流不畅而瘀阻。本方虽系治心血管之疾,然与"大小胸痹丸"有异也。"小胸痹丸"以活血行滞散瘀为主;"大胸痹丸"以补气养血活血主;"加味血府逐瘀汤"乃理气行滞,佐以活血散瘀也。故气滞血瘀致血府瘀阻者,气行血行,气畅瘀血可散矣!气畅瘀散,气机升降出入有序,痛自止也。

‖ 温通宁心汤 ‖

患者心悸心跳,心动缓慢,胸中憋闷,伴畏寒肢冷,动则喘息;或脘腹胀满,纳谷不香,舌淡,脉沉缓或沉迟无力者,"温通宁心汤"主之。

【组成】生黄芪 30 克,当归 10 克,大红参 10 克(切小块吞服),制附子 6 克,桂枝 10 克,炙甘草 10 克,干姜 10 克,生白芍 30 克。

【加减】心悸心跳、心慌气急者,加炒柏子仁 10 克、生龙骨 30 克(捣碎)、生牡蛎 30 克(捣碎);动则喘息、咳嗽不已者,加阿胶 10 克、麦门冬 15 克。

【方解】方中重用参、芪益气以固本,佐归、芍养血宁心以安神;附子、干姜温中散寒益心阳;桂枝、炙甘草通心阳并通血脉。诸药合用对心血不足、心阳不振、心动过缓、阳虚之证确收桴鼓之效也。

例一　徐某,男,46 岁,1992 年 8 月 25 日初诊。患者心悸心跳两月余。刻下面色萎黄,畏寒肢冷,动则心慌气急,伴纳差,困倦乏力,时大便溏薄,心率 50 次/分,舌淡苔白,脉沉迟。予"温通宁心汤"加减。

【方药】生黄芪 30 克,党参 30 克,制附子 6 克,桂枝 10 克,生白芍 30 克,五味子 10 克(捣碎),炙甘草 10 克。

1992 年 8 月 27 日复诊。上方连服两剂,诸症未见明显好转,舌淡,苔薄黄,脉沉迟。宗上方加减再进。

【方药】生黄芪 30 克,太子参 30 克,制附子 6 克,桂枝 10 克,五味子 10 克(捣碎),炙甘草 10 克,麦门冬 15 克,阿胶 10 克(烊化兑服)。

1992 年 9 月 7 日三诊。上方连服 4 剂,诸症如前,心率 60 次/分,舌红,苔薄,脉沉缓。宗上方加减再进。

【方药】生黄芪 30 克,太子参 30 克,制附子 10 克(先煎),桂枝 10 克,炙甘草 10 克,五味子 10 克(捣碎),生白芍 30 克,麦门冬 15 克,阿胶 10 克(烊化兑服),玉竹 10 克,当归 10 克。

1992 年 9 月 14 日四诊。上方连服 4 剂,四肢温,心慌气急除,心率 80 次/分,舌红,苔薄黄,脉缓。

【方药】生黄芪 30 克,太子参 30 克,制附子 6 克,桂枝 6 克,炙甘草 10 克,五味子 6 克(捣碎),生白芍 30 克,阿胶 10 克(烊化兑服),麦门冬 15 克,玉竹 10 克。

1992 年 9 月 17 日五诊。上方连服两剂,无不适,心率 60 次/分,舌红,苔薄,脉沉缓(因减附子、桂枝、五味子诸温阳药物之剂量,故心率复减慢),宗 9 月 7 日方再进。

上方连服 5 剂,畏寒肢冷除,无心慌气急,心率稳定在 80 次/分左右,遂停药。

例二　常某,男,65 岁,1995 年 10 月 11 日初诊。患者体丰,近发胸闷心悸,动则心慌气急,心率 50 次 / 分,舌红,苔薄黄,脉迟缓,予"温通宁心汤"加减。

【方药】党参 15 克,五味子 10 克(捣碎),麦门冬 15 克,桂枝 6 克,炒白术 10 克,炙甘草 10 克,制附子 3 克。

1995 年 10 月 13 日复诊。上方服 1 剂,仍胸闷,心悸,动则喘息,心率 53 次 / 分,脉舌同前。

【方药】生黄芪 30 克,党参 15 克,五味子 10 克(捣碎),麦门冬 15 克,桂枝 6 克,炒白术 10 克,制附子 6 克,炙甘草 10 克,生龙骨 30 克(捣碎),生牡蛎 30 克(捣碎)。

1995 年 10 月 16 日三诊。上方连服两剂,心悸心跳、心慌气急均好转,心率稍加快,心率 58 次 / 分。宗上方加减再进。

【方药】生黄芪 30 克,党参 15 克,五味子 10 克(捣碎),麦门冬 15 克,桂枝 10 克,制附子 10 克,干姜 6 克,炒白术 10 克,炙甘草 10 克,生龙骨 30 克(捣碎),生牡蛎 30 克(捣碎)。

上方连服 4 剂,诸症均减,心率维持在 66 次 / 分左右,宗上方加减复进数剂以资巩固。

例三　姜某,男,37 岁,1990 年 6 月 27 日初诊。据云:患者寒热往来,低热不退半年余。曾多方求治,中西药并用,终不见明显好转。刻下发热,测体温 37.5℃,伴纳差乏力,心悸心跳,心率 42 次 / 分,舌红,苔薄,脉迟缓。

【方药】生黄芪 30 克,生白芍 30 克,桂枝 10 克,柴胡 10 克,甘草 10 克,生姜 10 克,大枣 6 枚,饴糖 30 克。

上方服 1 剂,热退寒解,心悸减轻。连服 3 剂,诸症悉除,心率 70 次 / 分,然仍纳差,舌红,苔白,脉沉缓。

宗上方加焦三仙各 15 克,连进两剂,纳增,无不适,遂停药。

按　寒邪内凝,阻滞心阳,血脉受阻,心脏受损,出现心悸心跳,怔忡。非大补心气、佐祛寒温通心阳之法不能图治也。心气旺,搏动有力;阳气盛,转运迅速,心悸心跳自除也。黄芪温补,桂枝温通,附子、干姜散寒,芍药酸寒,使诸药温而不燥。心悸心跳甚,佐龙、牡敛阴潜阳安神。阳虚损及阴者,酌加麦门冬、阿胶、玉竹以养心液,更助心脏之搏动。凡心悸心跳、心率缓慢者,温阳而补心血,益阴而通心阳,随证加减,无不随手奏效也。

‖ 宁心安神汤 ‖

患者心悸心跳、怔忡、心律不齐,惶惶如人将捕之;或胸闷,两胁胀满;或失眠多梦,夜梦纷纭;或大便干结,小便短赤,舌红,苔少或苔白腻,脉细数或结代,"宁心安神汤"主之。

【组成】当归 30 克,炒酸枣仁 15 克(捣碎),丹参 30 克,降香 10 克,生龙骨 30 克(捣碎),生牡蛎 30 克(捣碎),茯神 10 克,焦山楂 30 克,枳壳 15 克,青皮 10 克。

【加减】胸闷、胸痛窜及两胁者,加川楝子、生乳香、生没药各 10 克,理气散瘀止痛;心悸怔忡者,加桂圆肉 15 克,阿胶、炙甘草各 10 克,增加阴液以宁心安神。

【方解】方中重用当归、枣仁养心宁心安神;龙骨、牡蛎、茯神善治心悸,定魄安魂。心律不齐者,气滞血府,心血不足,心无所养,故用降香、焦山楂、青皮、枳壳、丹参行气滞,以帅血行,血旺神安,以除心悸、怔忡、心律不齐也。

例一 陈某,女,49 岁,1990 年 6 月 27 日初诊。自述:心悸、心跳伴头晕乏力多年。刻下心悸心跳,动则喘息,心律明显不齐。舌红暗,脉结代。心电图提示:窦性心律,频发室性早搏,予"宁心安神汤"加减。

【方药】当归 30 克,丹参 30 克,茯神 10 克,甘草 10 克,阿胶 10 克(烊化兑服),玄参 20 克,麦门冬 15 克,炒柏子仁 10 克(捣碎),黄精 10 克。

1990 年 7 月 10 日复诊。上方连服 4 剂,诸症好转,心悸心跳明显减轻,仍心律不齐,舌红暗,苔白,脉结代,宗"宁心安神汤"加减。

【方药】当归 30 克,生地黄 20 克,炙甘草 10 克,生龙骨 30 克(捣碎),生牡蛎 30 克(捣碎),阿胶 10 克(烊化兑服),茯神 10 克,焦山楂 30 克,炒酸枣仁 15 克(捣碎),枳壳 15 克,降香 10 克。

1990 年 7 月 20 日三诊。上方连服 3 剂,诸症大减,心律齐,早搏除,心率 68 次/分,时夜晚胸闷,舌红,苔薄黄,脉沉缓。

【方药】当归 30 克,丹参 30 克,生白芍 30 克,炙甘草 10 克,生龙骨 30 克(捣碎),生牡蛎 30 克(捣碎),焦山楂 30 克,茯神 10 克,阿胶 10 克(烊化兑服),生地黄 15 克,降香 10 克。

1990 年 7 月 30 日四诊。上方连服 4 剂,心律齐,诸症好转。时有心悸,劳累后关节疼痛,下肢尤甚。宗上方加威灵仙 30 克、秦艽 10 克,继服数剂以资巩固。

　　例二　张某,女,50 岁,1991 年 10 月 10 日初诊。自述:近半年来心慌气急,动则喘息。胸透示:两肺纹理增粗,心脏增大。心电图提示:室性早搏。舌红暗,苔白,脉结代。此乃心血虚,不能养心。予补心血,佐理气活血法治之,取"宁心安神汤"加减。

　　【方药】当归 30 克,生白芍 30 克,生龙骨 30 克(捣碎),生牡蛎 30 克(捣碎),炒酸枣仁 10 克(捣碎),丹参 30 克,降香 10 克,焦山楂 30 克,生地黄 30 克,炙甘草 10 克,百合 30 克。

　　1991 年 10 月 14 日复诊。上方连服两剂,诸症大减,仍心律不齐,纳谷不香,大便微溏,舌红,苔白,脉沉缓。

　　【方药】当归 15 克,白茯苓 15 克,丹参 30 克,枳壳 15 克,生龙骨 30 克(捣碎),生牡蛎 30 克(捣碎),炒酸枣仁 10 克(捣碎),焦山楂 30 克,炙甘草 10 克,降香 10 克,生白芍 30 克。

　　1991 年 10 月 20 日三诊。上方连服 3 剂,心律齐,心跳除,仍胀满纳差,舌淡苔白,脉沉弱。宗上方加减再进。

　　【方药】当归 15 克,生白芍 30 克,白茯苓 15 克,鸡内金 15 克(捣碎),生龙骨 30 克(捣碎),生牡蛎 30 克(捣碎),炒酸枣仁 10 克(捣碎),丹参 30 克,降香 10 克,焦山楂 30 克,炙甘草 10 克,百合 30 克。上方连服 3 剂,纳增,诸症悉除。

　　例三　屈某,男,67 岁,1991 年 8 月 22 日初诊。患者系理发师,"慢支病"。近发心悸心跳,动则喘息。刻下心慌气急,稍动作,似不能支持,伴脘腹胀满,胸中憋闷,口唇发绀,四肢厥冷。心电图提示:频发室性早搏,左心室肥大伴心肌劳损。舌淡暗稍胖,苔白腻,脉结代。

　　【方药】党参 30 克,当归 30 克,丹参 30 克,炙甘草 10 克,生白芍 30 克,茯神 15 克,焦山楂 30 克,陈皮 10 克,炒白术 15 克。

　　1991 年 8 月 24 日复诊。上方服 1 剂,仍动则喘息,频发早搏。舌淡暗,苔薄白,脉结代。

　　【方药】当归 30 克,丹参 30 克,赤芍 15 克,焦山楂 30 克,降香 10 克,郁金 10 克,枳壳 10 克,生桃仁 10 克(捣碎),青皮 10 克,柏子仁 10 克(捣碎),柴胡 6 克,生龙骨 30 克(捣碎),生牡蛎 30 克(捣碎)。

1991 年 8 月 26 日三诊。上方服 1 剂,胸闷及胀满均好转,纳谷增,心脏偶闻早搏。唯感咽干少津。宗上方减陈皮、柴胡,加金银花 30 克、蒲公英 30 克,再进。

上方连服 5 剂,纳增,体渐复。

按 心悸、心跳,心律不齐者,乃气血虚弱,心失所养也。气盛血旺,脉道畅,心动有节,自无停顿之患也。气血旺盛,心神有所荣养,自无心悸怔忡也。然气滞致心律不齐、心悸心跳亦属常见,气为血帅,气滞及血行不畅,故发心悸、心律不齐也。益气养血,填补心阴,可谓治疗心悸心跳、心律不齐之正法;然疏肝解郁,理气行滞,疏通脉络亦可谓治疗心悸心跳、心律不齐之辅佐。故临床必补气血,佐以理气;益心阴,佐以行滞。阴血运行无阻,自无心跳怔忡、心律不齐之患也。

‖ 定心安神汤 ‖

患者心悸心跳、心动过速,动则心慌气急,或五心烦热,口干少津,大便干结,小便短赤,舌红,苔薄,脉细数,"定心安神汤"主之。

【组成】生白芍 30 克,百合 30 克,麦门冬 15 克,桂圆肉 15 克,生地黄 30 克,山茱萸 10 克,炒酸枣仁 10 克(捣碎),炙龟板 10 克(捣碎),炙甘草 10 克,当归 10 克。

【加减】心烦多汗者,加生龙骨、生牡蛎各 30 克(捣碎);伴低热咳嗽者,加生石膏 30 克(捣碎),川贝母(捣碎)、知母各 10 克。

【方解】心悸心跳、心动过速者,阴血不足也。故遣滋润浆液之品,填补阴液以荣心体,百合、麦门冬、桂圆、生地是也;萸肉、芍药酸敛性平,敛心、宁心以制心动过速;枣仁宁志安神;龟板为补阴之圣品;甘草和诸药而缓急(缓急可遏制心率)。多汗者,加龙、牡收敛止汗;热盛者,加石膏、知母清热凉润。心肌无损,心悸心跳、心动过速者,随证加减,多收桴鼓之效也。

例一 姚某,女,37 岁,1990 年 5 月 14 日初诊。患者心悸心跳半年余,加重 10 余天。刻下自觉心慌、气急,倦怠乏力,心烦易怒,多汗,心音亢进,心率 120 次 / 分;测血压 140/80mmHg;检 T_3、T_4 均属正常;心电图示:心动过速。舌红,苔白,脉弦数,予"定心安神汤"加减。

【方药】生地黄 30 克,生白芍 30 克,百合 30 克,麦门冬 15 克,当归 10 克,甘草 10 克,桂圆肉 15 克,炙龟板 15 克(捣碎),生牡蛎 30 克(捣碎)。

1990 年 5 月 18 日复诊。上方连服两剂,心悸心跳明显好转,心音较前缓和,心率 90 次 / 分;测血压 126/88mmHg。刻下咽中不利,时有恶心呕吐,乳房胀痛、有结节。舌质红,苔薄白,脉弦数。

【方药】生地黄 30 克,生白芍 30 克,百合 30 克,麦门冬 15 克,当归 10 克,桂圆肉 15 克,炙龟板 15 克(捣碎),生牡蛎 30 克(捣碎),代赭石 30 克(轧细),焦山楂 30 克,制半夏 15 克。

1990 年 5 月 22 日三诊。上方连服两剂,心跳心悸解除,心率 84 次 / 分;心电图提示:基本正常。测血压:114/84mmHg。然心烦,乳房胀痛、结节未除。自觉胃脘不适,时有嗳气上逆。宗上方加减再进。

【方药】生白芍 30 克,百合 30 克,麦门冬 10 克,当归 10 克,炙龟板 10 克(捣碎),生牡蛎 30 克(捣碎),代赭石 30 克(轧细),焦山楂 30 克,制半夏 10 克,炒王不留行子 30 克(捣碎),延胡索 10 克(捣碎),川楝子 10 克。

上方连服 10 剂,诸症悉除。

例二　王某,女,20 岁,1990 年 3 月 4 日初诊。自述:半月前因惊恐过度而患心悸、心跳。刻下心悸心慌,夜梦纷纭,惶惶如人将捕之,心率 96 次 / 分;心电图提示:心动过速。舌淡红,苔薄,脉细数,予"定心安神汤"加减。

【方药】生白芍 30 克,合欢皮 30 克,百合 30 克,生龙骨 30 克(捣碎),生牡蛎 30 克(捣碎),桂圆肉 30 克,茯神 10 克,炒酸枣仁 10 克(捣碎),生地黄 20 克,甘草 10 克,远志 10 克,炒柏子仁 10 克(捣碎),当归 30 克,知母 10 克。

1990 年 3 月 8 日复诊。上方连服两剂,心神已定,心悸心跳大减,心率 78 次 / 分,然仍有时易惊害怕,白带清稀而多,胃脘微微作痛。舌红,苔薄,脉沉细。宗上方加减再进。

【方药】生白芍 30 克,合欢皮 30 克,百合 30 克,生龙骨 30 克(捣碎),生牡蛎 30 克(捣碎),甘草 10 克,炒酸枣仁 10 克(捣碎),芡实 30 克,生山药 30 克,茯神 10 克,桂圆肉 10 克,远志 10 克,朱砂 10 克(轧细末冲服)。

上方连服 3 剂,心悸心跳除,带下亦止。

例三　李某妻,55 岁,1991 年 11 月 10 日初诊。患者心悸心跳,伴纳差,乏力,夜不安寐,阵阵咳嗽,动则喘息 3 月余。胸透:双肺纹理增粗;心电图提示:心动过速,冠状动脉供血不足。肺失肃降,首予降肺平喘、宁心安神图治。

【方药】炒苏子15克(捣碎),知母10克,炙杏仁10克。川贝母15克(捣碎),珍珠母30克(捣碎),炒酸枣仁15克(捣碎),百合30克,生白芍30克,陈皮10克,山茱萸10克,淮小麦30克,大枣6枚。

1991年11月18日复诊。上方连服4剂,喘息止,心悸心跳大减。仍咳嗽,舌红,苔薄,脉沉弱。

【方药】炒苏子15克(捣碎),麦门冬15克,生白芍30克,百合30克,川贝母10克(捣碎),炙杏仁10克,五味子10克(捣碎),炒酸枣仁15克(捣碎),炙甘草10克,山茱萸10克,大枣6枚,生地黄15克,桂圆肉10克。

1991年11月26日三诊。上方连服4剂,喘息咳嗽均止,心悸心跳亦解。仍精神不振,倦怠乏力。宗上方加减继服两剂,以善其后。

按　心悸心跳、心神不宁、心动过速者,阴血不足,心失荣养也。血旺,阴精充盈,心神守舍其宫,神明昭著全身,何有心悸心跳乎? 浆液阴之体,酸甘阴之本(酸甘化阴),阴盛制阳,心动过速可遏矣!

▌ 清心解毒汤 ▌

患者心悸心跳、心慌气急,动则喘息;或口干口渴,低热不退;四肢酸软,困倦乏力(现代医学诊断为:病毒性心肌炎),舌淡苔白,脉细数,"清心解毒汤"主之。

【组成】生地黄30克,栀子10克(捣碎),板蓝根30克,金银花30克,蒲公英30克,生石膏30克(捣碎),知母10克,生甘草10克,当归15克,党参15克,百合30克,生龙骨30克(捣碎),生牡蛎30克(捣碎)。

【加减】发热甚,减龙骨、牡蛎,加连翘10克,生石膏加至60克;纳差者,加炒白术15克、鸡内金10克(捣碎)。

【方解】方中重用生地黄、栀子入血分以清热凉血;石膏、金银花、板蓝根、蒲公英清气分热以解热毒;归、参益气补血以养心体;龙骨、牡蛎、百合收敛定志以安心神。邪犯心宫,诸药合用,随证加减,多收良效也。然症状缓解,仍动则喘息,伴困倦乏力者,必继服"清心益气汤"方(见下方)收全效也。

▌ 清心益气汤 ▌

【组成】西洋参15克(切小块吞服),生黄芪30克,当归10克,麦门冬15克,五味子 10 克(捣碎),生地黄 30 克,焦山楂 30 克,生甘草 10 克,玉竹 10 克,黄精 10 克。

【方解】邪毒已去,急需荣本,故重用归、芪、参益气血,扶正固本;佐地黄、麦门冬凉血清润;焦山楂通血脉助消化,以增生化之源(山楂善通络、降血脂);西洋参、玉竹、黄精、五味子敛心阴并补肺气,气盛血旺,体自复也。

例一 杨某,女,11 岁,1989 年 2 月 14 日初诊。据云:半年前因感冒未及时治愈,遂发心悸、心跳。经县医院诊断为病毒性心肌炎。反复经中西医治疗,病情时轻时重,终未得愈。刻下发热两天余,测体温 38.1℃,血检:白细胞 22.4×10⁹/L,心悸、心跳,动则喘息,心率 136 次/分,舌红,苔白,脉细数。予清热解毒,佐益气养阴法调治,宗"清心解毒汤"加减。

【方药】生地黄 15 克,栀子 10 克(捣碎),金银花 15 克,连翘 10 克,生石膏 30 克(捣碎),党参 10 克,当归 10 克,玄参 15 克,甘草 10 克,生白芍 15 克。

1989 年 2 月 18 日复诊。上方连服两剂,自觉症状好转,热退,测体温:36.7℃,心率 90 次/分,血检:白细胞 18.2×10⁹/L,舌淡红,苔白,脉细数。

【方药】生地黄 15 克,栀子 10 克(捣碎),金银花 15 克,连翘 10 克,党参 20 克,生石膏 20 克(捣碎),当归 10 克,生黄芪 10 克,甘草 10 克,生白芍 15 克,玄参 15 克。

1989 年 2 月 24 日三诊。上方连服 3 剂,症状好转,测心率 88 次/分,纳差,舌淡红,苔薄白,脉弱。

【方药】生地黄 15 克,栀子 10 克(捣碎),金银花 15 克,连翘 10 克,党参 10 克,生石膏 20 克(捣碎),当归 10 克,生黄芪 10 克,炙甘草 10 克,生白芍 15 克,玄参 15 克,板蓝根 15 克,鸡内金 10 克(捣碎)。

1989 年 3 月 4 日四诊。上方连服 5 剂,症状明显好转,无不适,心率 84 次/分,舌淡,苔薄白,脉弦。邪毒已去,体渐康复,予"清心益气汤"加减。

【方药】西洋参 10 克(切小块吞服),生黄芪 15 克,麦门冬 10 克,天门冬 10 克,当归 10 克,生地黄 10 克,炙甘草 10 克,焦山楂 15 克,鸡内金 10 克(捣碎),生龙骨 15 克(捣碎),生牡蛎 15 克(捣碎)。

上方连服 10 剂,病情稳定,无不适。宗上方轧细末,水泛为丸。徐服两月余,身体康复,暑假后继续入学学习。

例二 高某,女,34 岁,1988 年 1 月 20 日初诊。自述:发热两月余,近发心悸心跳,动则喘息,伴困倦乏力,头晕,多汗;纳差,口干,口渴,心率120次/分,测体温37.5℃,心电图提示:窦性心动过速,心肌损害。舌淡,苔薄,脉细数。此乃邪毒侵犯肌体,窜入心包,君主受累。予清热解毒敛阴法图治,予"清心解毒汤"加减。

【方药】生石膏50克(捣碎),连翘10克,百合30克,知母10克,金银花30克,板蓝根30克,党参15克,麦门冬15克,甘草10克,生白芍30克,焦山楂30克。

1988年1月22日复诊。上方服1剂热退,心悸心跳减轻,心率108次/分,仍纳差,动则喘息,舌淡,苔薄,脉细数。

【方药】生石膏30克(捣碎),连翘10克,金银花30克,板蓝根30克,知母10克,百合30克,麦门冬15克,五味子6克(捣碎),生白芍30克,生龙骨30克(捣碎),生牡蛎30克(捣碎),焦山楂30克,鸡内金15克(捣碎)。

1988年1月24日三诊。上方服1剂,心悸心跳、口干均明显好转,心率98次/分,仍纳差,动则喘息,时咳嗽,舌质红。苔薄白,脉细数。

【方药】金银花30克,连翘10克,百合30克,川贝母10克(捣碎),炙杏仁10克,知母10克,党参15克,生白芍30克,麦门冬15克,五味子10克(捣碎),生龙骨30克(捣碎),生牡蛎30克(捣碎),焦山楂30克,鸡内金10克(捣碎)。

1988年1月26日四诊。上方服1剂,心悸心跳大减,测心率88次/分。仍纳差,胸闷,舌质淡,苔薄白,脉弦。

【方药】生地黄30克,百合30克,生白芍30克,川贝母10克(捣碎),党参15克,五味子10克(捣碎),当归15克,知母10克,麦门冬15克,生龙骨30克(捣碎),生牡蛎30克(捣碎),焦山楂30克,鸡内金15克(捣碎)。

1988年1月29日五诊。上方连服两剂,昨天月经至,仍心悸心跳,心率98次/分,舌质淡,苔白腻,脉弦数。

【方药】金银花30克,当归30克,党参30克,生白芍30克,生地黄30克,板蓝根30克,麦门冬10克,五味子10克(捣碎),栀子10克(捣碎),柴胡6克,鸡内金10克(捣碎)。

1988年2月10日六诊。上方连服6剂,心悸、心跳除,无不适,心率84次/分,舌淡,苔薄白,脉弦。邪毒已去,体渐康复,宗"清心益气汤"加减再进。

【方药】西洋参45克,生黄芪90克,当归45克,麦门冬45克,五味子45克,生龙骨90克,生牡蛎90克,生地黄90克,焦山楂90克,甘草45克。

上药共轧细末,水泛为丸,每服6克,1日2次,徐服两月余,身体康复。

例三 相某,男,56岁,1997年12月28日初诊。患者心悸心跳,胸闷,纳谷不香,动则喘息,四肢乏力。心电图提示:心动过速,心肌损害。心率110次/分,舌质红,苔薄黄,脉弦数。

【方药】生黄芪30克,当归10克,生白芍30克,太子参15克,茯神10克,百合30克,三七参10克(轧细末冲服),鸡内金10克(捣碎),三棱10克,莪术10克,延胡索10克(捣碎)。

1998年1月1日复诊。上方连服两剂,症状好转,仍心悸心跳,胸闷胀满,脉舌同前。宗上方太子参易大红参再服,以观动静。

1988年1月9日三诊。上方连服5剂,心悸心跳除,心率正常,舌淡红,苔薄黄,脉弦。予"清心益气汤"加减。

【方药】生黄芪30克,西洋参20克,当归20克,麦门冬20克,五味子10克,炙甘草10克,焦山楂30克,生地黄30克,丹参30克,三七参20克。

上药共轧细末,水泛为丸,每服6克,1日2次。如法服两月余。身体康复,诸症悉除。

🅑 心肌炎一症,属中医"虚劳、心悸"范畴。近年此证多见,小儿尤甚。然心肌炎初为外感邪毒侵袭,治之失误,或耽误治机,正气渐虚,邪毒内扰,侵犯心包,致心悸心跳,心慌气急,低热不退。故治疗应以清热解毒祛邪为主,重用金银花、生石膏、板蓝根等清热逐邪,邪祛正安矣!待热退仍心慌气急,动则喘息者,心肌受损,虚劳已成,非短期治疗所能为也,应以益气养阴扶正,佐以清热解毒祛邪为治则。邪毒久稽,正气益损,故用参、芪、归、芍以扶正虚之证;气阴两虚,阴虚火必盛,火盛阴精受损,故用生脉饮、生地黄以补阴精。阴精足,心气盛,正气复,体自康复矣!

第五节 肾 病 方

肾者,作强之官,肾藏精,主水,与生殖有关。关于生殖之疾,在"妇科"及

"男科"有专方所述。此就水液代谢的潴留及水液代谢失常,或湿热熏蒸,凝结砂石,拟数方于后,供同道临床参阅。

加减越婢汤

患者发热,浮肿,伴身痛腰痛,口渴,尿检:蛋白呈"阳性"(急性肾炎),舌质红,苔白,脉浮数,"加减越婢汤"主之。

【组成】麻黄6克,生石膏30克(捣碎),白茯苓15克,泽泻15克,车前子15克,板蓝根30克,石韦6克,瞿麦6克,甘草10克,生姜6克,大枣6枚。

【加减】浮肿甚,加大腹皮15克、猪苓10克,以增利水退肿之力;肺热甚,咽喉肿痛者,加金银花30克、连翘10克以清热解毒。

【方解】"腰以上肿,当发汗。"故方中麻黄发散表邪,宣肺利水,使水湿之邪从皮毛而去;石膏清宣肺热,宣降肺气;泽泻、车前子、石韦、瞿麦导湿利水,使水湿之邪从小便去;板蓝根、甘草清热以解水湿毒邪。诸药合用,疏风解表,清热解毒,宣肺利水。中医谓之"风水",现代医学谓之"急性肾炎"者,随证加减,多收捷效也。

例一 何某,男,37岁,1988年12月29日初诊。自述:感冒10余天,近3天突发腰痛,颜面浮肿,伴纳差、呕吐胀满;四肢乏力,咽喉肿痛,测体温37.5℃;尿检:蛋白(+++),舌质红,苔黄白,脉弦,予"加减越婢汤"加减。

【方药】麻黄6克,生石膏30克(捣碎),板蓝根30克,金银花30克,连翘15克,白茯苓20克,石韦6克,瞿麦6克,滑石30克,草薢10克,大腹皮30克,甘草10克。

1989年1月2日复诊。上方连服两剂,热退纳增,胀减肿消。仍腰痛,舌红暗,苔黄糙,脉沉细。

【方药】生石膏30克(捣碎),生山药30克,益母草15克,白茯苓15克,板蓝根30克,生地黄20克,草薢10克,连翘10克,泽泻10克,瞿麦10克,石韦10克。

1989年1月10日三诊。上方连服4剂,诸症大减,尿检:无蛋白。舌质红,苔黄腻,脉沉细。

【方药】生地黄30克,白茯苓30克,丹参30克,板蓝根30克,金银花30克,连翘10克,石韦10克,生山药30克。

1989 年 1 月 20 日四诊。上方连服 4 剂,诸症悉除,无不适。予"六味地黄丸"徐服,以资巩固。

例二 张某,男,50 岁,1993 年 2 月 15 日初诊。患者近日发热,困倦乏力,伴腰膝酸痛,面目浮肿。尿检:蛋白(+++),舌红暗,苔白,脉弦数,予"加减越婢汤"加减。

【方药】生石膏 30 克(捣碎),麻黄 6 克,炙杏仁 10 克,金银花 30 克,连翘 10 克,板蓝根 30 克,蒲公英 30 克,石韦 10 克,瞿麦 10 克,泽泻 10 克,滑石 30 克,车前子 10 克,木通 6 克。

1993 年 2 月 19 日复诊。上方连服两剂,热退肿消。仍腰痛,舌质红,苔白,脉弦。

【方药】金银花 30 克,蒲公英 30 克,板蓝根 30 克,连翘 10 克,生山药 30 克,滑石 30 克,车前子 15 克,泽泻 10 克,石韦 6 克,瞿麦 6 克。

1993 年 2 月 22 日三诊。上方连服两剂,诸症悉除,腰痛亦解,检:小便未见蛋白。宗上方减石韦、瞿麦,加熟地黄 30 克、白茯苓 15 克,继服数剂以善其后。

按 风邪外袭,或水湿外侵,或湿从内生;内有郁热,肺气被郁,风湿相搏,肺失肃降,通调水道失司,水湿泛溢肌肤,而颜面浮肿。风热相袭,而恶寒发热。水湿停滞,脾失健运,水湿阴邪,损及肾阳,肾失升腾气化之机,故水湿潴留而浮肿。加减越婢汤为风水、湿邪初袭所设,具清热宣肺利水之功。邪毒初犯,肾无所损,热去肿消,肺宣发、肃降有度,病自除也。然水湿未能速去,邪毒潴留过久,必损及肾(肾为水之关),治之亦难矣! 故遇此疾,清热宣肺,佐健脾利湿之法,治疗宜迅宜速。故治水肿,"**开鬼门,洁净府**",清热宣肺乃"**开鬼门**",邪从汗孔出;健脾利湿,乃"**洁净府**",使邪从小便去也。

┃ 补肾利尿汤 ┃

腰痛浮肿,时轻时重,久不获愈;或时身肿伴眼睑浮肿,按之凹陷如烂泥;时小便清长,时小便赤涩而痛;舌质淡或淡胖,苔白腻或黄腻,脉沉细。尿检:蛋白阳性并夹管型,现代医学诊断为"慢性肾炎"者,"补肾利尿汤"主之。

【组成】熟地黄 30 克,生山药 30 克,泽泻 10 克,白茯苓 30 克,车前子 15 克,生黄芪 30 克,赤小豆 30 克,萆薢 10 克,炒菟丝子 15 克(捣碎),炒白术 10 克,炒白扁豆30克,薏苡仁30克。

【加减】伴畏寒肢冷者,加肉桂、制附子各6克以温补肾阳,助肾阳气化行水之功;腰痛甚,加山茱萸10克、怀牛膝15克以壮腰补肾;浮肿甚,加大腹皮、冬瓜皮各30克,利尿以增强肾脏气化之功。

【方解】谓之慢性肾炎者,乃肾脏受损也,重用熟地黄、生山药、菟丝子填精补肾以固本。肺为水之上源,重用黄芪补肺气以通调水道。脾主运化,白术、茯苓、炒白扁豆、薏仁健脾以运化水湿。车前子、泽泻走下焦,导湿利水,促潴留之水湿速从小便去。肺、脾、肾三脏并治,水湿不能久稽,水肿自消矣。

例一　袁某,男,50岁,1988年7月7日初诊。据云:患者半月前突发全身浮肿,曾服消炎利尿药而罔效。刻下全身浮肿,下肢尤甚,按之凹陷如烂泥;不发热,纳差乏力,腰酸痛如折,测体温36.7℃,检小便:蛋白(+++),管型(+)。舌质淡,苔薄白,脉沉缓。予清热解毒,佐以补肾利尿法图治。

【方药】金银花30克,蒲公英30克,板蓝根30克,炒白术15克,木通10克,车前子15克,萆薢15克,大腹皮30克,茯苓皮30克,生地黄30克,生山药30克。

1988年7月16日复诊。上方连服6剂,纳增,诸症大减。下肢仍浮肿,腰痛未除,舌质淡,苔薄白,脉缓。尿检:蛋白(+),少量管型。

【方药】熟地黄30克,生山药30克,白茯苓30克,泽泻10克,车前子15克,萆薢10克,炒白术15克,薏苡仁30克,金银花30克,蒲公英30克,甘草10克。

1988年7月24日三诊。上方连服3剂,纳增肿消,仍腰痛,舌质淡,苔白,脉缓。宗上方加减再进。

【方药】熟地黄30克,生山药30克,山茱萸10克,怀牛膝10克,薏苡仁30克,泽泻10克,炒白术10克,生黄芪30克,车前子15克,白茯苓30克,萆薢10克。

1988年7月30日四诊。上方连服3剂,诸症均解,尿检:蛋白微量。舌质淡,苔薄白,脉缓。宗上方加减,连服20剂,尿蛋白消失,体康复。1年后随访,身体康健。

例二　闪某,男,37岁,1988年7月4日初诊。据云:1年前曾患"急性肾炎"。经中西医治疗,浮肿消失,然腰痛及蛋白尿始终未除。近因感冒致眼睑浮肿,小便短赤,腰酸痛乏力,不发热,纳谷可,尿检:蛋白"阳性",并见"红细胞"及"管型",舌质红,苔薄黄,脉弦。予清热利尿,佐滋阴补肾法图治。

【方药】金银花 30 克,木通 10 克,石韦 10 克,瞿麦 10 克,车前子 10 克,萆薢 10 克,连翘 10 克,生地黄 30 克,生山药 30 克,玄参 20 克,泽泻 10 克,益母草 15 克,甘草 10 克。

1988 年 7 月 11 日复诊。上方连服 3 剂,诸症大减,纳增,浮肿消,脉舌同前,宗上方加减再进。

【方药】熟地黄 30 克,生山药 30 克,白茯苓 30 克,生黄芪 30 克,萆薢 10 克,金银花 30 克,泽泻 10 克,炒白术 10 克,车前子 10 克,薏苡仁 30 克,甘草 10 克。

1988 年 7 月 22 日三诊。上方连服 5 剂,纳增,自觉症状消失,舌质淡,脉缓。宗上方继服 30 剂,尿检:未见"蛋白"及"管型"。1 年后复查:尿常规"正常"。

例三 徐某,女,37 岁,1987 年 8 月 7 日初诊。患者因腰痛伴全身浮肿来诊。刻下全身浮肿,面部尤甚;腰痛不能俯仰;小便短赤涩痛;白带量多,发热,测体温 37.4℃,口干,纳差乏力;尿检:蛋白(+++),舌红,苔白腻,脉弦。

【方药】生地黄 30 克,生山药 30 克,白茯苓 30 克,车前子 15 克,石韦 10 克,瞿麦 10 克,玄参 30 克,萆薢 15 克,泽泻 15 克,生桃仁 10 克(捣碎),益母草 15 克。

1987 年 8 月 14 日复诊。上方连服 3 剂,热退腰痛缓解,小便利,浮肿未消。舌质红,苔白腻,脉缓。

【方药】生地黄 30 克,生山药 30 克,车前子 15 克,萆薢 15 克,石韦 10 克,瞿麦 10 克,泽泻 15 克,白茯苓 20 克,大腹皮 15 克,木通 10 克,丹参 30 克,桃仁 10 克(捣碎),益母草 15 克,玄参 30 克。

1987 年 8 月 24 日三诊。上方连服 4 剂,诸症大减,浮肿消,时有腰酸痛,刻下小便浑浊,舌淡红,苔薄,脉沉弦。宗上方萆薢加至 30 克,再进以观动静。

1987 年 9 月 2 日四诊。上方连服 4 剂,纳增,肿消,小便清长,舌质淡,苔薄白,脉缓,宗上方加减再进。

【方药】熟地黄 30 克,生山药 30 克,白茯苓 30 克,薏苡仁 30 克,炒苍术 10 克,萆薢 15 克,泽泻 10 克,车前子 15 克,炒白扁豆 30 克,甘草 10 克。

1987 年 9 月 8 日五诊。上方连服 3 剂,诸症均解,肿消,白带亦止,尿常规:正常。舌淡,脉缓,宗上方加减,轧细末为丸。徐服以资巩固。

【方药】熟地黄 30 克,生山药 30 克,白茯苓 30 克,生黄芪 30 克。萆薢 15 克,薏苡仁 30 克,炒苍术 15 克,赤小豆 30 克,泽泻 30 克,生桃仁 15 克,车前子 15 克,丹参 30 克。

上药共轧细末,水泛为丸,每服 6 克,1 日 2 次。如法徐服两月余,诸症得愈。

🅰 病邪于皮毛,可汗而解之。病邪于肌肉、筋骨,寒者温之,热者清之,瘀者散之,可酌邪之类别而处之。邪于六腑,可导而泻之。然邪于五脏,治之则难矣!因肾主水,肾脏强壮,气化有力,方能司施水液代谢也。清热利尿乃治其标,利尿可强心,然利尿亦补肾,水湿去,增强肾脏气化之功也。故慢性肾炎,全身浮肿,当速利其水湿亦治标,亦当补肾治其本也。

▌ 加减八正散 ▌

患者尿急、尿频、尿痛,小腹窘迫;或发热口渴;或腰痛眼睑浮肿,尿检:蛋白尿并见红、白细胞,舌质红,苔白,脉弦或浮数,"加减八正散"主之。

【组成】金银花 30 克,板蓝根 30 克,蒲公英 30 克,木通 10 克,石韦 10 克,瞿麦 10 克,连翘 10 克,滑石 30 克,车前子 10 克,萹蓄 10 克,甘草 10 克。

【加减】腰痛甚,加生山药 30 克;纳差乏力者,加炒白术 15 克、生黄芪 30 克、鸡内金 10 克(捣碎)。

【方解】方中金银花、板蓝根、蒲公英、连翘清热解毒;石韦、瞿麦、萹蓄降火通淋;滑石、木通、车前子清热利尿;甘草和诸药而缓急止痛。诸药合用,可清热解毒利尿也。

例一　张某,男,59 岁,1993 年 4 月 19 日初诊。患者尿频,日十余行,伴腰酸痛,眼睑浮肿,纳差乏力。反复治疗三月余,诸症不见好转。刻下:诸症悉具,尿检:蛋白"阳性",并见少量"红细胞"。舌质红,苔薄白,脉弦。予"加减八正散"加减。

【方药】金银花 30 克,板蓝根 30 克,蒲公英 30 克,连翘 10 克,滑石 30 克,石韦 10 克,瞿麦 10 克,车前子 10 克,泽泻 10 克,生地黄 15 克,木通 6 克,甘草 10 克。

1993 年 4 月 22 日复诊。上方连服两剂,小便次数减少,面目肿消。仍腰痛,纳差乏力,舌红,苔薄白,脉弦。

【方药】金银花 20 克,板蓝根 20 克,蒲公英 20 克,滑石 30 克,石韦 6 克,瞿麦 6 克,车前子 10 克,生山药 30 克,炒白术 15 克,甘草 10 克。

1993 年 4 月 27 日三诊。上方连服两剂,小便基本正常,腰痛减轻,仍纳差乏力,头昏头晕,舌淡红,苔薄白,脉沉弱。

【方药】生黄芪30克,当归10克,白茯苓30克,炒白术15克,甘草10克,党参10克,知母10克。

1993年5月1日四诊。上方连服两剂,头昏头晕好转,仍腰酸,早晨眼睑浮肿,舌淡红,苔薄白,脉沉。

【方药】生黄芪30克,当归10克,白茯苓30克,炒白术15克,鸡内金10克(捣碎),泽泻10克,车前子10克,知母10克,滑石30克,甘草10克。

1993年5月14日五诊。上方连服6剂,诸症明显好转,小便正常,腰痛乏力除;测血压110/70mmHg;仍感头昏,舌淡红,苔薄,脉弦。宗上方泽泻加至30克,连服10剂,诸症悉除。

例二 刘某,女,43岁,1988年5月18日初诊。患者慢性肾炎史,刻下腰痛,眼睑浮肿,伴小便热痛,肌肉酸痛乏力。尿检:蛋白(+),舌红,苔白,脉弦,予"加减八正散"加减。

【方药】金银花30克,板蓝根30克,蒲公英30克,连翘10克,石韦10克,瞿麦10克,车前子10克,泽泻10克,甘草10克,草薢10克,生山药30克,白茯苓30克,熟地黄30克。

1988年5月22日复诊。上方连服两剂,肿消,腰痛亦减;仍感小便热痛,外阴瘙痒,舌红,苔白,脉弦。

【方药】金银花30克,板蓝根30克,蒲公英30克,车前子10克,泽泻10克,黄柏10克,苦参15克,石韦10克,瞿麦10克,生地黄30克,甘草10克。

1988年5月25日三诊。上方连服两剂,诸症好转,尿检:正常。宗上方继服两剂,以善其后。

例三 李氏,女,60岁,1989年10月2日初诊。患者尿急、尿频、尿痛两天余。刻下发热,测体温38℃,小便涩痛,日十余行,舌红,苔白,脉弦数,予"加减八正散"加减。

【方药】金银花30克,板蓝根30克,蒲公英30克,连翘10克,石韦10克,瞿麦10克,车前子10克,生地黄30克,萹蓄15克,薄荷叶10克。

上方连服两剂,热退,小便正常。宗上方减石韦、瞿麦,加鸡内金10克、生白芍30克,继服两剂,以善其后。

按 尿急、尿频、尿痛,中医谓之"热淋",现代医学谓之"尿路感染",乃临床常见之病。此乃湿热下注膀胱,蕴结不解,故小便不利、涩痛;湿热蕴结、郁而不散,故发热。取金银花、蒲公英诸药以解下焦之热毒;取石韦、瞿麦、车前子诸药化湿利尿,以导热邪从小便去;使下焦之郁热清之、利之,膀胱气化正常(膀胱为州都之官),小便有节,诸症可除矣!

▎ 益气排石汤 ▎

患者阵发性腰痛、腹痛,或小便涩痛不利,伴腰酸腿软,少气乏力,B超检查诊断为肾结石、输尿管结石,或膀胱结石、尿道结石者,舌质淡,脉沉细,"益气排石汤"主之。

【组成】生黄芪30克,柴胡10克,升麻10克,金钱草30克,海金砂30克(包煎),泽泻10克,木通10克,鸡内金15克(捣碎),石韦10克,瞿麦10克,滑石30克。

【加减】身体消瘦、体虚者,加党参15克以助黄芪益气排石之力;腰酸痛甚,加怀牛膝15克、延胡索10克。

【方解】方中黄芪、柴胡、升麻升举益气,以增强肺脏通调水道之力;金钱草、海金砂、鸡内金溶石排石;石韦、瞿麦、泽泻、滑石利尿通淋。

例一 李某,男,42岁,1988年4月28日初诊。患者既往患"胆囊炎"病史。刻下面黄体弱,小便不利,尿道涩痛,腰痛腹痛,痛苦不堪,并伴脓血大便。B超探查:尿道结石。舌质红,苔薄黄,脉弦,尺部有力。予益气通淋法调治,取"益气排石汤"加减。

【方药】生黄芪30克,升麻10克,甘草10克,泽泻15克,滑石30克,石韦10克,瞿麦10克,柴胡10克,鸡内金10克(捣碎)。

1988年5月2日复诊。上方连服两剂,今早小便排出一枣核形结石,疼痛减轻,小便顿时通畅。仍腹痛下坠,泻未止,日数行,夹新鲜血液,舌红,脉弦。

【方药】生黄芪30克,黄连10克(捣碎),黄芩10克,茜草炭10克,泽泻15克,地榆30克,白头翁30克,赤石脂30克(捣碎),甘草10克。

服1剂,泻痢均止。

例二 李某,男,63岁,1990年12月7日初诊。据云:患者尿频、尿痛4天余,曾输液并服西药治疗,症未减,前来我科诊治。刻下腰腹部阵发性剧烈疼痛,小腹压痛明显;小便涩痛时,肉眼可见血尿。尿检:蛋白(+),红细胞

(+++);B超探查提示:左肾结石。舌质红,苔白,脉弦。予"益气排石汤"加减。

【方药】板蓝根30克,蒲公英30克,金银花30克,连翘10克,瞿麦10克,石韦10克,木通10克,滑石30克,车前子15克,泽泻15克,甘草10克。

1990年12月9日复诊。上方服1剂,腹痛减轻,小便次数减少;左肾区仍叩痛,脉舌同前。

【方药】生黄芪30克,升麻10克,金钱草30克,海金砂30克(包煎),鸡内金20克(捣碎),瞿麦10克,石韦10克,泽泻15克,滑石30克,金银花30克,蒲公英30克,木通10克。

上方连服6剂,小便排出米粒样结石两块,腹痛、腰痛遂止。

例三 陈某,男,50岁,1991年4月16日初诊。患者近三月腰腹反复牵引作痛,时伴小便淋沥涩痛。B超提示:右侧输尿管结石。舌红,苔白腻,脉弦。

【方药】生黄芪30克,升麻10克,金钱草30克,海金砂30克(包煎),鸡内金20克(捣碎),瞿麦10克,石韦10克,滑石30克,泽泻15克,木通10克,延胡索10克(捣碎),甘草10克。

服药1剂,小便排出一枚绿豆大小结石,腹痛遂止,小便通畅。

按 结石一症,治各有异,年老体弱之人,或久病未解之人,应予扶正、祛邪并治。至于扶正、祛邪之偏重,观其患者身体之强弱,然必在溶石利尿原则下,佐升提益气之剂,病可速愈。益气可助祛邪之力,升举益气亦可助肺通调水道也。

前所举案例,均系年老体弱之人,若大剂利尿排石之剂,有碍虚弱之体,故重用升、芪扶正益气以助祛邪排石之力,若无升、芪升提益气,结石不会迅速排出也。

▌金桃化石丹 ▌

患者腰痛、腹痛,小便涩痛,时有发作,久治不愈,B超诊断为肾结石、输尿管结石、膀胱结石、尿道结石者,"金桃化石丹"主之。

【组成】金钱草30克,海金砂30克,鸡内金30克,滑石30克,生山药30克,硼砂30克,核桃仁100克。

上药共轧细末,水泛为丸,1日2次,每次6克。

例一 赵某,女,24岁,1998年2月25日初诊。患者2年前曾因右肾结石手术治疗,手术 1 年后腰痛复发,B 超提示:左肾 1.3cm×1.1cm 结石,右肾 0.8cm×0.6cm 结石。因畏惧再手术,遂服"消石素、排石冲剂"等药物治疗,腰痛不减,遂来我科诊治。复 B 超探查:左肾 1.7cm×1.0cm 结石,右肾 0.8cm×0.7cm 结石。遂服"金桃化石丹"。

服药后,腰痛明显减轻,服药两个月,B 超复查:左肾 0.5cm 结石,右肾 0.3cm 结石。继服药两个月,B 超再查,双肾结石已化尽矣。

例二 钟某,男,42 岁,1997 年 7 月 7 日初诊。患者腰痛反复发作多日,多处治疗,时轻时重,终未根除。B 超提示:左肾多枚结石,分别为:0.8cm,0.7cm,0.5cm;左侧输尿管 0.7cm 结石。服"金桃化石丹"第三天,腹痛甚,肉眼血尿。服药两月余,腰、腹痛均缓解,小便利。复查 B 超:左肾及输尿管未见结石显影。

例三 王某,男,36 岁,1997 年 5 月 23 日初诊。患者 2 年前因患左肾结石曾手术治疗。近半年反复腰痛,时轻时重,B 超探查:左肾 1.4cm×1.1cm 结石。前来我处诊治,予"金桃化石丹"服用以观动静。

1997 年 7 月 15 日复诊。服药近两月,腰痛缓解,疼痛次数减少。B 超复查:左肾 0.8cm 结石。继服"金桃化石丹"三个月,腰痛解,小便利。B 超复查:肾脏及输尿管未见结石显影。

按 中医历来认为:五脏六腑均有虚证、实证之分,唯肾脏皆虚证,无实证。非也,肾脏之结石,非攻利、消导之剂不能为;结石游历,腰腹剧痛不可忍,甚者小便涩痛,点滴而下或尿血,非清热利尿散结,溶石、排石不能止。此等之疾,能补肾乎? 故肾脏结石乃五脏六腑之大实证,无可非议也。

第六节 身 痛 方

身痛,有上肢肩背痛者;有腰腿痛,或麻木屈伸不利者;或腰痛不能俯仰;或身痛游走不定;或重着疼痛难忍。其因或寒邪凝滞经络;或湿邪腻滞膜原;或气滞血瘀阻滞,气血闭阻,流通不畅。诸般病因,疼痛乃作。《内经》云:"风、寒、湿三气杂至,合而为痹。"即外邪侵袭,痹阻经络,营、卫、气、血运行不畅,肢体关节失其濡养,即疼痛不已,或麻木不仁,或屈伸不利也。至于腰痛,应责之肾(腰为肾之府),活血通络,补肾强筋并治,孰轻孰重,应视症状之轻重,体质之强弱,病之久新,以酌治则。大凡病久应以活血通络为主,佐以补肾强筋之法;新病之人,病程短暂,应以补肾强筋为主,佐以活血通络之法。因病久,久痛入络,非活血散瘀不能治其根也;新病之人,病程短,补肾既强身亦可逐邪也。

古之腰腿痛,治法不一,有责之风湿、寒湿、湿热者;有责之瘀血阻滞,跌仆损伤者;有责之肾虚者。当今之世,凡遇腰痛牵引下肢酸沉胀痛者,摄片多系"腰椎骨质增生"之症。故活络逐瘀、补肾,乃治腰腿痛之法也。至于寒湿所袭,临床详辨,治法亦异矣。

▍变通阳和汤 ▍

患者四肢局部疼痛,屈伸不利,不红不肿,或关节疼痛,固定不移,舌质淡,脉沉缓,此乃寒邪凝滞,痰液痹阻之患也,"变通阳和汤"主之。

【组成】熟地黄30克,炒白芥子10克(捣碎),鹿角胶10克(烊化兑服),甘草10克,麻黄3克,肉桂3克,怀牛膝15克,金银花30克,当归10克,生没药10克,生乳香10克,炮姜3克。

【加减】气虚者,加生黄芪30克、党参15克;寒甚者,加制附子6克。

【方解】寒邪凝滞,痰液痹阻,滞留血脉筋骨,或滞留关节,阻遏阳气,血脉不通,故疼痛难忍。重用熟地黄填精补血;佐鹿角胶血肉有情之品补血助阳;肉桂、炮姜、麻黄温中散寒,和营调卫;白芥子能化皮里膜外筋骨之痰;痰瘀滞久化热,故加金银花以清热解毒;怀牛膝强肾补精,引诸药以达病所;加当归、乳、没者,助散瘀活血止痛之功。诸药共奏温阳散寒,宣通血脉,相辅相成,如阳光一照,寒凝悉解,故谓之阳和也。

例一 牛某,男,25岁,1988年9月25日初诊。据云:右肘关节肿痛20余天,曾予输液等法治疗,肿胀疼痛加重。刻下上肿至肩,下至手腕,不能弯曲,亦不能伸直。摄片提示:化脓性关节炎。舌淡苔白,脉缓。予"变通阳和汤"加减。

【方药】熟地黄30克,鹿角胶15克(烊化兑服),炒白芥子10克(捣碎),麻黄3克,肉桂3克(捣碎),炮姜10克,甘草10克,金银花30克,蒲公英30克。

1988年9月29日复诊。上方连服两剂,疼痛大减,肿消三分之二,脉舌同前,宗上方再进。

1988年10月2日三诊。上方继服两剂,肿全消,仍时感胀痛,不能伸直,脉舌同前,宗上方加减再进。

【方药】熟地黄30克,鹿角胶15克(烊化兑服),炒白芥子10克(捣碎),麻黄3克,肉桂3克(捣碎),炮姜6克,甘草10克,金银花30克,蒲公英30克。

上方连服两剂,右上肢恢复正常矣。

例二 李某,男,20岁,1989年10月1日初诊。患者左脚踝肿痛1月余,皮肤灰黑,行走艰难,不发热。摄片示:骨髓炎。血检:白细胞13.0×10^9/L,舌质红,苔薄,脉细数,脉率100次/分。予"变通阳和汤"加减。

【方药】熟地黄30克,鹿角胶15克(烊化兑服),炒白芥子10克(捣碎),麻黄1.5克,肉桂3克(捣碎),炮姜3克,甘草10克,金银花30克,蒲公英30克,怀牛膝10克。

1989年10月6日复诊。上方连服3剂,肿消,症状减轻,仍皮肤灰黑,局部压痛,舌质红,苔薄,脉沉。

【方药】熟地黄30克,鹿角胶15克(烊化兑服),炒白芥子10克(捣碎),麻黄1.5克,肉桂3克(捣碎),炮姜3克,甘草10克,金银花30克,蒲公英30克,怀牛膝10克,连翘10克。

1989年10月13日三诊。上方连服4剂,肿消,痛止,症状已解。宗上方继服两剂以巩固疗效。

例三 张某,女,16岁,1992年10月14日初诊。患者左髋关节疼痛半月余,无红肿,不能行走,压痛明显,舌质红,苔薄,脉沉弦。予"变通阳和汤"加减。

【方药】熟地黄30克,鹿角胶10克(烊化兑服),炒白芥子10克(捣碎),麻黄1.5克,肉桂3克(捣碎),炮姜3克,甘草10克,怀牛膝10克,延胡索10克(捣碎),赤芍15克,当归15克,生乳香10克,生没药10克。

1992年10月18日复诊。上方连服两剂,疼痛明显减轻,能扶杖行走,脉舌同前,宗上方加减再进。

【方药】熟地黄30克,鹿角胶10克(烊化兑服),麻黄1.5克,肉桂3克(捣碎),炮姜3克,甘草10克,怀牛膝10克,赤芍10克,当归10克,生乳香10克,生没药10克,金银花30克,蒲公英30克,丹参30克。

1992年10月24日三诊。上方连服3剂,症状大减,唯触压微痛,余无不适。宗上方继服 3 剂以善其后。

按 "阳和汤"系《外科全生集》治阴疽所立之方,具有温阳补血、散寒通滞之功。寒凝痰滞,闭阻筋骨血脉,关节屈伸不利,或疼痛难忍,辨证准确,收效甚捷。加当归、乳、没者,增散瘀止痛之功。虽谓阴邪凝滞,然滞久化热,故加金银花清热解毒,以助散结之功。寒凝阴疽多病下肢,故加怀牛膝引诸药下行直捣病所;同时怀牛膝具有强筋补肾之功,亦可助地黄、鹿角胶之力也。

▍蠲寒利节汤 ▍

患者身体疼痛,关节尤甚,行走不便,屈伸不利,遇寒加重,舌淡苔白腻,脉沉迟,"蠲寒利节汤"主之。

【组成】制川乌 10 克,桂枝 15 克,生白芍 30 克,丹参 30 克,川牛膝 15 克,木瓜 30 克,生桃仁 10 克(捣碎),生乳香 10 克,生没药 10 克,甘草 10 克。

【加减】关节痛甚,川乌、桂枝加至 20 克,白芍、丹参加至 60 克;气虚多汗者,加生黄芪 30 克。

【方解】方中川乌、桂枝温阳蠲寒;芍药、甘草甘酸化阴以济川乌、桂枝耗伤阴液;乳香、没药、丹参、桃仁散瘀止痛;牛膝、木瓜壮筋骨以利关节。寒邪祛,关节得润得养,疼痛自止也。

例一 杨某,男,44 岁,1988 年 1 月 27 日初诊。据云:患者双下肢自环跳穴至膝关节疼痛半年余,时轻时重,随天气变化而加重,曾多次延医诊治,西医诊断为"坐骨神经痛";中医投以祛风逐寒之剂,均未见明显好转。今来诊扶杖入室,舌质红,苔薄白,脉迟。此乃风、寒、湿邪侵入肌体,滞留关节,痹阻经络,故关节疼痛,屈伸不利,不能行走也。予"蠲寒利节汤"加减。

【方药】制川乌 18 克,桂枝 24 克,生白芍 60 克,丹参 60 克,川牛膝 18 克,木瓜 30 克,生桃仁 18 克(捣碎),生乳香 18 克,生没药 18 克,甘草 18 克。

上方服一剂,症状大减,可丢杖行走;复进一剂,疼痛顿止,病霍然而愈。

例二 李某,男,46 岁,1989 年 9 月 12 日初诊。据云:20 年前,曾因腰腿疼摄片检查:提示"腰椎骨质增生症"。后时轻时重,反复多处求治,终未根除。近年来,双下肢痛甚,劳累与天气变化均加重。近十余天来,行步艰难,扶杖入室诊治,舌淡红,脉沉弱。

【方药】制川乌 10 克,威灵仙 20 克,生白芍 30 克,丹参 30 克,川牛膝 20 克,木瓜 30 克,生乳香 10 克,生没药 10 克,当归 10 克,甘草 10 克,川续断 20 克,桑寄生 15 克,秦艽 10 克。

1989 年 9 月 26 日复诊。上方连服 5 剂,诸症大减,已能从事轻微劳动,唯感肘关节及膝关节酸痛,舌淡红,脉沉。

【方药】制川乌 10 克,桂枝 10 克,川牛膝 20 克,木瓜 30 克,丹参 30 克,威灵仙 30 克,生白芍 30 克,生乳香 10 克,生没药 10 克,甘草 10 克,川续断 15 克。

1989 年 10 月 2 日三诊。上方连服 4 剂,诸症已除,无不适,宗上方轧细末,水泛为丸,徐服月余以资巩固。

例三　颖某,女,11 岁,1997 年 12 月 21 日初诊。患儿全身关节疼痛 1 年余,行走艰难,随天气变化加重。前医均按"风湿性关节炎"调治,病魔终未铲除。刻下面色萎黄,行走艰难,舌淡苔白,脉弱。

【方药】生黄芪 15 克,制川乌 6 克,桂枝 6 克,生白芍 15 克,丹参 15 克,川牛膝 10 克,当归 10 克,生乳香 6 克,生没药 6 克,秦艽 10 克,炒苍术 10 克,黄柏 6 克,麻黄 3 克。

复诊:上方连服 5 剂,疼痛明显减轻,宗上方加减连服 20 剂,全身关节疼痛缓解。宗上方轧细末,水泛为丸,徐服 3 月余,诸症悉除,3 年后随访,关节疼痛未作。

按 风、寒、湿邪侵犯人体,多乘虚而入,体虚邪气稽留,故治之非短期所能为。寒湿阴邪,易损阳气,亦易损属阳脏器。故寒湿之邪侵犯人体,首损心阳,非大队辛温猛悍之剂不能为。寒湿去,阳气得布,阳气盛,血脉旺而流通无阻,痛自止也。

‖ 加味乌头汤 ‖

患者体虚,复感风寒,肢体疼痛,四肢屈伸不利,疼痛难忍,遇寒加重,经久不愈。舌质红,苔薄白,脉沉缓,"加味乌头汤"主之。

【组成】制川乌 10 克,麻黄 6 克,生白芍 30 克,生黄芪 30 克,甘草 10 克,当归 10 克,丹参 15 克,生乳香 10 克,生没药 10 克。

【加减】腿痛甚,加川牛膝 15 克;上肢痛甚,加桂枝 10 克;湿盛,面色晦暗,苔白腻,加薏苡仁 30 克、炒苍术 10 克。

【方解】方中归、芍、芪补气益血扶正,以助祛邪之力;川乌、麻黄以蠲风寒湿邪;丹参、乳、没活血止痛。邪去正复,痛自止也。

例一 常某,女,35岁,患腿痛月余。刻下身痛,下肢尤甚,屈伸不利,不能行走;下肢多处风湿结节,服西药可暂时痛止,停药疼痛即加重,舌质淡,苔白腻,脉弦,予"加味乌头汤"加减。

【方药】制川乌10克,麻黄6克,生黄芪30克,生白芍30克,甘草10克,丹参30克,当归15克,生乳香10克,生没药10克。

复诊:上方连服5剂,疼痛减轻,风湿结节消失;仍膝关节酸沉疼痛,行走不便,舌质淡,苔白腻,脉弦。

【方药】制川乌10克,麻黄3克,川牛膝15克,生黄芪30克,当归10克,生白芍30克,甘草10克,丹参30克,生乳香10克,生没药10克,桂枝10克。

三诊:上方连服5剂,症状大减,已能做家务劳动,仍感下肢酸沉,稍劳作,膝、踝关节疼痛不已。舌淡苔白腻,脉沉弦。宗上方加减再进。

【方药】怀牛膝15克,薏苡仁30克,炒苍术15克,制川乌10克,甘草10克,生白芍30克,生黄芪30克,丹参30克,当归10克,生乳香10克,生没药10克。

四诊:上方连服10剂,身痛解除,已能参加劳动。宗上方轧细末,水泛为丸,每服6克,1日2次。徐服半年,身腿痛得除,永未复发。

例二 齐某,男,15岁,1994年1月6日初诊。患者双膝关节肿痛3月余。曾给予大剂量"青霉素"等抗感染药物治疗1月余,疼痛未减,并有加重趋势,遂来我科求治。刻下发热,身体消瘦,痛苦面容,双膝关节肿甚,不能步履,测体温37.8℃,舌红暗,苔白腻,脉弦数。

【方药】薏苡仁30克,炒苍术10克,黄柏10克,怀牛膝15克,威灵仙15克,当归10克。

1994年1月9日复诊。上方连服两剂,双下肢肿痛如故。近多汗,大便干结,舌红暗,苔白腻,脉弦数。

【方药】生黄芪30克,当归30克,炒白术30克,薏苡仁30克,黄柏6克,炒苍术10克,怀牛膝10克,威灵仙15克。

1994年1月14日三诊。上方连服3剂,热退,大便变软。双下肢仍肿痛。宗上方加生白芍30克,生乳香、生没药各10克再进。

1994年1月17日四诊。上方连服两剂,肿痛减轻,舌质淡,苔白腻,脉沉。

【方药】生白芍30克,生黄芪15克,制川乌6克,甘草10克,当归15克,生乳香10克,生没药10克,丹参15克,薏苡仁30克,怀牛膝10克,黄柏6克。

1994年1月20日五诊。上方连服两剂,诸症大减,已能行走舌红,苔白,脉沉弦。宗上方再进,以观动静。

1994年1月26日六诊。上方继服3剂,疼痛基本消失,唯左关节微肿。近脘腹胀满,食欲减退,舌红,苔白,脉沉弦。

【方药】炒白术15克,白茯苓15克,薏苡仁30克,炒苍术10克,当归10克,丹参30克,生乳香10克,生没药10克,威灵仙30克。

1994年2月4日七诊。上方连服4剂,纳增,关节痛止,诸症悉平。宗上方加减轧细末为丸,徐服两月余,关节疼痛永未复发。

🈯 本方实窃"乌头汤"合《医学衷中参西录》"活络效灵丹"合并而成。余实不敢对前贤组方予以评论,然"乌头汤"治风、寒、湿痹关节疼痛,效果不可疑议,其逐邪扶正,确能药到病除。然久痛入络者,效果较缓,故合"活络效灵丹"增加活络逐瘀之力,其效更捷。"活络效灵丹"散瘀止痛之功甚优,无蠲寒逐痹之功。故二方并用,既逐风寒湿痹,又活络散瘀止痛,相得益彰,风寒湿邪久稽,关节屈伸不利、疼痛,其效显矣!乌头自当炮制得法煎煮有时。

▍ 补肾活血汤 ▍

患者腰痛,日久不愈,疼痛向髋关节放射,活动后减轻,休息后加重。肾虚也,"补肾活血汤"主之。

【组成】炒杜仲30克,怀牛膝15克,川续断15克,生山药30克,益母草15克,生桃仁6克(捣碎),红花6克,当归10克,生乳香10克,生没药10克。

【加减】腰酸痛者,加炒菟丝子30克(捣碎);小便短赤者,加盐黄柏、盐知母各6克。

【方解】腰痛休息后转侧不利,疼痛加重,乃腰肌损伤,肾虚也。故重用杜仲、山药、续断、牛膝补肾壮腰以利腰肌;佐活血散瘀止痛以利腰气。腰痛未久,少者两三剂,多者四五剂多能获愈。即使腰痛日久不愈者,徐服数剂亦当获愈也。

例一 张某,男,47岁,1991年12月1日初诊。患者腰酸、沉痛月余,并向下肢放射。服中西药旋即见效,停药后疼痛复作。近日疼痛加重,遂来我科诊治。患者腰痛不能俯仰,夜卧难以转侧,舌红暗,脉沉弦。予"补肾活血汤"

加减。

【方药】炒杜仲 30 克,川续断 15 克,怀牛膝 15 克,生山药 30 克,延胡索 10 克(捣碎),生桃仁 10 克(捣碎),红花 10 克,当归 10 克,生乳香 10 克,生没药 10 克,益母草 15 克,知母 10 克,黄柏 10 克。

1991 年 12 月 5 日复诊。上方连服 3 剂,腰痛止,下肢仍感酸沉,行走不便,舌红暗,脉沉弦。宗上方继服以观动静。

1991 年 12 月 9 日三诊。上方继服两剂,腰腿痛均止,仍感腿酸沉,行走不便,脉舌同前。

【方药】木瓜 30 克,炒杜仲 30 克,川续断 15 克,怀牛膝 15 克,桑寄生 15 克,生山药 30 克,延胡索 10 克(捣碎),当归 10 克,益母草 30 克,生桃仁 10 克(捣碎),红花 10 克,制没药 10 克,制乳香 10 克,知母 10 克,黄柏 10 克。

上方连服 6 剂,腰腿痛解除,无不适,遂停药。1 年后随访,腰腿痛未作。

例二 赵某妻,37 岁,1990 年 5 月 5 日初诊。患者素有腰痛之疾,反复多处求治,终未得愈。近加重 3 月余,夜卧不能转侧,白天稍感舒适,伴纳差,头晕乏力,舌红暗,苔薄白,脉沉,予"补肾活血汤"加减。

【方药】怀牛膝 30 克,川续断 15 克,炒杜仲 20 克,生山药 30 克,当归 10 克,益母草 30 克,生桃仁 10 克(捣碎),红花 10 克,制乳香 10 克,制没药 10 克,炒补骨脂 10 克(捣碎)。

1990 年 5 月 11 日复诊。上方连服 3 剂,腰痛明显减轻,唯久坐或久卧有轻微疼痛。仍纳差、头晕,脉舌同前。宗上方加焦山楂 30 克,炒麦芽、炒建曲、生黄芪各 15 克,再进。

上方连服 3 剂,纳增,腰腿痛除,诸症悉平。

例三 姚某,男,33 岁,1988 年 5 月 8 日初诊。患者夜卧腰痛如折,右侧尤甚,舌红,苔薄白,脉弦。予"补肾活血汤"加减。

【方药】炒杜仲 30 克,木瓜 30 克,怀牛膝 30 克,川续断 20 克,枸杞子 15 克,益母草 30 克,丹参 30 克,生桃仁 10 克(捣碎),制没药 10 克,制乳香 10 克。

1988 年 5 月 16 日复诊。上方连服 4 剂,腰痛明显缓解,扭转身子稍有疼痛。宗上方继服两剂,诸症悉平。

按 腰痛一症,临床多见,大抵病程短、年轻之患者,疼痛较轻,不影响劳动,多以腰肌劳损论治,补肾活血汤是也。是方以补肾为主,佐以活血化瘀。

腰为肾之府,肾强腰自壮,瘀散络通腰痛自止也。

▎ 活血补肾汤 ▎

患者腰痛,日久不愈,伴下肢酸沉重着,俯仰不便;休息后减轻,活动后加重。此乃瘀血阻滞,腰肌不利,"活血补肾汤"主之。

【组成】当归 10 克,生桃仁 10 克(捣碎),土鳖虫 10 克(捣碎),红花 10 克,丹参 30 克,生乳香 10 克,生没药 10 克,怀牛膝 15 克,益母草 15 克,炒杜仲 30 克,川续断 15 克,生山药 30 克,炒补骨脂 10 克(捣碎)。

【例一】 张某,男,40 岁,1990 年 9 月 7 日初诊。患者腰痛 1 年余,多处求治,并予针灸等法治疗,终未得愈。刻下腰痛,右侧尤甚,俯仰不能,转侧不利。摄腰椎片:未见异常。舌质红,苔薄白,脉沉弦。予"活血补肾汤"加减。

【方药】丹参 30 克,生桃仁 10 克(捣碎),红花 10 克,生乳香 10 克,生没药 10 克,土鳖虫 10 克(捣碎),当归 15 克,益母草 15 克,炒杜仲 30 克,炒补骨脂 10 克(捣碎),川续断 15 克,桑寄生 15 克。

1990 年 9 月 17 日复诊。上方连服 4 剂,腰痛明显减轻,仍感腰膝酸软。宗上方加怀牛膝 15 克,连服 10 剂,腰腿痛均除。

【例二】 王某,男,40 岁,1989 年 12 月 14 日初诊。据云:反复腰痛 1 年余,加重 10 余天。腰痛不能转侧,夜卧腰痛如折,近日小便涩痛。B 超示:泌尿系未见明显异常;摄腰片:腰椎无异常。舌红暗,脉尺盛寸弱,予"活血补肾汤"加减。

【方药】当归 10 克,生桃仁 10 克(捣碎),生乳香 10 克,生没药 10 克,炒杜仲 20 克,怀牛膝 15 克,泽泻 10 克,车前子 15 克,石韦 10 克,瞿麦 10 克,滑石 30 克,甘草 10 克。

1989 年 12 月 20 日复诊。上方连服 3 剂,腰痛减轻,小便利,舌红,苔薄,脉沉弦。

【方药】丹参 30 克,生桃仁 10 克(捣碎),当归 10 克,生乳香 10 克,生没药 10 克,土鳖虫 10 克(捣碎),益母草 15 克,炒杜仲 20 克,川续断 15 克,怀牛膝 15 克,生山药 30 克。

1989 年 12 月 26 日三诊。上方连服 3 剂,腰痛基本解除。舌红,苔薄白,脉沉弦。宗上方加减再进。

【方药】丹参30克,生乳香10克,生没药10克,当归10克,延胡索10克(捣碎),炒杜仲15克,怀牛膝15克,益母草15克,生山药30克,车前子15克。

上方连服3剂,诸症悉平。

例三 张某,女,50岁,1998年11月1日初诊。患者腰痛1年余,多处求治,终未得愈。刻下腰痛,向下肢放射,夜卧不能转侧,痛甚需持杖行走。摄腰片提示:腰椎骨质增生。舌红,苔白,脉沉弦,予"活血补肾汤"加减。

【方药】当归10克,红花10克,生桃仁10克(捣碎),益母草15克,生山药30克,炒杜仲15克,怀牛膝15克,川续断15克,桑寄生15克,甘草10克。

1998年11月10日复诊。上方连服3剂,腰痛稍减,近因天气变化,自觉双膝关节酸沉疼痛。舌红,苔白,脉沉弦。

【方药】当归10克,生乳香10克,生没药10克,生桃仁10克(捣碎),薏苡仁30克,川牛膝15克,炒苍术10克,生山药30克,川续断15克,炒杜仲15克,桑寄生15克。

1998年11月20日三诊。上方连服5剂,腰腿痛明显好转,已能上班工作。宗上方轧细末配丸,徐服两月余,诸症悉除。

按 余拟"补肾活血汤"与"活血补肾汤"药味基本相同,然其药物分量有变。"补肾活血汤"以补肾壮腰为主。因新发腰痛未久,补肾以壮腰,肾强腰自利;佐以活血散瘀,通络止痛,腰痛未久,可速愈也。活血补肾汤乃腰痛久不获愈,劳累加重,行走艰难,即久痛入络,瘀阻不通(痛则不通)。故重用散瘀通络活血止痛之品,佐补肾强腰之剂,瘀散络通,痛自止也。瘀阻日久,损及腰肾,补肾强腰,瘀散,腰自强也!

▌ 骨质增生丸 ▌

患者腰痛、腰不利,伴髋部酸沉疼痛,向下肢放射,腰痛俯仰如锥刺;或上肢酸沉疼痛,伴麻木不仁、头晕目眩;或膝关节疼痛,不能行走。摄片谓之"骨质增生"者,"骨质增生丸"主之。

【组成】土鳖虫50克,生桃仁30克,红花30克,当归30克,丹参30克,生乳香30克,生没药30克,川续断30克,枸杞子30克,炒杜仲30克,桑寄生30克,怀牛膝30克。

【加减】上肢痛甚加桂枝30克。

上药共轧细末,水泛为丸,每服 6 克,1 日 2 次。药后疼痛立减者,增生之轻也;药后疼痛有增者,增生之重也,久服可瘥。

‖ 骨质增生膏 ‖

【组成】土鳖虫 90 克,生桃仁 20 克,红花 20 克,当归 20 克,生乳香 30 克,生没药 30 克,细辛 20 克,松香 100 克,冰片 30 克。

上药轧极细粉末。

‖ 附:熬膏法 ‖

麻油 500 克,红丹 250 克。麻油入铁锅内,武火煎熬。用土槐条搅动。待油熬至滴水成珠(油温 280℃ 改文火煎熬。徐入红丹,勤搅动,务使烟出尽,收膏入上药面,勤搅动,倾入凉水中,冷却后,摊于较厚布面上,贴于骨质增生处,十天一更换。

凡骨质增生者,内服骨质增生丸,外贴骨质增生膏,轻者一月可愈,重者三四月亦可瘥矣!

余临床用此法治愈"颈椎骨质增生、腰椎骨质增生、椎间盘突出、膝关节增生"症,不计其数,重者三四月,甚者半年方可收功,久用未有不效者也。

第七节 外 感 方

六淫邪气,侵犯人体,首先犯其皮毛、经络;或从口鼻入侵肺卫。叶天士说:**"温邪上受,首先犯肺。"**即外感温热之邪(感冒、流感之类),引起的恶寒、发热、头痛或四肢酸痛,首先侵犯肺卫也。因邪犯肺而鼻塞咳嗽,邪犯卫表而恶寒发热也。邪凑所轻,唯鼻塞咳嗽者,可轻轻投以除风解表止咳之剂即可;邪凑所重,出现恶寒、发热、口渴,或高热头痛,脉洪数者,非大剂寒凉解肌之剂不能除。邪犯老、弱、幼儿,或犯人体稽久不去,需祛邪扶正相合,孰轻孰重,临床斟酌。尊**"热者寒之"**之法,遣寒凉解肌之类,诸如石膏、知母、荆、薄之品,大胆投之,无不随手奏效也。亦有邪毒庆气来势凶猛,病情险恶,接触感染,极强流行一方,死亡惨重,历史上多次流行,不堪追忆。2003 年春,我国发病多省,谓之"非典"。政府采取果断有力措施,终使瘟疫(非典)未蔓延流行。此疫高热不退,咳嗽昏愦,治之有异一般外感热病也。

▌ 清热解肌散 ▌

患者恶寒发热、头痛身痛,或口干口渴;或大便干结,小便短赤;舌红,苔白或黄白;脉数或洪大有力者,"清热解肌散"主之。

【组成】生石膏 50 克(捣碎),金银花 30 克,连翘 10 克,薄荷叶 10 克,荆芥穗 10 克,蝉蜕 6 克,甘草 10 克,党参 15 克,玄参 30 克。

【加减】年老体弱者,加生山药 30 克。

【方解】石膏治外感热病,张锡纯集历代诸家本草及临床论之甚详,石膏之应用,发挥淋漓尽致。然余临床多年,仿张锡纯运用石膏治外感热病,视病情之轻重,酌用其量,无不随手奏效。故取生石膏为君,清解外感热邪;金银花、连翘助石膏清解热邪之力;荆、薄、蝉蜕透肺卫以逐邪外出;热邪稽留,必伤阴液,故取玄参、党参养阴生津,并佐石膏不致伤正而损胃也。

例一 尹某,男,18 岁,1988 年 7 月 4 日诊。患者发热 4 天余,当地医生予西药并输液治疗,高热旋退旋复,遂来我科求治。刻下发热头痛,眼球疼之欲出,口渴引饮,大便干结,小便短赤,肌肤灼手,测体温 39.3℃,舌红,苔薄黄,脉洪数。此乃盛夏之时,感受暑邪,搏于腠理,不得速解。体若燔炭,得汗乃散。予"清热解肌散"加减。

【方药】生石膏 100 克(捣碎),党参 15 克,知母 10 克,薄荷叶 10 克,荆芥穗 10 克,柴胡 10 克,玄参 30 克,菊花 10 克,生山药 30 克,甘草 10 克。煎汤徐服之。

上方服 1 剂,热退身凉,病若失。

例二 李某,女,40 岁,1995 年 8 月 26 日初诊。患者素有"慢肝"史,近感受暑邪,高热 3 天余。曾在当地服西药并输液治疗,高热不退,前来中医科诊治。刻下高热,测体温 39.0℃,肌肤灼手,呼吸急促,口干、口渴,大便干结,小便黄赤,两胁胀痛,舌红,苔薄黄、燥裂,脉数。患者素体虚弱,复感暑邪,邪正相搏,耗气伤津,故高热,暑热之邪迟迟不去也。

【方药】生石膏 250 克,党参 30 克,生山药 30 克,玄参 30 克,薄荷叶 10 克,荆芥穗 10 克,甘草 10 克。

上药煎汤徐徐服之,药服 1 剂,热退身凉,尽剂病瘥矣。

例三　郭某,男,44 岁,1996 年 7 月 7 日初诊。患者两月前因胁痛即确诊为“肝癌”,低热不退。近半月反复鼻衄,时呕鲜血,持续高热,每天输液约 2000 毫升,体温徘徊在 39.0℃左右。时值盛夏,身体急骤消瘦,家属忧恐万分,前来中医科询方:

生石膏 3 斤(轧碎),党参 50 克,粳米 50 克。

煎汤一茶瓶徐徐饮服,服尽体温降至 37℃以下。后石膏改为半斤至一斤左右,加党参与粳米,煎汤徐徐饮服。患者共服生石膏 50 余斤,体温未再上升,鼻衄、呕血亦止。然终因癌细胞扩散,两月后而去矣!

按　上三例均于盛暑,或感受外感暑邪而高热不退;或内伤,邪正相搏而高热不退,均重用生石膏而收捷效。然非盛夏,若遇外感之邪侵犯人体,高热不退者,亦可斟酌而用也。

例四　万某,女,27 岁,1991 年 2 月 2 日初诊。患者发热 3 天,服西药热未退,自觉症状加重。刻下恶寒发热,头痛身痛;咽喉肿痛,扁桃体充血肿大;咳嗽,两肺呼吸音粗糙,测体温 39.6℃,舌红,苔白,脉弦数。予“清热解肌散”加减。

【方药】生石膏 30 克(捣碎),金银花 30 克,连翘 10 克,生地黄 30 克,玄参 30 克,蒲公英 30 克,黄芩 10 克,党参 10 克,甘草 10 克,薄荷叶 10 克。

服药 1 剂,热退身凉,复进 1 剂,咽喉肿痛亦解。

例五　柳某,男,26 岁,1993 年 3 月 24 日初诊。患者发热头痛两天余。

刻下发热,颜面潮红,伴身痛头痛;纳差,胃脘疼痛;测体温 38.9℃,舌红,苔白,脉弦数。

【方药】生石膏 50 克(捣碎),金银花 30 克,连翘 10 克,党参 15 克,生山药 30 克,知母 10 克,焦山楂 15 克,建曲 15 克,薄荷叶 10 克。

1993 年 3 月 26 日复诊。服药 1 剂,热退身凉,唯胃脘仍胀痛。B 超探查:慢性胆囊炎。继予“疏肝利胆汤”调治。

例六　赵某,女,39 岁,1989 年 3 月 3 日初诊。患者既往患有“尿路感染”,近反复发热月余,伴头痛呕吐,口干、口渴,心慌心悸,纳呆,乏力。曾反复服中西药,并予输液治疗,其热不解。刻下诸症悉具,测体温 39.4℃,舌质红,苔薄黄,脉细数。予"清热解肌散"加减。

【方药】生石膏60克(捣碎),玄参30克,连翘10克,柴胡10克,知母10克,薄荷叶10克,荆芥穗10克,蝉蜕10克,党参20克,生山药30克,甘草10克。

水煎徐徐饮服。

1989年3月6日复诊。上方连服两剂,热退,头痛呕吐均除,测体温36.7℃。仍乏力,胃脘不适(因发热过久,反复服解热之剂有损于胃,故胃脘不适、乏力也),舌红暗,苔薄黄,脉缓。

【方药】党参10克,白茯苓10克,陈皮10克,鸡内金10克(捣碎),焦山楂30克,建曲30克,甘草10克,板蓝根15克,连翘10克,知母10克。

上方连服两剂,诸症悉除。

按 外感之邪,侵袭人体,邪正相搏而发热。邪稽肺卫、腠理,必透而外出。然邪潜人体,清热解毒,佐解肌透邪,使邪不可久稽,本方清热解肌即此意也。中医谓:六淫侵袭人体,或风寒,或风热,或春温,或暑温,皆今感冒或流感之属,不过或冬、或春、或夏,不拘时节感人而已。余临证治之,不拘于此,凡遇外感发热者,只视热之轻重,体之强弱,年龄之长幼,而酌药物剂量轻重而投之,无不随手奏效也。即使三九寒冬,热势盛如燎原,亦放胆投之。正如张锡纯说:"用药之轻重,以胜病是也。"

余拟此方,仿张锡纯"凉解汤、寒解汤"之意,临床斟酌剂量变化,年老体弱者,酌加党参、山药以扶正;幼儿者,减轻剂量以频服;酷暑盛夏,加大剂量以胜病。方中石膏有用半斤或一斤者,然未见不良反应及遗留他疾也。噫! 张锡纯先贤谓:"生石膏治外感热病,如同金丹。"我乃信矣!

‖ 加减荆防汤 ‖

患者恶寒、发热,身痛,流鼻涕,舌红,苔白,脉浮紧,"加减荆防汤"主之。

【组成】荆芥穗10克,防风10克,羌活10克,金银花30克,蝉蜕6克,甘草10克。

【加减】发热甚,加生石膏30克(捣碎),薄荷叶、连翘各10克;头痛甚,加葛根15克。

【方解】风寒感冒,恶寒发热而不甚,故遣荆、防、羌活辛温以透风寒之邪;蝉蜕解表助透邪外出;唯恐风寒之邪郁而化热,故加金银花、甘草以清解热毒。

例一 曹某,女,57 岁。发热头痛、流清鼻涕一周余。医以感冒投以西药治之,头痛恶寒未解,前来中医科诊治。刻下发热头痛,身痛乏力,测体温37.4℃,舌质红,苔白,脉弦,予"加味荆防汤"加减。

【方药】荆芥穗 10 克,防风 10 克,羌活 10 克,金银花 30 克,蝉蜕 6 克,甘草 10 克,柴胡 10 克,党参 10 克。

上方服一剂热退,连服两剂,头痛、身痛均除。

例二 焦某,女,42 岁,1992 年 6 月 7 日初诊。患者素有风湿热病,刻下发热 10 余天,恶寒头痛,身痛乏力。连续输液一周,症未解,测体温 37.3℃,舌质红,苔薄白,脉弦。

【方药】地骨皮 60 克,荆芥穗 10 克,防风 10 克,羌活 10 克,金银花 30 克,柴胡 10 克,甘草 10 克,连翘 10 克,威灵仙 30 克。

1992 年 6 月 8 日复诊。服药一剂,热退身凉,身痛亦减轻。刻下小腿肚胀痛,脉舌同前。宗上方加生白芍 30 克、丹参 30 克、丹皮 10 克连服两剂,诸症悉除。

按 外感风寒,身痛头痛,流清鼻涕,发热不甚,宜辛温解表法调治。因其病轻微,服药者少矣,即使治疗,多求西医;其案例乃西医反复治疗不愈者而录之。

▌ 清热解毒汤 ▌

患者发热头痛,或咽喉肿痛;或腮腺肿大;或口渴引饮;或小便黄赤,大便干结。舌质红,苔薄黄,脉弦数,"清热解毒汤"主之。

【组成】金银花 30 克,蒲公英 30 克,生石膏 30 克(捣碎),生地黄 15 克,连翘 10 克,薄荷叶 10 克,甘草 10 克。

【加减】大便干结不下者,加大黄 10 克;腮腺肿甚者,加瓜蒌根 30 克。

【方解】方中金银花、蒲公英、连翘、生地黄清热解毒;生石膏、薄荷叶清热解肌,透邪外出;甘草和诸药并助诸药清热解毒。诸药合用,共奏清热解毒、透邪外出。凡外感风热,邪毒炽盛;或腮腺肿大,毒邪郁而不透,服此方多立竿见影,效果显也!

例一 男,5 岁,1990 年 5 月 28 日来诊。患者发热 3 天余,输液并服西药热未退,前来我科诊治。刻下双侧腮腺肿大,恶寒发热,测体温 38.7℃;头痛,呕吐,口干、口渴,脉细数。血检:白细胞 36.2×10^9/L,中性粒细胞比值 96%,

予"清热解毒汤"加味。

【方药】金银花 20 克,蒲公英 20 克,生石膏 20 克(捣碎),生地黄 15 克,连翘 10 克,党参 10 克,甘草 10 克,薄荷叶 10 克。

1990 年 6 月 1 日复诊。上方连服两剂,热退,头痛止,肿大腮腺消强半；测体温 37.2℃;血检:白细胞 14.6×10^9/L,中性粒细胞比值 80%。仍纳差乏力,盗汗。宗上方加减再进。

【方药】金银花 20 克,生石膏 15 克(捣碎),连翘 6 克,薄荷叶 6 克,甘草 10 克,党参 10 克,生山药 10 克,焦山楂 15 克,生龙骨 15 克(捣碎)。

上方连服两剂,热退,肿大腮腺消失,身体恢复正常。

例二 赵某,女,24 岁,1997 年 5 月 17 日初诊。患者发热两天余。刻下高热,头痛,咽喉肿痛；扁桃体肿大,碍于饮食；测体温:39.2℃;口干、口渴,大便干结,小便短赤；舌红,苔白,脉洪大,予"清热解毒汤"加味。

【方药】金银花 30 克,连翘 10 克,生石膏 50 克(捣碎),生地黄 30 克,玄参 30 克,党参 15 克,甘草 10 克,薄荷叶 10 克,炒牛蒡子 15 克(捣碎)。

上方服一剂,热退,头痛止；连服两剂,咽喉肿痛亦止,诸症悉愈。

按 外感毒邪侵入人体,邪正相搏,高热不退,故重用金银花、连翘以清解毒邪；重用生石膏清热并透邪外出也。然热毒炽盛,非重剂不能收效,畏石膏寒凉伤胃,故加党参、甘草反佐之,大胆服之而无疑忌也。

┃ 益气养阴汤 ┃

患者发热,午后尤甚,早晚身爽,伴疲倦乏力,少气懒言,舌淡,脉弱；此乃气阴两虚证,"益气养阴汤"主之。

【组成】生黄芪 30 克,党参 15 克,生白芍 30 克,玄参 30 克,甘草 10 克,麦门冬 15 克,焦山楂 30 克。

【加减】发热甚,体温超过 38.0℃者,加生石膏 30 克(捣碎)、连翘 10 克；口干、口渴者,加瓜蒌根 30 克、知母 10 克；口干纳差者,加乌梅 30 克,焦山楂加至 60 克。

【方解】方中重用黄芪,佐党参益气；芍药、山楂、玄参酸腻之味以实阴。气盛,阳气得布；阴盛,阳气有所伏；阴平阳秘,自无发热之理也。

例一 李某,男,30 岁,教师,1991 年 7 月 12 日初诊。患者发热 10 余天,体温波动在 37.5~38.0℃ 之间,服西药并输液治疗,低热不退。余诊时,纳差乏力,体倦少气,发热上午尤甚,测体温 37.5℃,舌质淡,苔薄白,脉缓。予"益气养阴汤"加减。

【方药】生黄芪 30 克,党参 15 克,生白芍 30 克,当归 10 克,焦山楂 30 克,柴胡 10 克,玄参 30 克,甘草 10 克,麦门冬 15 克。

上方服一剂,热退身凉;连服两剂,体康复。

例二　张某,女,69 岁,1992 年 6 月 30 日初诊。患者身体瘦弱,发热一周余。刻下面色无华,口干少津,低热,伴头晕耳鸣,困倦乏力,舌质红,少苔,脉沉弱。予"益气养阴汤"加减。

【方药】生黄芪 50 克,生白芍 30 克,百合 30 克,党参 15 克,麦门冬 15 克,焦山楂 30 克,甘草 10 克。

上方服一剂,诸症大减;连服两剂,热退,诸症悉除。

例三　张某,男,36 岁,1988 年 8 月 30 日初诊。据云:低热伴倦怠乏力两月余,纳差,体渐弱,服药无效,查无异常,初以为夏季炎热之故。刻下面色萎黄,四肢酸懒,困倦乏力,舌红,少苔,脉弦。此乃天气炎热,劳累过度,耗气伤阴,致气阴两虚也。

【方药】焦山楂 60 克,乌梅 30 克(捣碎),生黄芪 30 克,党参 15 克,生白芍 30 克,甘草 10 克,麦门冬 15 克,石斛 15 克,建曲 30 克。

上方服一剂,热退,纳谷增加,精神渐爽;连服两剂,体康复矣!

按　本方为气阴两虚证所设,患者多为夏季低热不退,伴神疲乏力,一般多体质虚弱,或素往体力劳动较少之人,并发病于炎暑之际。此乃劳累耗气,时值炎暑,损伤阴液,致气阴两亏。患者大都低热不退,午间尤甚,早晚身爽;伴腰酸腿软,神疲懒言,口干舌燥,舌红少津。此乃气阴两虚之明征,故重用黄芪佐党参以益气;芍药配甘草以养阴,随证加减,多收良效也。

┃ 附:灭瘟解毒汤 ┃

癸未之春,我国乃至世界各地瘟疫流行,触气即感,迅猛蔓延,青壮年易染,病情险恶。其症高热、胸闷咳嗽,老幼、各地皆一,医界定为"非典型肺炎"。我国政府极度重视,严控人群流动,强行隔离治疗,迅速控制了疫情的蔓延。疫情流行之时,余曾撰《防治"非典"小议》一文,并献"灭瘟解毒汤"一方,现附于此。

生石膏(轧碎)。重剂:200~300克;中剂:100~200克;轻剂:50~100克。石膏之性寒凉,色白入肺,味淡,善清气分热,直捣太阴肺经与阳明之腑,实清解疫毒第一良药也。

金银花。重剂:50~80克;中剂:30~50克;轻剂:30克。金银花清热解毒入肺经,善清气分热,为石膏治瘟热毒邪之佐使也。

连翘15~20克。质轻入肺,善清热解毒,解肌透表,可透邪从汗而解也。

党参。重剂:50~80克;中剂:30~50克;轻剂:30克。党参益气扶正,生津止渴润燥,佐石膏之寒凉,取白虎加人参汤之意也。

生山药。重剂:50~80克;中剂:30~50克;轻剂:30克。山药色白入肺,汁浆黏腻,大有补肺养胃之功,可反佐石膏之寒凉,增强抗邪之力也。

生地黄30克。清热凉血,善清血分热,热疫侵蚀,始在肺卫,然邪毒必内侵营血也。

川贝母10~15克。瘟热上受,首先犯肺,邪毒袭肺,咳嗽不已,故取贝母清心润肺止嗽也。

薄荷叶10克。解肌透表,引毒邪外出,助石膏清热解毒之力也。

生甘草10~15克。清热解毒,益胃扶正祛邪也。

上药水煎,徐徐饮服之,1日1剂。热不退者,1日2剂。

第八节 头 痛 方

头痛之疾,古人多分类述治。头为诸阳之会,属虚、属寒者少矣。故头痛宜清、宜降、宜散;然头痛伴眩者,亦须搜风、解痉、化浊各法治之;随脏腑经络之走向,结合脏腑之病变,或升清降浊,或解痉散瘀,或搜风止眩而施治也。

‖ 清巅降浊汤 ‖

患者头晕头痛,失眠多梦,耳鸣;或大便干结,腰酸腿软;或目赤红肿,舌质红暗,苔黄白,脉弦硬,"清巅降浊汤"主之。

【组成】代赭石 50 克(轧碎),生白芍 30 克,怀牛膝 30 克,珍珠母 30 克(轧碎),夏枯草 10 克,钩藤 10 克,茵陈 10 克,丹参 15 克,菊花 10 克。

【加减】伴头昏恶心呕吐者,合半夏天麻白术汤;头痛甚而热者,加生石膏 30 克(捣碎)以清入巅之热;伴胸闷头痛如锥刺者,加生桃仁、红花各 6 克。

【方解】本方适应于现代医学"高血压"头痛证。赭石、牛膝、白芍镇肝潜阳,可降清窍之浊气;钩藤、菊花升清以荣清窍;夏枯草、茵陈清肝、柔肝、缓肝之急以制约赭石镇肝之猛烈;珍珠母有安神宁志之功;牛膝、芍药补肝肾,肝虽镇复得养之,腰酸腿软可除,肝亦无恙。诸药合用,浊降巅清,大脑安康,头晕头痛自除也。

例一 李某,女,65 岁,1997 年 8 月 30 日初诊。患者头晕头痛多年,加重 10 余天,伴头重脚轻,失眠耳鸣,口干口苦,大便干结,右上肢活动不灵。测血压 170/100mmHg,舌质红,苔薄白,脉弦。予"清巅降浊汤"加减。

【方药】代赭石 50 克(轧碎),生白芍 30 克,怀牛膝 15 克,生龙骨 30 克(捣碎),生牡蛎 30 克(捣碎),炙龟板 10 克(捣碎),钩藤 10 克,夏枯草 10 克,生地黄 20 克,玄参 20 克,茵陈 10 克,羚羊角粉 3 克(冲服)。

1997 年 9 月 1 日复诊。服药 1 剂,头晕头痛减轻,大便变软稍溏。测血压 128/70mmhg,舌质红,苔薄白,脉弱。

【方药】代赭石 30 克(轧碎),生白芍 30 克,生山药 30 克,怀牛膝 15 克,生龙骨 30 克(捣碎),生牡蛎 30 克(捣碎),钩藤 10 克,夏枯草 10 克,生地黄 15 克,玄参 15 克,茵陈 10 克,羚羊角粉 3 克(冲服)。

1997 年 9 月 6 日三诊。上方连服 3 剂,右上肢活动自如,刻下仍头晕乏力,测血压 126/76mmhg,舌质红,苔薄白,脉弦。宗上方加减再进以观动静。

【方药】代赭石 30 克(轧碎),生白芍 30 克,怀牛膝 15 克,生山药 30 克,生龙骨 30 克(捣碎),生牡蛎 30 克(捣碎),生黄芪 30 克,当归 10 克,生麦芽 15 克,夏枯草 10 克,茵陈 10 克。

1997 年 9 月 17 日四诊。上方连服 5 剂,头晕头痛均解,夜寐正常,上肢活动自如,仍纳谷不香、耳鸣,测血压 140/80mmHg,舌淡,脉缓。

【方药】代赭石 30 克(轧碎),生白芍 30 克,生山药 30 克,生麦芽 15 克,怀牛膝 15 克,生龙骨 30 克(捣碎),生牡蛎 30 克(捣碎),生黄芪 30 克,当归 10 克,炒白术 15 克,白茯苓 15 克。

上方加减,调治月余,血压稳定,头晕头痛未作,身体渐康复,随访1年,血压未升高。

例二 张某,女,53岁,1988年4月21日初诊。据云:患头痛头晕、血压偏高多年。刻下头痛加重,伴心悸耳鸣,腰酸腿软;两胁胀痛,嗳气;带下色黄量多;心律明显不齐。测血压180/110mmHg,舌质红,苔黄腻,脉结代。此乃肝胆郁热上亢。故头晕头痛;肝胆湿热下注,故带下色黄量多。予滋阴清肝,以制上亢之阳,佐疏肝利胆化湿,以止带下。

【方药】代赭石50克(轧细),赤白芍各20克,怀牛膝30克,生龙骨30克(捣碎),生牡蛎30克(捣碎),龙胆草10克,栀子10克(捣碎),茵陈10克,大黄10克(后下),郁金10克,延胡索10克(捣碎),生山药30克,钩藤10克。

1988年4月23日复诊。上方服1剂,仍头晕、头痛、两胁胀痛,唯带下减少。测血压170/110mmhg,脉舌同前。

【方药】丹参30克,赤白芍各20克,川楝子20克,延胡索10克(捣碎),生桃仁10克(捣碎),红花10克,当归15克,栀子10克,降香10克,大黄15克(后下),郁金10克,炒香附子10克(捣碎),枳实10克。

1988年4月30日三诊。上方连服3剂,头晕、头痛大减,白带亦明显好转。然右胁仍胀痛,测血压130/80mmHg,舌质红,苔薄白,脉弦。予疏肝利胆、理气止痛法调治。

【方药】赤白芍各20克,川楝子20克,延胡索10克(捣碎),威灵仙15克,金钱草30克,柴胡10克,生桃仁10克(捣碎),郁金10克,大黄10克(后下),代赭石30克(轧细),炒香附子10克(捣碎),三棱10克,栀子10克(捣碎),茵陈10克,制没药10克。

1988年5月2日四诊。上方连服两剂,诸症均减,测血压140/88mmHg,舌质红,苔薄白,脉弦。

【方药】赤白芍各20克,川楝子15克,延胡索10克(捣碎),威灵仙15克,金钱草30克,柴胡10克,生桃仁10克(捣碎),郁金10克,大黄10克(后下),茵陈10克,炒香附子10克(捣碎),栀子10克(捣碎),制没药10克,制乳香10克。

上方连服两剂,诸症悉平。

例三 李某,女,62岁,1987年5月9日初诊。据云:患者头晕、头痛,血压偏高多年。刻下头晕、头痛加重,头重脚轻,如踩棉絮;体丰面红,左侧肢体麻木疼痛有热感;腰酸腿软,下肢浮肿;时大便干结,小便短赤,测血压160/100mmHg,舌淡红,苔白腻,脉沉弦。此乃肝肾阴虚,肝阳上亢,浊阴不降;治宜滋阴潜阳,降浊化湿,散瘀止痛法。

【方药】代赭石30克(轧碎),怀牛膝30克,生白芍20克,天麻10克(捣碎),木瓜30克,丹参30克,当归15克,生乳香10克,生没药10克,白茯苓10克。

1987年5月11日复诊。上方连服两剂,诸症有减,仍头晕,测血压130/86mmHg,舌质淡,苔白腻,脉缓。

【方药】代赭石30克(轧碎),怀牛膝20克,生白芍20克,丹参20克,生龙骨20克(捣碎),生牡蛎20克(捣碎),龙胆草10克,木瓜20克,菊花10克,夏枯草10克,天麻10克(捣碎),生乳香10克,生没药10克,炒柏子仁15克(捣碎)。

1987年5月13日三诊。上方服1剂,下肢肿消,头晕、头痛均解;下肢仍感麻木。测血压110/86mmHg,舌淡苔白,脉缓。宗上方加生山药20克,再进以观动静。

1987年5月16日四诊。上方连服两剂,诸症悉平。

宗上方轧细末,水泛为丸,徐服1月余,以资巩固。1年后随访:血压稳定,头晕、头痛未作。

按 浊气上居巅顶清窍,则头昏头痛,浊气居巅,非降浊而巅顶不能清;浊气不降,头昏头痛亦不能愈。清气本居于上,浊气本在其下,清气不升故下虚;浊气不降上塞清窍故上实。

此乃本虚标实之证,现代医学谓之"血压升高",实属中医"肝肾阴虚、肝阳上亢"之证。故镇肝潜阳治标以缓急;滋补肝肾之阴以固本。上浮之阳受其镇摄而归其宅,阴阳相合,诸症悉得平矣! 余临床素尊张锡纯重用赭石、牛膝、白芍诸镇肝之剂而收捷效,然张某中年之人,血压之高实属同龄人之少见,首予清巅降浊之法,其效不显,因患者见胁痛、带下诸症,故酌加理气活血止带之味,症得速愈也。肝郁气逆,非强镇所能为也。李氏首剂重予潜阳,而敛阴不足,其效不显,复诊加重龙骨、牡蛎、柏子仁、山药敛阴养阴之品,见效甚捷,故临证标本兼治,不可偏废也。

‖ 益气清巅汤 ‖

患者头昏,困倦乏力,面色萎黄,记忆力减退,舌质淡,脉虚大或沉弱者,

"益气清巅汤"主之。

【组成】生黄芪 30 克,大红参 10 克(切小块吞服),葛根 30 克,升麻 6 克,甘草 10 克,菊花 10 克。

【加减】脚手麻木者,加当归 10 克以养血;头晕头痛者,加川芎、白芷、蔓荆子以止痛;伴纳差便溏者,加炒白术、陈皮健脾和胃。

【方解】参芪合用,补气力宏,气虚不能荣脑,而见头昏困倦乏力者,用之多见奇效。然参、芪补气之力虽宏,亦有升腾之力,则至巅甚微,故佐升麻升提直至巅顶;葛根、菊花入太阳经善消头目之疾,更助参、芪以益巅,并解参、芪之偏温。四肢麻木者,血虚之征也,归、芪相济,气血双补,力更雄也。大脑得其濡养,精力充沛,思路自然敏捷,诸症可除矣!

例一 李某,女,19 岁,1991 年 3 月 20 日初诊。据云:患者头昏、头痛两年余。刻下头昏、头痛,前额尤甚,虽在青年,少气乏力,舌质淡,苔薄白,脉弱。予"益气清巅汤"加减图治。

【方药】生黄芪 30 克,大红参 10 克(切小块吞服),川芎 15 克,当归 10 克,菊花 10 克,柴胡 10 克,白芷 10 克,生白芍 30 克,蔓荆子 10 克(捣碎),细辛 6 克,甘草 10 克。

1991 年 3 月 22 日复诊。上方服 1 剂,头晕、头痛大减,精神较前好转。然仍感头痛,前额尤甚,脉舌同前。宗上方加减再进。

【方药】生黄芪 30 克,大红参 10 克(切小块吞服),葛根 30 克,菊花 10 克,川芎 10 克,当归 10 克,甘草 10 克,白芷 10 克,蔓荆子 10 克(捣碎),细辛 3 克,生白芍 15 克,柴胡 6 克。

1991 年 3 月 26 日三诊。上方连服两剂,头昏、头痛止,诸病若失。宗上方继服两剂,以资巩固。(复诊加柴胡入少阳,柴胡善治偏头痛)

例二 杨某,女,22 岁,1990 年 3 月 8 日初诊。自述:产后 8 个月,自产后头昏、头痛,前额尤甚,午前发作,午后减轻,伴短气乏力,二目昏花,乳汁不足,舌质淡,苔薄白,脉沉弱。

【方药】生黄芪 30 克,大红参 15 克(切小块吞服),炒白芍 30 克,当归 10 克,川芎 10 克,菊花 10 克,白术 10 克,蔓荆子 10 克(捣碎),细辛 3 克,白芷 10 克,制半夏 10 克,天麻 10 克(捣碎),僵蚕 10 克。

1990 年 3 月 15 日复诊。上方连服 3 剂,头痛止,头昏、乏力均减轻,仍感二目昏花,舌质淡,苔薄白,脉沉弱。

【方药】生黄芪30克,大红参10克(切小块吞服),炒白芍30克,当归10克,川芎10克,菊花10克;白术10克,熟地黄20克,甘草10克,白茯苓20克,枸杞子10克。

1990年3月20日三诊。上方连服两剂,诸症均解,乳汁增。宗上方继服两剂,以资巩固。

例三 廖某,女,29岁,1991年6月2日初诊。患者素患头晕、头昏症,数日来天气炎热,头晕、头昏加重,并伴头痛,面色萎黄,动则心慌气急,测血压80/60mmHg,舌红,苔薄白,脉虚大无力。

【方药】生黄芪30克,大红参10克(切小块吞服),当归10克,生白芍30克,白术10克,白茯苓20克,甘草10克,制附子6克。

上方服一剂,诸症大减;连服两剂,头昏、头痛止,身体康复。

按 浊气不降,上塞清窍,可致头昏头痛诸多上实之证。然清气不升,清巅失荣,亦可致诸如头脑昏聩、记忆力减退、困倦乏力之证。然上实塞巅者必降下以泻实。清窍失荣者,需益气升提以荣脑,重用参、芪、归、芎之类是也;佐轻清之品以助益气清巅之力,葛根、升麻、荆子之类是也。头昏、头痛伴困倦乏力者,实清窍失于荣养也。

清巅活血汤

患者头痛,时痛时止;或刺痛难忍,痛甚伴恶心呕吐,反复治疗,而不获愈;舌红暗,脉弦有力者,"清巅活血汤"主之。

【组成】当归10克,川芎15克,赤芍10克,珍珠母30克(捣碎),红花10克,菊花10克,怀牛膝10克,蔓荆子10克(捣碎),葛根30克,细辛3克,僵蚕10克,地龙10克,白芷10克。

【加减】头痛甚、日久不愈者,加全蝎6克、大蜈蚣3条;前额痛伴口干、口渴者,加生石膏30克(捣碎)。

【方解】头痛一证,临床常见,古今医家多有论述,有太阳、阳明、厥阴、少阳、太阴头痛之分;又有久痛入络之说,我皆信矣。余拟"清巅活血汤"一方,对久痛入络之头痛,现代医学谓"血管神经性头痛"效果尤佳。方中归、芎、芍、红花乃通络活血之品,以达活络止痛之功;荆子、细辛、白芷、川芎上行头部,为治头痛之要药;僵蚕、地龙散风解痉止痛;葛根、川芎引药归经入巅,直达病所;更得菊花轻清,以清清窍;牛膝、珍珠母入巅以降浊阴。诸药合用,共奏清巅活血止痛之功也。

例一 柳某,女,30岁,1996年8月31日初诊。患者反复发作头痛半年余,多次服中西药效果不显,前来我科诊治。据云:半年前于产后患头痛症,初未慎重治疗,后渐加重,呈阵发性刺痛,前额尤甚,舌质红有瘀点,脉弦。予"清巅活血汤"加减。

【方药】川芎10克,葛根30克,白芷10克,当归10克,红花10克,生桃仁10克(捣碎),赤芍10克,细辛3克,地龙10克,僵蚕10克,柴胡10克,蔓荆子10克(捣碎)。

上方连服两剂,头痛顿止,唯恐复作,继服两剂以资巩固。

例二 韦某,男,26岁,1996年8月3日初诊。患者患头痛4年余。经某市医院拟诊为"血管神经性头痛"。曾反复住院治疗,时轻时重,经人介绍,求治于余。据云:阵发性头痛多年。日发作十余次,头痛如裂。观素往病历,皆"活血化瘀,除风止痛,镇静安神"诸法,效果均不明显。患者身体强壮,非痛时无任何症状,舌红暗,脉弦。仍拟活血除风,加搜刮之剂图治,以观动静。

【方药】川芎10克,白芷10克,当归10克,生桃仁10克(捣碎),葛根30克,红花10克,蔓荆子10克(捣碎),地龙10克,柴胡10克,僵蚕10克,全蝎6克,大蜈蚣3条,细辛3克。

1996年8月20日复诊。上方连服10剂,头痛明显减轻,三五日发作一次,脉舌同前。宗上方加减再进。

【方药】川芎10克,白芷10克,当归10克,生桃仁10克(捣碎),葛根30克,红花10克,蔓荆子10克(捣碎),地龙10克,柴胡10克,僵蚕10克,全蝎6克,大蜈蚣3条,细辛3克,丹皮10克,霜桑叶6克。

1996年9月20日三诊。上方连服10剂,服药期间,头痛发作两次,疼痛较前轻微,不影响工作。宗上方加炒苍耳子10克,继服10剂以巩固疗效。

例三 柳某,女,28岁,1997年4月15日初诊。据云:患者阵发性头痛4年余,痛如锥刺,两侧尤甚,反复治疗,终未得愈。舌红暗,有瘀点,苔薄白,脉沉弦,予"清巅活血汤"加减。

【方药】川芎15克,白芷10克,当归10克,红花10克,生桃仁10克(捣碎),

赤芍 10 克,蔓荆子 10 克(捣碎),地龙 10 克,僵蚕 10 克,柴胡 10 克,全蝎 6 克,细辛 3 克,葛根 30 克,甘草 10 克,荆芥穗 10 克。

上方连服两剂,头痛顿止。宗上方继服两剂,多年头痛霍然而愈。

▌ 变通半夏天麻白术汤 ▌

患者头昏头痛,头重如裹,伴耳鸣,恶心呕吐,舌质淡,苔白或白腻,脉濡弱或弦滑,"变通半夏天麻白术汤"主之。

【组成】制半夏 10 克,天麻 10 克(捣碎),白术 10 克,珍珠母 30 克(捣碎),泽泻 30 克,怀牛膝 15 克,生白芍 15 克,白茯苓 30 克。

【加减】脘腹胀满者,加厚朴 6 克、陈皮 10 克;恶心甚,加生姜 10 克;呕吐甚,加代赭石 30 克(轧细)。

【方解】方中半夏燥湿以化痰,天麻平肝息风以止眩;茯苓、白术健脾祛湿以除生痰之源;泽泻利湿助燥,化痰;珍珠母、白芍平肝息风;牛膝补肝肾,引风邪下行;赭石止呕吐并迫使肝风下降;生姜温中除湿。临床痰湿中阻之头昏目眩头痛者(西医谓:内耳眩晕症),随证加减,多收桴鼓之效也。

例一　郭某,女,41 岁,1991 年 11 月 10 日初诊。患者头昏伴恶心呕吐,头阵发性刺痛 10 天余,当地予输液治疗,效果不显,来我科求治。刻下头昏头痛,恶心呕吐,舌质红,苔白,脉弦,予"变通半夏天麻白术汤"加减。

【方药】制半夏 10 克,天麻 10 克(捣碎),白术 10 克,泽泻 30 克,代赭石 30 克(轧碎),怀牛膝 15 克,生白芍 30 克,珍珠母 30 克(捣碎)。

1991 年 11 月 30 日复诊。上方连服两剂,头昏头痛均止,遂停药。近两天头痛又作,阵发性刺痛,伴失眠多梦,舌红,苔少,脉弦。予解痉活血,佐镇静法图治。

【方药】地龙 15 克,僵蚕 10 克,天麻 10 克(捣碎),生桃仁 10 克(捣碎),红花 10 克,生白芍 30 克,怀牛膝 30 克,珍珠母 30 克(捣碎),当归 10 克,生地黄 30 克,甘草 10 克。

上方连服两剂,头昏、头痛均瘥矣。

例二　郭某,女,49 岁,1990 年 12 月 10 日初诊。自述:患头晕、头痛伴恶心、呕吐两月余。曾服中西药,效果不显,近日加重,来我科诊治。刻下:面色萎黄而虚浮,头晕伴昏沉疼痛;脘腹满闷,头稍摇动,即恶心、呕吐。舌质红,苔白腻,脉沉弱,予"变通半夏天麻白术汤"加减。

【方药】制半夏10克,天麻10克(捣碎),白术10克,泽泻30克,代赭石30克(轧细),白茯苓30克,生白芍30克,怀牛膝20克,山萸萸10克。

1990年12月12日复诊。上方服1剂,头痛止,仍头晕,舌质红,苔白,脉沉弱。

【方药】制半夏10克,天麻10克(捣碎),白术10克,泽泻30克,代赭石30克(轧细),白茯苓30克,生白芍30克,怀牛膝20克,山萸萸10克,生黄芪30克,钩藤15克,葛根30克,当归10克。

1990年12月20日三诊。上方连服3剂,诸症均除,自觉头皮肿硬。宗上方加生龙骨、生牡蛎各30克,再进两剂以资巩固。

🔘 脾失健运,湿聚中焦成痰,阻滞清阳不能上达清窍,引动肝风,风痰上扰,故眩晕耳鸣头痛;痰湿阻滞中焦,故恶心呕吐。李东垣谓:"**足太阴痰厥头痛,非半夏不能疗,眼黑头旋,虚风内作,非天麻不能除。**"白术燥湿健脾;泽泻利水而不损阴(徐志华谓:白术泽泻相伍,善治头昏),二药相伍,善治湿邪上蒙清窍之头昏、头痛;珍珠母、牛膝、白芍降浊、平肝潜阳、益肝肾。病系痰湿阻滞中焦,浊阴独居清窍,故全方以降浊、化痰、利湿为主。浊阴降,清阳升,各居其所,头昏、头痛自除矣。若气虚升清之力微,可酌加黄芪以益气;头痛甚,酌加川芎、蔓荆子、细辛以止痛,加地龙、僵蚕以解痉也。

第九节 精 神 病 方

人有善思多虑者,或哭笑无常者;或默默不语,沉默寡言者;或胆怯畏惧,闭门不出,惶惶不可终日者;或多虑厌世或异想天开。种种症状,不可繁举。大凡此类之患者,多有事不顺心,或性格内向,或有精神刺激,积久成疾。古责之心与脾(心主神志,脾主思),中医心脾之功能多含现代医学大脑之功能(中医学有五脏功能,无大脑功能)。故此类之疾,应责之于脑也。余拟三首"宁宫方"均以脑为治,然辨证仍遵中医辨心脾、辨肝胆之法,亦不越中医辨证之准绳也。

▎宁 宫 丸▎

患者神志异常,多疑善虑,沉默不语,或语无伦次,或哭笑无常,舌质红,苔少,脉弦或细数,"宁宫丸"主之。

【组成】生白芍 30 克,百合 30 克,合欢皮 30 克,石决明 30 克,远志 20 克,炒柏子仁 20 克,茯神 20 克,甘草 20 克,知母 20 克,生地黄 20 克,麦门冬 20 克,郁金 20 克,天竺黄 30 克,大贝母 30 克,琥珀 30 克,石菖蒲 30 克,炒酸枣仁 30 克,朱砂 50 克(轧细)。

前 17 味共轧细末,水泛为丸,朱砂为衣,每服 6 克,1 日 2 次。

例一 张某,女,29 岁,1995 年 10 月 6 日初诊。患者患精神病多年,时轻时重,反复发作,多次住地、县精神病医院治疗,终未治愈。刻下加重 10 余天,神志痴呆,哭笑无常,家人强制来院诊治,舌红绛少苔,脉弦数。

予"宁宫丸"每服 6 克,1 日 2 次。服药一周,精神恢复正常,继服"宁宫丸"一月余,精神病未再发作。

例二 郝某,女,30 岁,1993 年 11 月 2 日初诊。患者由其夫绑在车上拉我院诊治。其夫诉:患精神病 3 年余,曾反复住县精神病医院治疗,均以好转、仍神志恍惚而带药出院。刻下由县精神病医院出院 10 天余,日渐加重,神志痴呆,躁动不语,呼之不应,不懂人事。舌质红,苔黄腻,脉弦数。

【方药】百合 30 克,生白芍 30 克,合欢皮 30 克,石决明 30 克(捣碎),甘草 10 克,炒柏子仁 10 克(捣碎),远志 10 克,茯神 10 克,知母 10 克,生地黄 15 克,麦门冬 15 克。

水煎送服下药面:大贝母 10 克,朱砂 10 克,琥珀 10 克,天竺黄 10 克。

共轧细末,每服 6 克,1 日 2 次。

1993 年 11 月 7 日复诊。上方连服两剂,症状大减,神志清楚,对答正常;仍神情淡漠,表情痴呆,舌质红,苔白,脉弦。继服"宁宫丸"月余,精神恢复如常人,2 年后随访,精神病未再发作。

例三 邓某,男,40 岁,1996 年 4 月 15 日初诊。患者沉默寡言,闭门不出也,时神情痴呆,言语颠倒,舌质淡,苔白,脉沉弱。

予"宁宫丸"360 克,每服 6 克,1 日 2 次。共服药月余,精神恢复正常。1 年后随访,精神病未复发。

按 精神异常者,多因思虑过度或事不遂心,苦心思索,踌躇太过,气结而不散,暗耗心阴,大脑元神受损(张锡纯谓:**脑为元神,心为思神**),致郁闷不乐、沉默寡言、言语颠倒、哭笑无常。宁宫丸遣大队凉润之剂以清心宁神,佐安神开窍、利痰之剂以通神明。凉润,心肝之热不致上扰元神;神安,思虑敏捷,病自除矣。

‖ 益智宁宫汤 ‖

患者健忘忧郁,善思多虑,心烦易怒,或神情痴呆,舌红少苔或苔白腻,脉沉弦,"益智宁宫汤"主之。

【组成】百合30克,生白芍30克,生龙骨30克(捣碎),生牡蛎30克(捣碎),珍珠母30克(捣碎),石菖蒲10克,远志10克,知母10克,郁金10克,甘草10克。

例一 刘某,女,21岁,1991年6月2日初诊。其父代诉:两月前因事不顺心,突发神情痴呆,愁眉不展,默默不语,呼之不应,所答非所问。遂延中西医诊治,病未见好转,反日趋加重,遂去地区精神病医院治疗。越两月,病情略有好转,遂带药返家。近两天病情加重,神情痴呆,不识亲疏,默默不语,心烦欲哭,舌红苔少,脉弦数,脉率100次/分,予"益智宁宫汤"加减。

【方药】百合30克,生白芍30克,合欢皮30克,生龙骨30克(捣碎),生牡蛎30克(捣碎),石菖蒲10克,远志10克,郁金10克,甘草10克,代赭石30克(捣碎),麦门冬15克,炒柏子仁10克(捣碎),茯神10克,当归10克。

1991年6月6日复诊。上方连服两剂,大便偏溏,症状明显减轻,对答正常,仍沉默叹息,纳差胀满,舌红苔薄,脉弦。

宗上方减代赭石,加焦山楂30克,继服以观动静。

1991年6月10日三诊。上方连服两剂,诸症均解,精神如常人,唯时感头痛,失眠多梦。宗上方继服两剂,以巩固疗效。

例二 袁某,女,20岁,1992年3月29日初诊。患者10天前因生气致心烦不寐,近三天彻夜不眠,神志恍惚,时沉默不语,哭笑无常,心悸心慌,心率快,舌红,苔薄白,脉弦数。

【方药】合欢皮30克,百合30克,生白芍30克,生龙骨30克(捣碎),生牡蛎30克(捣碎),代赭石30克(轧碎),茯神10克,远志10克,炒柏子仁10克(捣碎),甘草10克,麦门冬15克,石菖蒲10克,生地黄15克,水煎送服下药面。

朱砂 10 克,天竺黄 10 克,琥珀 10 克。

上药共轧细末,每服 6 克,1 日 2 次。

上方连服两剂,诸症悉除,精神如常人。

例三　郭某,男,32 岁,1987 年 9 月 10 日初诊。患者憔悴面容,心烦易怒,健忘多虑,惶惶不安,喜僻静,舌红,苔少,脉弦细。此乃忧思损伤心脾也,予"益智宁宫汤"加减。

【方药】百合 30 克,生白芍 30 克,生龙骨 30 克(捣碎),生牡蛎 30 克(捣碎),甘草 10 克,知母 10 克,石菖蒲 10 克,远志 10 克,郁金 10 克,珍珠母 30 克(捣碎)。

1987 年 9 月 17 日复诊。上方连服 3 剂,诸症明显好转,仍易惊不安,脉舌同前。宗上方加炒柏子仁 10 克(捣碎)、麦门冬 15 克、朱砂 10 克(轧细末分 3 次冲服)。

上方连服两剂,神宁,诸症除。

按 善思多虑者,心脾受损也,轻者属现代医学"神经官能症"。此乃事不遂心,郁郁不乐,损及心脾。《内经》云:"**二阳之病发心脾,有不得隐曲……**"郁而生热,郁火伤津,上扰清窍,故神不安矣!神不安故心烦易怒、神志恍惚、惊恐健忘也。菖蒲、远志、百合、益智安神;龙骨、牡蛎、珍珠母潜上浮之阳归其宅,以宁宫安神;白芍、郁金清肝解郁。神清宫宁,阴阳合,病自愈也。

‖ 安神宁宫汤 ‖

患者失眠多梦,神志恍惚;或彻夜不眠,或心悸不宁,易惊害怕,舌红,苔少或苔黄腻,脉弦或弦数者,"安神宁宫汤"主之。

【组成】制半夏 60 克,薏苡仁 60 克,合欢皮 30 克,百合 30 克,炒酸枣仁 15 克(捣碎),生白芍 30 克,生龙骨 30 克(捣碎),生牡蛎 30 克(捣碎),甘草 10 克。

例一　郭某,女,30 岁,1994 年 3 月 14 日初诊。患者因施绝育手术郁闷不乐,神志恍惚,夜不入寐,有时彻夜不眠。刻下面容憔悴,惶惶不安,伴头晕耳鸣,舌质红,苔黄腻,脉弦,予"安神宁宫汤"加减。

【方药】薏苡仁 60 克,制半夏 60 克,合欢皮 30 克,炒酸枣仁 15 克(捣碎),珍珠母 30 克(捣碎),生白芍 30 克,当归 15 克,甘草 10 克。

上方服一剂,精神好转,夜寐已香;连服两剂,精神正常,诸症悉平。

例二　牛某,女,41 岁,1988 年 5 月 12 日初诊。患者患失眠多年,有时彻夜不眠,心悸、心跳、心烦不宁,口干口苦。近年来月经期眼睑浮肿,失眠加重,舌红,苔少,脉弦数,予"安神宁宫汤"加减。

【方药】制半夏60克,薏苡仁60克,合欢皮30克,百合60克,甘草10克,白茯苓15克,生龙骨、牡蛎各30克(捣碎)。

上方连服5剂,心悸、心跳除,睡眠香,经期浮肿亦愈。

按 《灵枢·邪客》说:"今厥气客于五脏六腑,则卫气独卫其外,行于阳不得入于阴,行于阳则阳气盛,阳气盛则阳跷满;不得入于阴,阴虚,故目不瞑……饮以半夏汤一剂,阴阳已通,其卧立至"。"半夏汤"即"半夏秫米汤",半夏味辛,生当夏半,乃阴阳交换之时,实由阳入阴之候,能通阴阳,使心中之阳藏于阴,而入睡香矣;秫米甘寒,今取薏仁甘淡性平以代之,泄阳补阴,调和阴阳,故能治心烦不宁、夜不得眠也。更得百合、芍药、甘草酸敛养阴;龙牡重坠潜阳,阴阳合,神当安矣;神安自无神志不宁、失眠之理也。

第十节 虚 劳 方

▌华盖玉金丹▐

患者午后潮热,倦怠乏力,胸中隐痛,干咳少痰,时痰中带血丝,舌质红,苔薄白,或舌红少苔,脉细数(现代医学诊断为肺结核),"华盖玉金丹"主之。

【组成】白及30克,川贝母30克,女贞子30克,沙参30克,百部50克,百合50克,生山药50克,甘草30克,鸡内金30克。

上药共轧细末,水泛为丸,每服6克,1日2次。

【方解】方中百部、百合、甘草、沙参、贝母抗痨、滋肺止咳;白及敛肺;女贞子、山药养阴补肾(肾为肺之子,肾水旺,阴精盛,亦可滋肺);鸡内金健脾,培补生化之源。全方共奏滋肺、抗痨、止咳之功也。

例一 姜某,男,21岁,1993年5月29日初诊。患者素有咳嗽、低热、盗汗史。近咯血3天余,今日突然咯血约50毫升,发热伴五心烦热,纳差,大便干结,测体温37.8℃,舌红,苔少,脉细数。胸透提示:浸润型肺结核。

【方药】三七参15克(轧末冲服),黄芩10克,生地黄30克,代赭石30克(轧碎),百合30克,白及20克,沙参30克,生龙骨30克(捣碎),生牡蛎30克(捣碎),生乳香10克,生没药10克,丹皮10克,小蓟10克,白茅根30克。

1993年6月2日复诊。上方连服两剂,热退,咯血大减,有时痰中夹紫暗瘀血,脉舌同前,宗上方加当归10克、红花6克,继服以观动静。

1993年6月6日三诊。上方连服3剂,热退,咯血止,纳增,舌红,苔少。继服"华盖玉金丹"两月余,咳嗽盗汗均止,身体康复。复胸透:未见结核病灶。

例二 郭某,女,60岁,1987年9月5日初诊。患者体质消瘦,反复咳嗽多年。近三月反复发热盗汗,伴纳差,口干、口黏乏味,大便干结,四肢乏力,右上胸叩诊呈鼓音,胸透提示:右上肺空洞型肺结核。舌质红,苔少,脉沉弱。

【方药】金银花30克,南沙参30克,天门冬15克,麦门冬15克,百合30克,百部15克,川贝母10克(捣碎),马兜铃10克,炙桑白皮10克,桔梗10克,炙甘草10克,前胡10克。

1987年9月9日复诊。上方连服两剂,纳增,咳嗽减轻,舌红,苔少,脉沉弱。

【方药】金银花20克,南沙参30克,麦门冬15克,百合30克,百部15克,川贝母15克(捣碎),炙桑白皮10克,甘草10克,白及15克,知母10克,鸡内金10克(捣碎)。

1987年9月21日三诊。上方连服6剂,咳嗽大减,盗汗发热均除,纳增,体力较前好转。胸透:右上肺仍有空洞病灶。遂予"华盖玉金丹"徐服两月余,咳嗽止,身体渐康复。

例三 王某,女,51岁,1987年4月28日初诊。据云:20年前因感冒多日未愈,经县医院摄胸片提示:肺结核,常年服"抗痨药"终未痊愈。刻下面黄体弱,发热,午后尤甚,干咳,痰中夹血丝;口苦、咽干,纳差,倦怠乏力,头痛、头昏,大便干结,三四日一行,舌质红暗,苔白腻,脉弦数。

【方药】炒白术30克,鸡内金15克(捣碎),玄参30克,地骨皮30克,百部20克,百合30克,炒牛蒡子10克(捣碎)。

1987年5月14日复诊。上方连服7剂,饮食有增,低热稍退,仍干咳少痰,痰中带血丝;口苦,咽干,大便干结,小便短赤,脉舌同前。

【方药】玄参30克,地骨皮30克,百部15克,百合20克,白茯苓15克,鸡内金15克(捣碎),炒白术15克,炒牛蒡子10克(捣碎),麦门冬15克,天门冬

15 克,南沙参 20 克,生山药 30 克,白茅根 30 克。

1987 年 5 月 28 日三诊。上方连服 7 剂,诸症大减,低热退,时痰中有血丝,仍感倦怠乏力,舌质淡,苔白,脉缓。

【方药】玄参 30 克,地骨皮 30 克,百部 15 克,白茯苓 15 克,鸡内金 15 克(捣碎),炒白术 15 克,炒牛蒡子 15 克(捣碎),麦门冬 15 克,天门冬 15 克,南沙参 30 克,生山药 30 克,白茅根 30 克,焦山楂 30 克。

1987 年 7 月 20 日四诊。上方连服 20 剂,咯血止,饮食大增,体渐康复;仍感倦怠不适,遂予"华盖玉金丹"断续服 1 年余,身体康复,摄胸片:肺结核已愈矣!肺结核一恙,服药近 2 年方得痊愈,若患者见异思迁,医之无恒,实难根治也。

按 结核一证,古之谓"痨瘵",即痨病也。甚难根治。其人必身体瘦削,潮热盗汗,神疲乏力,溲赤便干,干咳少痰,纳差胀满等一派阴津亏损之状。脾土为肺金之母,子病损母,故纳食不香,体渐瘦削也;肾水肺金之子,肺金日灼无以生水,故现潮热、腰酸腿软、溲赤便干、阴津不足之象也。脾者后天之本,健脾胃培补生化之源,益肺气敛补肺阴,佐清肺止咳多能康复也。现代医药的应用,更增加了治愈痨病的效果也。

┃ 慢支一号方 ┃

患者慢性支气管炎,动则喘息,咳嗽,吐大量白稠痰涎,每年冬春季节加重,舌质淡,苔白,脉缓,"慢支一号方"主之。

【组成】五味子 6 克(捣碎),细辛 3 克,干姜 6 克,炙麻黄 3 克,生白芍 30 克,炙甘草 10 克,制半夏 10 克,炙杏仁 10 克,地龙 10 克。

【方解】五味子、干姜温肺、散寒;细辛敛肺;麻黄宣肺内痰涎。细辛、麻黄一敛一散,促肺内瘀积之痰涎易于排出。地龙解痉止咳;半夏化寒湿之痰;杏仁、甘草润肺止咳;芍药酸寒解诸药之温热,使其归于平衡也。

例一 秦某,女,44 岁,1990 年 2 月 18 日初诊。患者患慢支 20 年,平素易感冒,动则喘息。刻下面色晦黯,咳嗽不止,四肢厥冷,下肢浮肿,口唇微发绀,两肺满布哮鸣音,口干口黏而不渴;舌红有瘀点,苔白,脉沉细。心电图提示:右心房肥大。

【方药】当归 30 克,五味子 10 克(捣碎),炒苏子 10 克(捣碎),炙杏仁 10 克,细辛3克,生白芍30克,桂枝6克,制半夏10克,炙甘草10克,生姜10克,党参10克,麦门冬15克。

1990年2月24日复诊。上方连服3剂,咳喘明显减轻,两肺哮鸣音亦好转。舌红,苔白,脉沉细。

【方药】当归15克,白茯苓15克,五味子6克(捣碎),炙杏仁10克,细辛3克,生白芍30克,制半夏10克,炙甘草10克,生姜10克,炙麻黄3克,地龙10克。

1990年3月1日三诊。上方连服3剂,咳喘已平,口唇发绀除,浮肿消,两肺未闻哮鸣音。宗上方继服3剂以资巩固。

例二 孙某,女,55岁,1988年2月13日初诊。据云:20年前因患感冒咳嗽,初未根治,后反复发作,冬季尤甚,近年来病情加重,冬夏亦然。刻下面黄体弱,动则喘息,低热不退,测体温37.2℃,大便干结,小便短赤,两肺满布哮鸣音;心音扩大,可闻2级以上收缩期吹风样杂音。舌淡暗,边有齿印,苔薄白,脉沉细、稍数。

【方药】生石膏30克(捣碎),炙杏仁10克,细辛3克,炙麻黄3克,五味子6克(捣碎),制半夏10克,生白芍30克,桂枝10克,地龙10克。

1988年2月20日复诊。上方连服3剂,热退,纳增,喘息平,两肺未闻哮鸣音,舌淡暗,边有齿印,苔薄白,脉沉细。

【方药】炙杏仁10克,炙麻黄3克,制半夏10克,炙甘草10克,生白芍30克,五味子6克(捣碎),生龙骨30克(捣碎),生牡蛎30克(捣碎)。

1988年2月28日三诊。上方连服3剂,纳增,喘息未作,两肺未闻及哮鸣音,已能参加轻微劳动,舌淡暗,苔白,脉沉弱。宗上方继服3剂,以巩固疗效。

按 慢支一证,乃寒痰壅肺,阻塞轻清玲珑之窍,每遇寒冬。两寒相得,其病乃作。故此证非温散寒邪、涤化寒湿痰涎不能愈。取麻黄、细辛一散一敛,以蠲胶固寒湿之痰涎。慢支一证,未发新感,如法服之,亦多效验也。

‖ 慢支二号方 ‖

慢性支气管炎,急性发作,发热口渴,口吐稠痰;喘息抬肩,舌质红,苔薄黄,脉弦滑,"慢支二号方"主之。

【组成】炙麻黄6克,炙甘草10克,生石膏30克(捣碎),炙杏仁10克,黄芩 10 克,前胡 10 克,细辛 3 克,五味子 6 克(捣碎)。

【加减】发热甚加金银花 30 克、连翘 10 克,石膏加至 50 克;咳甚加川贝母 10 克(捣碎)。

【方解】本方实麻杏石甘汤加黄芩助石膏以清肺热;加前胡、五味子化肺窍之痰实;加细辛敛肺牵制麻黄之宣散也。

例一 杨某,男,60 岁,1997 年 2 月 14 日初诊。据云:患者慢支史,近感冒 20 余天,发热咳嗽,颜面潮红,胸中隐隐作痛,动则喘息,测体温 37.3℃;血检:白细胞 17.0×10^9/L,胸透:慢性支气管炎,右下支气管肺炎。舌质红,苔白黄,脉弦。

【方药】生石膏 30 克(捣碎),金银花 30 克,炙麻黄 3 克,炙杏仁 10 克,川贝母 10 克(捣碎),黄芩 10 克,炙甘草 10 克,炒苏子 10 克(捣碎),葶苈子 10 克,薄荷叶 10 克,知母 10 克,党参 10 克,苇茎 30 克。

1997 年 2 月 20 日复诊。上方连服 3 剂,咳嗽、胸痛均明显减轻,热退,测体温 37.0℃,舌质红,苔白,脉弦。宗上方继服以观动静。

1997 年 3 月 1 日三诊。上方连服 4 剂,热退,咳嗽减轻,胸痛除。血检:白细胞 8.7×10^9/L,胸透提示:慢性支气管炎。舌质红,苔白,脉弦。予"慢支二号方"加减。

【方药】生石膏 30 克,炙麻黄 3 克,炙杏仁 10 克,川贝母 10 克(捣碎),炙甘草 10 克,黄芩 10 克,五味子 6 克(捣碎)。

1997 年 3 月 8 日四诊。上方连服 4 剂,纳增,胸痛、咳嗽均止,诸症明显缓解,遂停药。

例二 张某,54 岁,1988 年 7 月 5 日初诊。自述:患慢支多年,易感冒,初则冬春易发作;近年四季稍感风寒,咳喘不已。近因感冒,咳喘发热,下午尤甚,两肺可闻哮鸣音,舌质红,苔白,脉弦。

【方药】生石膏 30 克(捣碎),炙麻黄 3 克,炙杏仁 10 克,炙甘草 10 克,炒苏子 10 克(捣碎),炙桑白皮 10 克,前胡 10 克,地骨皮 30 克,炒瓜蒌仁 15 克(捣碎),葶苈子 10 克,生山药 30 克。

1988 年 7 月 10 日复诊。上方连服两剂,热退,咳喘大减。宗上方加五味子 6 克(捣碎)、马兜铃 10 克,再进。

患者因苦于服药,上方仅服两剂,诸症明显好转,然此宿疾自此亦大减矣。

按 肺主皮毛,外卫肌肤,易受寒邪,寒邪郁肺,易生痰涎。肺乃轻清之脏,寒热之邪,均能损其轻清玲珑之窍。寒盛易生痰涎,壅塞肺窍,咳嗽不已,遇寒而甚;热盛煎熬肺津,亦发喘息。慢支宿疾,痰涎壅肺,新受外感即发热咳喘。取麻杏石甘汤清肺化痰,清热祛邪,既解新感外邪,又涤肺中宿痰。更得黄芩助石膏以清肺热;前胡、五味子、细辛助杏仁、麻黄止咳化痰、涤痰之功也。

▌ 慢支三号方 ▌

患者慢支经久不愈,动则喘息,伴腰酸腿软,舌淡或有齿印,苔白腻或少苔,脉沉弱,"慢支三号方"主之。

【组成】生龙骨30克(捣碎),生牡蛎30克(捣碎),生山药30克,五味子10克(捣碎),炒苏子10克(捣碎),地龙10克。

【加减】纳差者,加炒白术15克、陈皮10克;痰涎壅肺者,加炒牛蒡子10克(捣碎)、炙桑白皮10克。

【方解】慢支,肺虚肾亦虚也。取山药、龙骨、牡蛎补肾敛冲以治本;苏子、五味子蠲逐肺中痰涎以治标;地龙解痉,助苏子、五味子化痰之力。药味虽少,可谓标本并治、扶正祛邪相得益彰,肺中宿疾可得缓解或解除也。

例一 张某,男,33岁,1988年1月18日初诊。患者素有慢支宿疾。近因感冒,咳嗽加重10余天。初则痰中带血,继则大口吐血。曾求中西医治疗,血未止,咳嗽加重。刻下面色晦暗,呼吸急促,满头大汗,两肺呼吸音粗糙,舌淡暗,苔薄白,脉弦滑。根据急则治其标之原则,首予降逆、清热止血法。

【方药】代赭石30克(捣碎),生白芍30克,怀牛膝20克,生地黄30克,茜草10克,海螵蛸30克(捣碎),生龙骨30克(捣碎),生牡蛎30克(捣碎),白及15克,三七参10克(轧细末冲服),制乳香10克,制没药10克,白茅根30克。

1988年1月25日复诊。上方连服4剂,咯血止,咳嗽亦减轻,舌红,苔薄白,脉弦。予"慢支三号方"加减。

【方药】生龙骨30克(捣碎),生牡蛎30克(捣碎),生山药30克,炒苏子10克(捣碎),五味子6克(捣碎),炙甘草10克。

上方连服6剂,咳嗽止,诸症大减。1年后因他疾来诊:慢支明显好转。

例二 王某,男,60岁,患慢支多年,冬春尤甚,平时靠"喘息定、氨茶碱"临时缓解症状。近因感冒,咳喘加重,动则喘息,咳吐白稠痰,不能平卧,纳差,舌淡胖,苔白腻,脉沉弱,予"慢支三号方"加减。

【方药】生龙骨 30 克(捣碎),生牡蛎 30 克(捣碎),生山药 30 克,炒苏子 10 克(捣碎),炙杏仁 10 克,荆芥穗 10 克,制半夏 10 克,炙甘草 10 克。

复诊:上方连服 3 剂,咳嗽喘息大减,已能平卧。仍咳嗽吐白稠痰,喉中时有哮鸣音,舌淡苔白腻,脉沉弱。

【方药】生龙骨 30 克(捣碎),生牡蛎 30 克(捣碎),生山药 30 克,炒苏子 10 克(捣碎),五味子 6 克(捣碎),地龙 10 克,制半夏 10 克,炙杏仁 10 克。

上方连服 10 剂,咳喘平,身体基本康复。

按 慢支,肺气虚也,肺虚易受外邪,外邪屡客于肺,肺益虚亏,互为因果,寒痰壅塞于肺,无力排出,故咳喘、动则喘息久久不能获愈也。然慢支肾亦虚也,肾虚失其摄纳,气上逆而咳喘。故补肾、镇冲、敛冲以治本,化痰、止咳以治标,此乃慢支金水同治之法也。

第十一节 甲 状 腺 方

人颈下喉旁一侧或双侧肿块如拳如桃,坚硬不移者,随吞咽上下移动,或颈项粗大,伴心慌气急者,乃现代医学"甲状腺"之疾也。可谓之"甲状腺瘤、甲状腺囊肿、甲状腺功能亢进或单纯性甲状腺肿大";余拟两方乃治此疾之患也。

┃ 代刀消瘤丸 ┃

人颈下喉旁一侧或双侧肿块,坚硬不移,如拳如桃,祖国医学谓之"瘰",现代医学谓之"甲状腺瘤"者,"代刀消瘤丸"主之。

【组成】生牡蛎 50 克,玄参 30 克,大贝母 30 克,昆布 30 克,海藻 30 克,夏枯草 30 克,蒲公英 30 克。

上药共轧细末,水泛为丸,每服 6 克,1 日 2 次。

例一 张某,男,50 岁,1997 年 5 月 13 日初诊。患者左颈下喉旁一肿块,如核桃大小,质硬,随吞咽上下移动。彩超探查:甲状腺混合性包块。予"代刀消瘤丸"徐服两月余,肿块消无芥蒂。

例二　柳某,女,23 岁,1996 年 10 月 6 日初诊。患者颈下左侧喉旁一鸡蛋大小肿块。县医院诊断为"甲状腺瘤",劝予手术治疗,因产后月余,加之手术费用过高,患者未予手术治疗。经介绍来我科诊治,遂予"代刀消瘤丸"徐服 20 天,肿块消无芥蒂,其夫欢喜若狂,喜曰:"若手术治疗,刀口至今尚未痊愈矣。"

例三　韦某,女,35 岁。颈下左侧喉旁一鸡蛋大小肿块,质硬,医予消肿散结药物治疗,越月余,肿块未见缩小,遂来我科诊治,予"代刀消瘤丸"徐服月余。肿块尽消矣。

按　甲状腺瘤,中医谓之"瘿",西医谓非手术不能根治,非也。余运用"代刀消瘤丸"治愈甲状腺瘤甚多。彩超诊断确系腺瘤者,一般服药月余,均可根治;若系"甲状腺囊肿"者,服"代刀消瘤丸"亦可治愈,然服药时间较长,一般需三四月方可治愈也。

▎三甲养阴汤 ▎

患者心悸、心跳,动则喘息,多汗,甲状腺肿大;甚者,身体消瘦,两手震颤,舌红少苔,脉细数,"三甲养阴汤"主之。

【组成】生牡蛎 60 克(捣碎),炙龟板 30 克(捣碎),炙鳖甲 30 克(捣碎),生龙骨 30 克(捣碎),生地黄 30 克,大贝母 15 克,玄参 30 克,西洋参 15 克(切小块吞服),玉竹 10 克,黄精 10 克,蒲公英 30 克,昆布 10 克。

例一　宋某,女,30 岁,1991 年 9 月 3 日初诊。患者半年来常感心悸、心跳,多汗,烦躁易怒,继发现脖子稍粗,遂去当地医院检查,诊断为"甲状腺肿大"。服西药及中药,效果甚微,遂来我科求治。

患者身体消瘦,双侧甲状腺明显增粗,心悸、心跳,动则喘息;烦躁多汗,心率快,心率 100 次 / 分,舌红少苔,脉细数,予"三甲养阴汤"加减。

【方药】生牡蛎 60 克(捣碎),炙鳖甲 30 克(捣碎),炙龟板 30 克(捣碎),生龙骨 30 克(捣碎),生地黄 30 克,大贝母 15 克(捣碎),玄参 30 克,西洋参 15 克(切小块吞服),玉竹 10 克,黄精 10 克,蒲公英 30 克,昆布 10 克,甘草 10 克。

1991 年 9 月 9 日复诊。上方连服 3 剂,汗止,心悸、心跳大减,心率 80 次 / 分,舌红少苔,脉弦。宗上方继服以观动静。

1991 年 9 月 21 日三诊。上方连服 5 剂,诸症继续好转,脖粗明显减轻,舌红苔少,脉弦。宗上方轧细末,水泛为丸,继服两月,诸症悉除。

例二 王某,女,36 岁,1998 年 4 月 4 日初诊。患者感冒两月余,近心悸、心跳,伴全身不自主颤动,困倦乏力,心烦多汗,心率快,测心率 123 次 / 分,颈粗,甲状腺明显肿大,舌红苔薄,脉细数,予"三甲养阴汤"加减。

【**方药**】生牡蛎 30 克(捣碎),生龙骨 30 克(捣碎),炙龟板 15 克(捣碎),炙鳖甲 30 克(捣碎),西洋参 10 克(切小块吞服),生黄芪 30 克,当归 10 克,麦门冬 15 克,玉竹 10 克,黄精 10 克,板蓝根 30 克,白茯苓 15 克。

1998 年 4 月 9 日复诊。上方连服 3 剂,心悸、心跳大减。纳谷香,刻下伴头晕、头痛,宗原方加生石膏 30 克、鸡内金 10 克,继服以观动静。

1998 年 4 月 16 日三诊。上方连服 3 剂,头痛止,诸症明显好转,宗上方轧细末水泛为丸,徐服月余,肿大甲状腺消除,心率亦恢复正常。

按 心悸、心跳,动则喘息者,阴液不足,心失所养,汗出更损阴液,病益加剧也。现代医学谓:甲状腺功能亢进(身体缺碘)。药理研究:昆布、牡蛎海中所生,成分含碘,皆为对症之药。鳖甲、龟板亦水中之物,纯阴之品,亦为对症之药也。甲状腺肿大者,可煎汤服之,亦可轧细末为丸、散服之,无不效验也。

第十二节 消 渴 方

中医消渴乃现代医学糖尿病之疾,古之上、中、下三消也。临床实难分开,三消之症多相间而杂至。现代医学把糖尿病分为 1 型,2 型两类,然 2 型糖尿病大部分无三消之症状。余临床多年,糖尿病症状控制者有矣,症状减轻者有矣,彻底根治者却难矣!

‖ 消 渴 饮 ‖

患者口渴多饮,多尿,身体消瘦,少气乏力,舌红少苔,脉细数,"消渴饮"主之。

【**组成**】瓜蒌根 30 克,葛根 30 克,党参 15 克,生黄芪 30 克,炒苍术 10 克,生山药 30 克,玄参 30 克,麦门冬 15 克,石斛 10 克,白茯苓 10 克。

‖ 清火消渴饮 ‖

患者口渴多饮,多食善饥,身体消瘦,口干少津,舌红少苔,脉细数,"清火消渴饮"主之。

【组成】生石膏 30 克(捣碎),知母 10 克,黄连 10 克(捣碎),玄参 30 克,生地黄 30 克,丹皮 10 克,麦门冬 15 克,瓜蒌根 30 克,石斛 10 克。

‖ 固摄消渴饮 ‖

患者口干、口渴,或腰膝酸软,多尿,或尿如膏脂,经久不愈,舌红苔少,脉细数,"固摄消渴饮"主之。

【组成】生山药 30 克,熟地黄 30 克,生牡蛎 30 克(捣碎),生龙骨 30 克(捣碎),生黄芪 30 克,玄参 30 克,炒苍术 15 克,瓜蒌根 30 克,石斛 10 克,桑寄生 15 克。

古之消渴病,今之谓"糖尿病"。余虽拟消火、固摄等消渴方剂,然临床实难分开也,古之虽有上、中、下三消之分,然其症状,临床亦难分开也。消渴饮乃益气固本、增津止渴。清火消渴饮,乃清胃泻火、增津止渴。固摄消渴饮乃补肾固摄、增津止渴。消渴饮实为上消所设;清火消渴饮为中消所设;固摄消渴饮亦为下消所设也。临床多相兼使用,不可拘泥于一方一证也。

例一　杨某,男,43 岁,1989 年 6 月 14 日初诊。自述:口干口渴,伴尿频月余。刻下尿如膏脂,伴疲倦乏力,测尿糖(+++),舌质红,苔白腻,脉弦。

【方药】生黄芪 30 克,炒苍术 10 克,生山药 30 克,玄参 30 克,葛根 30 克,麦门冬 15 克,瓜蒌根 30 克,知母 10 克,熟地黄 30 克,生石膏 30 克(捣碎),桑寄生 15 克,怀牛膝 15 克,苇茎 30 克。

1989 年 6 月 24 日复诊。上方连服 4 剂,多饮多尿明显好转,测尿糖(+),脉舌同前。宗上方继服以观动静。

1989 年 7 月 17 日三诊。上方继服 10 剂,饮食与小便均正常,纳可。仍口干,测尿糖"微量",舌质红,苔薄黄,脉弦。

【方药】生山药 30 克,炒苍术 15 克,玄参 30 克,葛根 30 克,麦门冬 15 克,瓜蒌根 30 克,知母 10 克,熟地黄 30 克,怀牛膝 15 克,生石膏 30 克(捣碎),桑寄生 15 克。

1989 年 8 月 16 日四诊。上方连服 10 剂，饮食与小便正常，尿糖转阴，纳可，舌淡，脉弦。

【方药】生黄芪 60 克，炒苍术 30 克，生山药 60 克，玄参 60 克，葛根 60 克，桑寄生 30 克，麦门冬 30 克，瓜蒌根 60 克，知母 20 克，熟地黄 60 克，白术 30 克，怀牛膝 30 克，生牡蛎 60 克，生龙骨 60 克，五味子 30 克。

上药共轧细末，水泛为丸，每服 6 克，1 日 2 次，以资巩固。

例二 刘某，女，62 岁，1997 年 5 月 3 日初诊。患者近日口干、口渴伴尿频，疲倦乏力，关节疼痛。尿蛋白阳性，尿糖(++)。舌质红，苔薄白，脉弦。

【方药】白茯苓 15 克，猪苓 10 克，车前子 10 克，泽泻 10 克，石韦 10 克，生地黄 20 克，生山药 30 克，玄参 30 克，生黄芪 30 克，金银花 30 克，蒲公英 30 克，木通 6 克。

1997 年 5 月 13 日复诊。上方连服 4 剂，诸症大减，尿蛋白消失，尿糖阳性，脉舌同前。宗上方加减再进。

【方药】炒苍术 10 克，生山药 30 克，玄参 30 克，生黄芪 30 克，金银花 30 克，蒲公英 30 克，白茯苓 15 克，猪苓 10 克，车前子 10 克，泽泻 10 克，生地黄 30 克。

1997 年 5 月 17 日三诊。上方连服两剂，仍纳差口渴，脉舌同前，宗上方加炒白术 15 克、葛根 30 克再进。

上方连服 10 剂，尿糖转阴。

第十三节 鼻 衄 方

┃ 降逆止衄汤 ┃

患者反复鼻衄，伴大便干结，口干、口苦，或女子经期鼻衄，舌红，苔薄黄，脉弦或弦滑，"降逆止衄汤"主之。

【组成】代赭石 30 克(轧碎)，怀牛膝 30 克，生牡蛎 30 克(捣碎)，生龙骨 30

克(捣碎),生白芍 30 克,大黄 10 克(后下),生地黄 15 克,栀子 10 克(捣碎),丹皮 10 克,甘草 10 克。

潘某,男,14 岁,中学生,1988 年 4 月 20 日初诊。患者鼻衄反复发作 1 年余,甚时一日数行;右侧鼻腔充血,鼻窦部压痛明显;大便干结,舌质红,苔少,脉弦滑。

【方药】代赭石 30 克(轧碎),怀牛膝 20 克,生白芍 20 克,大黄 10 克(后下),栀子 10 克(捣碎),丹皮 10 克,甘草 10 克,白茅根 30 克,茜草 10 克,小蓟 10 克。

复诊:上方连服两剂,鼻衄止,大便变软,鼻窦部仍压痛,宗上方继服两剂,以资巩固。

按 鼻衄一证,古今多责之于肺,余亦无非议,因鼻为肺窍,肺之病变,多先见于鼻。肺阴虚,鼻多干燥;肺炎,多鼻翼翕动,鼻如烟煤。然鼻衄一证,清肺之法,固然可取,余遇此患,多以降逆、清热、凉血法而获捷效,潘某鼻衄,久不获愈,今一药而见效是明证也。

▌ 清热止衄汤 ▌

患者反复鼻衄,口干口渴,舌质红,少苔,脉弦或弦数,"清热止衄汤"主之。

【组成】生地黄 30 克,栀子 10 克(捣碎),黄芩 10 克,代赭石 20 克(轧碎),怀牛膝 15 克,藕节 10 克,龙胆草 10 克,小蓟 10 克,白茅根 30 克,茜草 10 克,生山药 30 克。

刘某,男,20 岁,1989 年 3 月 30 日初诊。患者 3 年来反复鼻腔出血,多次服中西药终未得除。近两月鼻衄频作,常感口干口渴;虽在少年,常感疲惫乏力。舌质红,苔少,脉沉弦。

【方药】生地黄 30 克,栀子 10 克(捣碎),代赭石 30 克(轧碎),白茅根 30 克,藕节 10 克,黄芩 10 克,甘草 10 克,生山药 30 克。

1989 年 4 月 1 日复诊。上方连服两剂,鼻衄顿止,仍感神疲乏力,面色萎黄,舌淡红,少苔,脉沉。宗上方加党参 15 克,连服数剂,精神转佳,鼻衄亦愈。

按 鼻衄一证,青少年男性多见,阳盛之故也。故取清热、凉血止血以止衄,然寒凉多碍于胃,故取汁浆稠黏山药以反佐,山药亦有补肾之功也。

第十四节 咽 喉 方

‖ 清热解毒饮 ‖

患者发热,咽喉肿痛或溃烂,口干口渴,舌质红,苔白黄,内服"清热解毒饮",外用"冰硼散"。

【组成】金银花30克,连翘10克,玄参30克,生地黄30克,炒牛蒡子15克(捣碎),蒲公英30克,桔梗10克,生石膏30克(捣碎),甘草10克。

上方水煎服,1日1剂。

‖ 冰 硼 散 ‖

【组成】净硼砂10克,琥珀1克,冰片0.5克(咽喉溃烂者,冰片用火烧过),海螵蛸1克(去硬壳)。

上药共轧极细粉末,予少许敷于咽喉肿处,日数次。

‖ 慢 咽 茶 ‖

患者咽喉不利,如有异物梗阻不下,咽喉壁有滤泡,"慢咽茶"主之。

【组成】金银花30克,蒲公英30克,桔梗30克,板蓝根30克,乌梅30克,麦门冬30克,甘草30克,木蝴蝶20克,青果30克。

上药轧碎,每用30克泡茶,频频饮服。

例一 李某,女,46岁。患者自觉咽中不利,阻塞梗滞多年,每于失眠或心情不舒而加重。近月余,咽干少津,似有物阻滞咽喉;咽壁有多枚滤泡,精神异常紧张。舌红,苔薄,脉弦。

【方药】金银花60克,蒲公英60克,板蓝根60克,乌梅60克,麦门冬60克,甘草40克,桔梗40克,青果30克。

上药共轧细末,泡茶,频频饮服,药尽病若失。

例二 张某,男,36岁。据云:患慢性咽炎多年,多处求治,终未得愈。刻下咽中不利,似有物阻滞,吞咽疼痛,咽喉壁有多枚滤泡,舌红,脉弦。

【方药】金银花 60 克,蒲公英 60 克,板蓝根 60 克,乌梅 60 克,麦门冬 60 克,甘草 60 克,桔梗 60 克,青果 30 克,木蝴蝶 30 克。

上药共轧细末,泡茶频频饮服,药尽病瘥矣!

按 此方系"安徽中医学院治慢性咽炎协定方",余加减用于临床,效果颇佳。本方无大寒之味,以清热养阴为主,因慢咽实无实邪,脏腑无恙,故取清热养阴药徐徐饮服,局部得舒,病自愈也。

▌ 清肺开音茶 ▌

患者咽干,咽中不利,声音嘶哑,或干咳少痰,此乃肺有郁热,肺阴不足,金失濡润,"清肺开音茶"主之。

【组成】南沙参 30 克,麦门冬 30 克,金银花 30 克,桔梗 30 克,乌梅 30 克,玄参 30 克,石菖蒲 30 克,甘草 30 克,蝉蜕 20 克。

韦某,女,14 岁,中学生,1988 年 12 月 17 日初诊。据云:感冒一周,相继声音嘶哑。刻下不发热,咽干少津,舌淡红,苔薄白,脉缓。

【方药】生黄芪 20 克,南沙参 20 克,蝉蜕 6 克,麦门冬 15 克,乌梅 15 克(捣碎),甘草 10 克。

1988 年 12 月 23 日复诊。上方连服两剂,症状减轻,仍声音嘶哑,脉舌同前。

【方药】乌梅 15 克(捣碎),麦门冬 15 克,蝉蜕 6 克,石菖蒲 10 克,甘草 10 克。

上方轧碎泡茶频频服之,咽干除,声音恢复正常也。

按 肺为清虚之脏,不能容丝毫异物,稍有异物或不洁必发咳嗽。肺属金,中医有"金实不鸣"和"金破不鸣"之说。若肺中肿瘤阻塞肺金之窍,故失音不鸣,属"金实不鸣"也。然感冒或久咳不已,肺金受损而失音,乃属"金破不鸣"也。故韦氏之患,重用黄芪补肺气;佐麦门冬、乌梅、沙参润肺养阴;菖蒲、蝉蜕通窍开音,肺气充,肺阴足,金何有不鸣乎!

第三章

男　科

男科一门,古书未见,然近年曾见男科一书单行问世,可见男科将与妇科并列医林矣。余组男科数方为治男性生殖之疾,或精子稀少;或精室炎症(现代医学谓前列腺炎,或前列腺增生);种种原因导致男性不育,或小便异常者,可酌选用之。

‖ 乾造丸(益精助育丹)‖

男子婚后不育,或性欲淡漠,或阳痿早泄,阴囊湿冷;伴腰酸腿软,精液常规检查:精子稀少,活动率差;舌淡苔白,脉沉弱,"乾造丸"主之。

【组成】熟地黄 30 克,炒菟丝子 30 克,枸杞子 15 克,覆盆子 15 克,蛇床子 15 克,沙苑子 15 克,仙茅 15 克,仙灵脾 15 克,芡实 15 克,肉苁蓉 15 克,金樱子 15 克,鹿茸 10 克,牛鞭(焙焦)30 克,当归 15 克,知母 10 克,黄柏 10 克。

【加减】下肢湿冷者,加肉桂、制附子各 15 克。

上药共轧细末,水泛为丸,每服 6 克,1 日 2 次。

本方即"五子衍宗丸"合"二仙汤"加鹿茸等补肾壮阳之剂,具有补肾壮阳生精之功也。

例一 王某,25 岁,1989 年 7 月 28 日初诊。患者婚后夫妇同居 2 年,其妻未孕(配偶妇检:无异常)。反复多次调治,无效验。精液常规检查:量 2.5ml,计数 30×10^9/L,活动率 50%,活动不良。(刻下其妻月经净 5 天)舌红,苔白,脉弦,予"乾造丸"加减,水煎服。

【方药】熟地黄 30 克,炒菟丝子 15 克(捣碎),枸杞子 10 克,蛇床子 15 克,车前子 10 克,巴戟天 10 克,肉苁蓉 15 克,生山药 30 克,仙茅 10 克,黄柏 10 克,鹿茸 3 克(轧细末冲服)。

1989 年 8 月 20 日复诊。上方连服 3 剂,遂停药。刻下其妻停经 35 天,恶心,呕吐,舌红,苔薄,脉滑。尿妊娠试验阳性。

例二 杨某,24 岁,1997 年 5 月 9 日初诊。据云:婚后夫妇同居 2 年,其妻未孕(配偶妇检:正常)。精液常规检查:量 1ml,计数 15×10^9/L,活动率 65%。舌质红,苔少,脉沉细,予"乾造丸"加减。

【方药】熟地黄 60 克,炒菟丝子 60 克,枸杞子 30 克,覆盆子 30 克,蛇床子 30 克,生山药 30 克,仙茅 30 克,仙灵脾 30 克,巴戟天 30 克,肉苁蓉 30 克,车前子 30 克,当归 30 克,黄柏 20 克,知母 20 克,鹿茸 15 克。

上药共轧细末,水泛为丸,每服6克,1日2次。

1997年7月19日,其妻停经40天来诊。恶心,呕吐,纳呆,舌淡红,苔薄白,脉弦滑。尿妊娠试验:阳性。

例三 张某,22岁,1987年8月3日初诊。患者1986年8月结婚,婚后夫妇同居未育(配偶妇检:正常)。平素腰酸腿软,性欲淡漠。精液常规检查:量2ml,计数13×10^9/L,活动率60%,舌红,苔薄,脉弦,予"乾造丸"加减,水煎服。

【**方药**】熟地黄20克,当归10克,肉苁蓉10克,覆盆子10克,仙灵脾10克,蛇床子10克,炒菟丝子15克(捣碎),枸杞子10克,巴戟天10克,生山药30克,仙茅10克。

1987年8月30日复诊。上方连服10剂,腰酸腿软除,性欲较前好转,自觉口苦、口臭,舌红,苔薄白,脉弦。

【**方药**】熟地黄30克,当归10克,肉苁蓉10克,芡实20克,覆盆子10克,仙灵脾10克,蛇床子10克,炒菟丝子15克(捣碎),枸杞子10克,巴戟天10克,生山药30克,知母10克,黄柏10克,沙苑子10克。

上药连服4剂,自觉体康复,遂停药,其妻停经40天来诊。头晕,恶心,呕吐,脉弦滑,尿妊娠试验:阳性。

🈶 原发不育症,古责之女方较多。余临证以来,凡遇不育之证,双方检查,男方尤多于女方也。大凡少精、死精或精液液化时间较长者多能治愈,然无精者,尤其睾丸发育不良,性欲极度淡漠实难治愈也。然精子稀少,实精血不足,予填精补肾法徐徐图治,多能获效;精子活动力差,或死精过多,予温肾壮阳、益精补肾法图治亦有效验。余治此疾多加知柏者何也?因知柏善清肾经热,补肾之味大都温热,故加知柏清热之品,使药归于性平也。

▌ 生 精 丸 ▌

男子婚后日久不育,或性欲淡漠,精子稀少,舌淡,苔薄,脉沉弱,"生精丸"主之。

【**组成**】熟地黄60克,鹿茸10克,大红参30克,生山药60克,肉苁蓉30克,肉桂15克,当归30克,炒菟丝子60克,紫河车30克,大蜈蚣10条。

上药共轧细末,水泛为丸,每服 6 克,1 日 2 次。

【方解】方中重用熟地、鹿茸、紫河车、肉苁蓉填补精血;山药、菟丝子、肉桂补肾阴、肾阳;归、参益气补血,大补元气;蜈蚣节节有脑(张锡纯谓:蜈蚣节节有脑),壮阳补脑生髓。诸药共奏大补元气、益髓生精之功也。

例一 杨某,25 岁,1996 年 3 月 8 日初诊。患者婚后 2 年余,夫妇同居其妻未孕(配偶妇检:正常)。自述:腰酸腿软,头晕耳鸣,性欲淡漠。精液常规检查:量 1ml,计数 30×10^9/L,活动率 50%,舌红,苔薄,脉沉弦。

【方药】熟地黄 60 克,鹿茸 20 克,大红参 30 克,生山药 60 克,肉苁蓉 30 克,当归 30 克,炒菟丝子 60 克,紫河车 60 克,仙茅 30 克,仙灵脾 30 克,巴戟天 30 克,知母 30 克,黄柏 30 克。

上药共轧细末,水泛为丸,每服 6 克,1 日 2 次。如法服两月余,其妻受孕矣!

例二 韦某,26 岁,1994 年 10 月 22 日初诊。患者婚后 8 个月,夫妇同居其妻未孕。据云:性欲极差,新婚之夜,即无性欲要求,伴阳痿早泄,腰酸腿软,头晕耳鸣。精液常规检查:量 0.5ml,计数 60×10^9/L,活动率 50%,舌红,苔薄,脉沉弦。

【方药】熟地黄 30 克,生山药 30 克,鹿茸 3 克(轧细末冲服),肉苁蓉 10 克,仙茅 10 克,仙灵脾 10 克,蛇床子 10 克,锁阳 10 克,知母 10 克,黄柏 10 克,大红参 10 克(切小块吞服)。

1994 年 10 月 30 日复诊。上方连服 3 剂,自觉症状好转,性欲增强。宗上方加减配丸药徐服。

【方药】熟地黄 60 克,大红参 30 克,鹿茸 10 克,生山药 30 克,当归 30 克,肉苁蓉 30 克,炒菟丝子 60 克,肉桂 20 克,紫河车 30 克,蛇床子 30 克,大蜈蚣 10 条,知母 15 克,黄柏 15 克。

上药共轧细末,水泛为丸,每服 3~5 克,1 日 2 次,越两月,其妻受孕,至期生一男。

例三 王某,28 岁,1996 年 9 月 13 日初诊。患者婚后夫妇同居 3 年未育,无性欲要求,精液常规检查:无精虫。予"生精丸"治疗 3 月余。复精液常规检查:量 2ml,计数 4×10^9/L。继服 3 月,其妻停经 40 天,恶心呕吐,尿妊娠试验阳性。

按《内经》云:"肾者,作强之官,伎巧出焉。"张锡纯谓:"肾脏在男子为作强,在女子为伎巧。"男子之生育有赖肾阳盛,阴精充沛。肾阴肾阳盛,精血自然旺盛,精血盛自能作强,不致阳痿早泄也。补阳药,莫过于鹿茸;填补精血,亦莫过鹿茸也。精子稀少,非平补之剂所能为,故取人参大补元气;鹿茸、紫河车、蜈蚣诸药壮阳益肾填补精血,徐徐久服方能见效也。古之谓:实证易攻,虚证难补。更何况元阴、元阳不足,精子稀少或无精乎! 故治此疾非一日之功,若见异思迁之人,治之无恒,治愈亦难矣!

‖ 化 精 丸 ‖

男子婚后日久不育,精液常规检查:精液液化时间较长,或精子活动不良者,"化精丸"主之。

【组成】大熟地 30 克,泽泻 60 克,玄参 30 克,白茯苓 30 克,生山药 30 克,山茱萸 30 克,知母 30 克,麦门冬 30 克,丹皮 30 克。

【加减】精子活动不良者,加蛇床子、五味子各 15 克。

上药共轧细末,水泛为丸,每服 6 克,1 日 2 次。

【方解】本方即"六味地黄汤"加麦门冬、知母、玄参诸清热滋润之剂。泽泻、茯苓有渗利瀣精之功;地黄、萸肉、山药益阴补肾。诸药共济清热滋润、益肾瀣精也。

例一 韦某,25 岁,1993 年 11 月 30 日初诊。患者婚后 1 年余,夫妇同居未育(配偶检查:正常)。性欲正常,无不适,精液常规检查:量 3ml,计数 $150 \times 10^9/L$,活动率 80%,3 小时未液化。予"化精丸"加味调治。

【方药】熟地黄 60 克,泽泻 60 克,玄参 30 克,白茯苓 30 克,生山药 30 克,山茱萸 30 克,知母 30 克,丹皮 30 克,麦门冬 30 克,五味子 30 克。

上药共轧细末,水泛为丸,每服 6 克,1 日 2 次。未尽剂,其妻受孕矣!

例二 杨某,25 岁,教师,1989 年 3 月 27 日初诊。患者婚后 3 年,夫妇同居未育(配偶妇科检查:正常)。性欲正常,自感腰酸乏力。精液常规检查:量 4ml,计数 $70 \times 10^9/L$,活动力差,液化时间 1 小时。舌红,苔少,脉沉,予"化精丸"加味调治。

【方药】大熟地 30 克,泽泻 30 克,白茯苓 30 克,丹皮 30 克,鹿茸 15 克,生山药 30 克,五味子 30 克,山茱萸 30 克,玄参 30 克,蛇床子 30 克,炒菟丝子

30克。

上药共轧细末,水泛为丸,每服6克,1日2次。药尽,其妻受孕矣,至期举一男。

‖ 益气通溺汤 ‖

老年气虚,小便癃闭不下,或尿频下而不畅,伴少气乏力;或纳差小腹坠胀;或大便干结难下。舌淡,脉沉弱或虚大。超声波诊断为"前列腺增生"者,"益气通溺汤"主之。

【组成】生黄芪30克,柴胡10克,升麻10克,党参15克,泽泻10克,车前子15克,生山药15克,甘草10克。

【加减】小便涩痛者,加石韦、瞿麦各6克;纳差、小腹坠胀而痛者,加鸡内金、炒白术各10克,生白芍15克。

【方解】气虚者,肺气虚也,肃降通调水道无力,故水液潴留而小便不利。重用黄芪、党参补肺气,佐升麻、柴胡以升举;山药、泽泻利小便兼补肾阴;车前子汁浆黏腻,利小便而不伤阴;甘草和中缓急,清热、解水液潴留之邪毒。气机升降正常,病当除矣。

例一 秦某,68岁,1989年2月10日初诊。患者于3月前患感冒,求治于当地医院,因发热收住院治疗,年老气化功能较差,输液过多致热未退,旋即全身浮肿,遂转县医院治疗。越两月,肿未消,病势日重。近二十天,小便点滴而下,借导尿管排溺;大便三五日一行,燥如羊矢,医院诊断为"前列腺肥大"。春节来临,返家待毙,春节过后,求余诊治。刻下面色萎黄,极度消瘦;两眼凹陷,颧骨高凸;腹大如鼓,青筋显露;四肢浮肿异常,声音低微,半卧病榻。导尿管于尿道未取,溺便不住流出。两肺未闻干湿性啰音;心律齐,亦未闻异常。两手寸口重按凹陷方得其脉,均虚缓无力;测体温偏低,多日未进饮食,故便干,自觉胀满难支。观全病程及病情,断为可治。始于感冒,想当初解肌透表当愈。然输液过多,大量水液潴留体内;肺本为外感之邪所束,宣发无权,肃降失司;脾失运化,胃失摄纳;肾脏无力开合,几成不治。予大补肺气、强宣发、肃降之力;佐健脾以培补后天生化之源调治。

【方药】生黄芪50克,升麻6克,党参20克,柴胡10克,当归30克,白茯苓30克,炒白术15克,鸡内金15克(捣碎),甘草10克。

1989年2月16日复诊。上方服一剂,病情有转机,导尿管取出,小便已能节制自排;连服两剂,肿消强半,大便下,已能进少量流汁饮食。宗上方加减再进。

【方药】生黄芪50克,升麻6克,党参20克,柴胡10克,当归20克,白茯苓20克,炒白术15克,鸡内金15克(捣碎),陈皮10克。

1989年3月12日三诊。上方连服10剂,浮肿尽消,身体极度消瘦,纳渐增,已能扶杖行走。大便仍干结,舌淡胖,苔白,脉虚大。

【方药】生黄芪30克,当归30克,生地黄15克,麦门冬30克,白芍15克,焦山楂30克,炒白术15克,代赭石30克(轧碎),党参15克。

1989年3月20日四诊。上方连服3剂,纳增,大便调。宗健脾益气法调治3月余,体渐复,能参加轻微劳动。

例二 陆某,70岁,2001年11月20日初诊。患者近半年尿频、尿急,夜晚尤甚,加重月余,一夜小便七八次。县医院泌尿科诊断为"前列腺增生肥大"。予抗生素类治疗,症状不见好转。刻下纳差,少气乏力,面色萎黄,动则喘息;尿急、尿频,小腹坠胀,小便日十余行;舌淡,脉沉弱,予"益气通溺汤"加减。

【方药】生黄芪50克,升麻6克,党参15克,柴胡10克,当归10克,琥珀10克(轧细末冲服),车前子10克,石韦10克,瞿麦10克,甘草10克。

2001年12月1日复诊。上方连服5剂,精神较前好转,小便基本正常,仍日四五行,纳差,胀满,舌淡,脉沉弱。宗上方加减再进。

【方药】生黄芪30克,炒白术15克,柴胡6克,党参10克,鸡内金10克(捣碎),生白芍15克,泽泻10克,车前子10克,甘草10克。

2001年12月10日三诊。上方连服3剂,纳增,小便正常,无不适,遂停药。

例三 周某,48岁,2000年4月10日初诊。据云:近日小便不利,尿频,夜尿增多。B超检查:前列腺肥大。舌淡苔白,脉沉弱。

【方药】生黄芪30克,柴胡10克,升麻10克,车前子10克,甘草10克,党参10克,枸杞子10克,生山药30克。

上方连服3剂,尿频、尿急均除,小便正常。宗上方继服3剂,1年后随访,小便正常,无复发。

按 肺为水之上源,主肃降、通调水道。年迈之人,身体渐衰,肺气虚弱,上焦气化复而下陷,郁而生热,与下焦湿热互结于太阳之腑,滞其升降流通之机,致少气懒言乏力,小便不畅或点滴而下,实气虚、肺失其职也。秦氏之疾,因年迈体虚,复感风寒,医之不当,致水液潴留,有碍肺之肃降,使其虚虚相合,致二便不通,小便点滴而下也。故治此疾,升举益气以固本(增强肺之肃降、通调水道之力);佐利尿流通气化之剂以治标,肺气盛,肃降、通调水道有权,膀胱气化开合有度,小便自利也。治下而取其上,乃治病求本之意也。

‖ 前 列 康 丸 ‖

患者小便不利,尿频、尿急,或尿道涩痛,或夜尿频多。B超诊断为"前列腺肥大或前列腺炎"者,"前列康丸"主之。

【组成】生黄芪50克,黄柏10克,知母10克,黄芩10克,升麻10克,萆薢10克,泽泻10克,琥珀15克,生山药20克,车前子15克,金银花15克,生白芍15克,鸡内金10克,石韦10克,瞿麦10克。

上药共轧细末,水泛为丸,每服6克,1日2次。

例一 王某,19岁,患尿频、尿急,小便涩痛,尿道口红肿,伴低热不退。县医院诊断为"前列腺炎",收住院治疗,越旬日,症状未减,经介绍来我处诊治。上述症状依然,舌红,苔薄黄,脉弦。

【方药】生黄芪30克,石韦10克,瞿麦10克,萆薢10克,生白芍15克,鸡内金10克(捣碎),车前子10克,金银花30克,连翘10克,生山药30克,甘草10克,琥珀10克(轧细末冲服)。

复诊:上方连服3剂,热退,小便次数减少,尿道口红肿减轻,仍小便时尿道涩痛,舌红,苔白,脉弦。

【方药】生黄芪15克,车前子10克,金银花30克,生山药15克,知母10克,黄柏10克,琥珀10克(轧细末冲服),萆薢10克,石韦10克,瞿麦10克,生地黄15克,甘草10克。

三诊:上方连服3剂,诸症大减,唯小便时尿道疼痛,然较前减轻。予"前列康丸"续服1月余。小便正常,诸症悉愈。

例二 秦某,68岁,患尿急、尿频、尿痛1月余,曾于县医院诊断为"前列腺增生伴前列腺炎",予输液等法治疗,其效不显。刻下小便日十余行,尿道口红肿,便时涩痛,痛苦万分,舌红,苔薄黄,脉弦数。

【方药】金银花30克,石韦10克,瞿麦10克,生黄芪15克,生山药15克,车前子 10 克,生地黄 15 克,甘草 10 克,萆薢 10 克,滑石 30 克,党参 10 克。

上方连服两剂,诸症大减,小便次数明显减少,小腹坠痛减轻。予"前列康丸"续服两月余,小便正常,诸症除。

例三 辛某,22 岁。患者外出打工,患尿频、尿急、尿痛,尿道口红肿,小腹坠胀,诊断为"前列腺炎症"。曾反复服西药并输液治疗,耗资药费五千余元,症状未减,前来我处寻治。予"前列康丸"每服 6 克,1 日 2 次,服药月余,小腹坠痛止,小便正常,继服 1 月余,诸症悉除。

按 前列腺增生一症,年老人多见;然前列腺炎,亦多见于青少年,均属男性常见病。二病均与气虚相关,气虚下陷,湿热互结,阻滞膀胱气化流通之机,而见小便不利也。前列腺中医系为精室,即生精液之处,频于房事,数动相火,精津煎熬,湿热内生,精室即肥大矣;湿热下注,下迫尿道,故尿道红肿而涩痛。治此症三法:升举益气,扶正固本,一也;清热化湿利小便,导湿热之邪从小便去,二也;滋阴益精,补精室之虚,三也。单清热解毒利小便,非其治也,久治必导致精室津亏液损,气益虚,湿热益盛,所谓增生、炎症益剧也。故临床必视身体之强弱,病程之长短,年龄之大小,益气补肾,清热利尿,孰轻孰重,随证斟酌也。

第四章

儿　科

婴幼儿,脏腑娇嫩,发病容易,易于康复。婴幼儿,疾不同于成人,因无思无虑,无七情之忧,无劳倦之伤。大凡脏腑娇嫩,卫外功能极差,易受风寒外感之邪,发热咳喘是也。外感之邪,传变迅速,发热之初,治之不当,易发肺炎,此乃婴幼儿一大隐患也(治疗参考外感方)。或婴幼儿不知饥饱,饮食不当,热凉不宜,脾胃受损,易致呕吐泄泻,治之不当,津伤液亏,亦是婴幼儿最常见之疾也。余临证拟数方治婴幼儿之疾,屡试屡效者,载于后以供同道参考。

▌ 阴阳分离散 ▌

婴幼儿腹泻,便色黄,或便清水及不消化乳汁,日数行。此乃脾虚不能运化水湿,水湿从谷道而下,"阴阳分离散"主之。

【组成】炒白术 10 克,白茯苓 6 克,薏苡仁 10 克,车前子 10 克,生山药 10 克,鸡内金 6 克(捣碎),山楂炭 10 克,滑石 10 克,泽泻 6 克,黄连 6 克(捣碎),甘草 3 克,木通 3 克。

【方解】方中白术、茯苓、鸡内金、山楂炭健脾以促运化之力;山药、车前子、黄连、甘草厚肠胃而止泻;滑石、泽泻、木通利水湿从小便去。脾健,运化正常,水湿不从谷道而下,泻自止也。

例一 珍珍,女,两岁,1990 年 8 月 14 日诊。患儿于 10 天前吃病死驴肉即呕吐、腹泻,遂入我院治疗。予输液等法治之,呕吐止,仍腹泻频作,日十余行,求中医科会诊。查患儿身体消瘦,哭闹不休,口渴唇干,时泻出黄水夹不消化食物,不发热。

【方药】炒白术 10 克,白茯苓 6 克,鸡内金 6 克(捣碎),党参 6 克,车前子 10 克,生山药 10 克,薏苡仁 10 克,滑石 10 克,甘草 6 克,黄连 6 克(捣碎),黄芩 6 克,葛根 6 克。

煎汤频频灌服,尽剂,泻止病瘥矣。

例二 元元,男,两岁,1989 年 12 月 28 日诊。患儿腹泻 4 天余,日十余行;色黄,水便相杂,并夹杂不消化食物,胀满,不思饮食,不发热。

【方药】炒白术 10 克,白茯苓 6 克,党参 6 克,鸡内金 6 克(捣碎),炒白扁豆 10 克,薏苡仁 10 克,车前子 10 克,生山药 10 克,赤石脂 10 克(捣碎),黄连 6 克(捣碎),甘草 6 克,泽泻 6 克。

煎汤频频灌服。一剂泻止,继服一剂,以巩固之。

例三　翠翠,女,8个月。其母代诉:自生来常便溏,夹不消化乳汁,加重两月余,日数行,黄绿相杂,并夹白冻样不消化乳汁,伴腹胀呕吐。

【方药】炒白术10克,白茯苓6克,党参6克,鸡内金6克(捣碎),薏苡仁10克,车前子10克,代赭石10克(轧碎),制半夏6克,山楂炭10克,黄连6克(捣碎),甘草6克,生白芍6克。

煎汤频频灌服,尽剂,呕吐、腹泻均止。

按　婴幼儿腹泻,乃脾胃脆弱,饮食不当,寒凉不宜,泄泻乃作故治以健脾,培补生化之源。脾健,运化有序,泻自止也。脾虚不能运化水湿,水湿从谷道而下,故泻下清水;利小便,使水湿从小便去,大肠燥化有序,泻自止也。水湿粪便各走其道,故曰阴阳分离也。

‖ 止泻护阴汤 ‖

婴幼儿发热,腹胀腹泻,便下黄水,或夹不消化食物,或夹脓液,日数行,口唇干燥发热,哭闹不止,"止泻护阴汤"主之。

【组成】葛根10克,黄芩6克,黄连6克(捣碎),炒白术6克,白茯苓6克,生山药10克,薏苡仁10克,车前子10克,山楂炭10克,乌梅6克(捣碎),麦门冬6克,玄参6克,鸡内金6克(捣碎)。

【方解】方中葛根、芩、连清热止泻;白术、茯苓、薏仁、车前子、鸡内金健脾止泻;乌梅、山药、麦门冬、玄参、山楂生津护阴。

例一　平平,男,9个月,1991年8月30日诊。其母云:患儿发热、腹泻伴呕吐十余天。先前患儿脓血便多日,经当地医生输液等法治疗,痢止泻不休。刻下便黄水,夹杂不消化乳汁,发热,呕吐,哭闹不止,测体温37.6℃。

【方药】葛根10克,黄连6克(捣碎),黄芩6克,炒白术6克,白茯苓6克,鸡内金6克(捣碎),车前子10克,生山药10克,薏苡仁10克,党参6克,代赭石10克(轧碎),山楂炭10克,甘草6克。

水煎频频灌服,尽剂,热退泻止,身安。

例二　路某,男,两岁,1990年7月31日初诊。患儿原系抱养,因饮食不当,身体消瘦,常患消化不良。10天前食病死驴肉患呕吐、腹泻,遂入我院治疗,以食物中毒收住院。刻下呕吐止,而腹泻如故,遂邀我科会诊。患儿身体消瘦,腹大青筋显露,唇干,哭闹不止,大便呈黄绿色夹杂不消化食物,日十余行,食之则呕,发热,测体温38.0℃。

【方药】葛根10克,黄芩6克,黄连6克(捣碎),山楂炭10克,代赭石10克(轧碎),炒白术6克,白茯苓6克,生山药10克,薏苡仁10克,车前子10克,乌梅6克(捣碎),甘草6克,麦门冬6克,滑石10克。

1990年8月2日复诊。上药水煎频频灌服,刻下热退腹泻止,仍腹胀,伴手脚心热,咳嗽不已,宗上方加减再进。

【方药】炒白术10克,白茯苓10克,山楂炭10克,鸡内金6克(捣碎),党参10克,神曲10克,甘草6克,代赭石10克(轧碎),川贝母6克(捣碎),连翘6克,栀子6克(捣碎),炙杏仁6克。

上方连服两剂,咳嗽止,纳增,体渐康复。

例三 毛毛,男,一周岁,1990年9月16日诊。3天前患儿因发热伴腹泻收住院治疗,予输液并西药调治,热稍退,腹泻未止,遂邀中医会诊。刻下仍发热,测体温38.2℃。泻下黄水夹不消化乳汁,日十余行,伴腹胀,哭闹不止。

【方药】葛根10克,黄芩6克,黄连6克(捣碎),炒白术6克,白茯苓6克,生山药10克,薏苡仁10克,车前子10克,鸡内金6克(捣碎),甘草6克,党参6克,滑石10克,乌梅10克(捣碎)。

水煎代茶,频频灌服,一剂热退、泻止。

按 婴幼儿夏秋季节,因饮食不当,复感外邪,发热、腹泻并作,煎津耗阴,治之不当,病当难愈。非健脾、清热、厚肠不能止其泻;非清热、解毒、生津、护阴不能退其热。余临床遇发热、腹泻并作者,每当输液热不退,泻亦不止,运用此方加减,多一药而愈也。

‖ 降逆止泻汤 ‖

婴幼儿,呕吐不已,腹泻频作,伴发热,脾虚胃亦虚也。脾虚失运化,肠胃所容之物直驱而下,故泄泻不止。胃虚失其受纳,故食物入胃而呕出也。

宜降逆止呕、健脾止泻并治,宜"降逆止泻汤"。

【组成】代赭石10克(轧细),竹茹6克,炒白术10克,白茯苓6克,炒白扁豆10克,鸡内金6克,车前子10克,生山药10克,黄连6克(捣碎),薏苡仁10克,葛根10克,黄芩6克。

【方解】代赭石、竹茹降逆止呕;白术、白茯苓、鸡内金健脾和胃;葛根、芩、连清热止泻;车前子、山药、白茯苓利水止泻。诸药共济,降逆止呕,健脾止泻也。

‖ 温中止泻汤 ‖

婴幼儿,便水样青绿色大便,或夹黏液白冻,哭闹不止,"温中止泻汤"主之。

【组成】炒白术 10 克,白茯苓 6 克,干姜 2 克,肉桂 2 克(捣碎),车前子 10 克,泽泻 6 克,党参 6 克,甘草 6 克。

【方解】方中四君子汤加干姜、肉桂温中健脾止泻;车前子、泽泻导水湿从小便去。

寒湿去,脾胃健,泻自止也。

例一　亚某,两周岁,1994 年 1 月 18 日诊。其母代诉:患儿腹泻 3 天余,当地医生予输液治疗,效果不显。刻下患儿腹胀、腹泻,日四五行,色绿,夹不消化食物及黏液白冻,哭闹不休。

【方药】炒白术 10 克,白茯苓 6 克,党参 6 克,甘草 6 克,干姜 2 克,肉桂 1.5 克(捣碎),泽泻 6 克,黄连 3 克(捣碎),鸡内金 3 克(捣碎),炒白扁豆 10 克,生山药 10 克,车前子 10 克,薏苡仁 10 克。

煎汤频频灌服,尽剂,泻止身安。

例二　金凤,女,10 个月,1988 年 7 月 10 日诊。其母代诉:患儿素无疾患,近十天泄泻频作,日十余次,色绿,夹不消化乳汁,腹部微胀,曾予输液及西药治疗,其效不显。不发热,哭闹不休。

【方药】炒白术 10 克,白茯苓 6 克,党参 6 克,甘草 6 克,车前子 10 克,泽泻 6 克,生山药 10 克,鸡内金 3 克(捣碎),滑石 10 克,薏苡仁 10 克,干姜 1.5 克,肉桂 1.5 克(捣碎)。

水煎频频灌服,一剂病瘥矣。

按　婴幼儿,脏腑娇嫩,脾胃脆弱,外邪侵袭,易发高热;内伤饮食,易发呕吐腹泻,或完谷不化,或粪水相杂而下。便色偏黄者,热郁脾胃,健脾清热为治;便色偏绿者,乃寒凉相袭,健脾温中为宜,临床斟酌,不可一概而论治也。

第五章

外　科

中医外科,实内治外治相合也。当今之外科实非 18 世纪之外科,临床红肿高大之疮有之乎? 余临证多年罕见也。外科之疾,内服中药亦卓见其效,故列数方于后,以供同道参阅。

┃ 阑尾得救一号方 ┃

患者右下腹疼痛,或有包块,高热不退,大便干结,现代医学诊断为"急性阑尾炎、化脓性阑尾炎",舌红,苔黄腻,脉沉数,"阑尾得救一号方"主之。

【组成】金银花 30 克,蒲公英 30 克,连翘 10 克,败酱草 30 克,大黄 10 克(后下),薏苡仁 30 克,生桃仁 10 克(捣碎),冬瓜仁 30 克(捣碎),三棱 10 克,莪术 10 克,赤芍 15 克,当归 10 克,丹皮 10 克。

【加减】大便干结甚,加芒硝 10 克(分 3 次冲服);口渴者,加瓜蒌根 30 克;腹痛拒按者,加生乳香、生没药各 10 克。

【方解】方中金银花、蒲公英、败酱草、连翘、薏苡仁清热解毒,消阑尾之水肿;大黄、三棱、莪术通腑气以逐阑门之阻滞;桃仁、赤芍、当归散瘀止痛。腑气通,瘀阻散,水肿消,病当除矣。

┃ 阑尾得救二号方 ┃

患者右下腹疼痛。即"急性阑尾炎"热已退,大便通,诸症缓解,虑其未有根治者,可予"阑尾得救二号方"。

【组成】金银花 30 克,蒲公英 30 克,败酱草 30 克,薏苡仁 30 克,制附子 6 克,生乳香 10 克,生没药 10 克,三棱 10 克,莪术 10 克,丹皮 10 克,生桃仁 10 克(捣碎),延胡索 10 克(捣碎),赤芍 15 克,当归 10 克。

【加减】腹痛下坠,身体虚弱者,减三棱、莪术,加生黄芪、瓜蒌根各 30 克。

例一 牛某,男,20 岁,1991 年 3 月 18 日初诊。患者身体素健壮,近两天右下腹疼痛伴呕吐,来我院诊治。刻下发热,测体温 38.0℃,右下腹痛,压痛、反跳痛明显,伴大便干结,恶心呕吐。血检:白细胞 21.0×10^9/L,舌红,苔白,脉弦。予"阑尾得救一号方"加减。

【方药】金银花 30 克,蒲公英 30 克,连翘 10 克,败酱草 30 克,大黄 10 克(后下),薏苡仁 30 克,生桃仁 10 克(捣碎),丹皮 10 克,三棱 10 克,莪术 10 克,赤芍 15 克,甘草 10 克。

1991 年 3 月 24 日复诊。上方服 1 剂,大便通下,热退身凉,腹痛大减。

连服 3 剂,腹痛止,无不适,舌红,苔薄白,脉弦。予"阑尾得救二号方"加减再进。

【方药】金银花 30 克,蒲公英 30 克,败酱草 30 克,薏苡仁 30 克,制附子 6 克,生乳香 10 克,生没药 10 克,三棱 10 克,莪术 10 克,赤芍 15 克,甘草 10 克,生桃仁 10 克(捣碎)。

上方连服 4 剂,腹痛止,诸症悉平,随访多年未复发。

例二 杨某,男,50 岁,1990 年 11 月 21 日初诊。患者小腹微微作痛 3 天余,今夜晚突发剧痛,遂用车送我院急诊。据云:腹胀痛,不能直立,右下腹可触及鸡蛋大小包块,大便干结,高热 39.0℃,诊断为"急性阑尾炎"。遂予输液治疗,并准备第二天手术。因与笔者系同学关系,翌日晨遂邀余用中药治疗。腹痛仍不能直立,大便未下,高热,测体温 38.5℃。B 超探及右下腹约 3cm×3cm 包块,舌红,苔薄黄,脉弦滑有力。

【方药】金银花 30 克,蒲公英 30 克,连翘 15 克,败酱草 30 克,大黄 15 克(后下),薏苡仁 30 克,生桃仁 10 克(捣碎),丹皮 15 克,三棱 10 克,莪术 10 克,赤芍 15 克,当归 20 克,甘草 10 克。

药进 1 剂,腹痛大减,热退身凉,便下燥粪若干。宗原方大黄减为 10 克,带药两剂出院,药后病瘥矣。

例三 郭某,女,23 岁,1990 年 11 月 3 日初诊。自述:右下腹疼痛一周余,当地医生诊断为"急性阑尾炎",予输液等法治疗,效果不显。经荐来我科诊治。

刻下发热,测体温 37.8℃,右下腹压痛、反跳痛明显,伴恶心呕吐,大便干结。血检:白细胞 $17.2×10^9/L$,中性粒细胞比值 90%,舌红,苔薄白,脉弦。予"阑尾得救一号方"加减。

【方药】大黄 10 克(后下),丹皮 10 克,薏苡仁 30 克,生桃仁 10 克(捣碎),金银花 30 克,蒲公英 30 克,连翘 10 克,败酱草 30 克,三棱 10 克,莪术 10 克,赤芍 20 克,当归 10 克。

1990 年 11 月 5 日复诊。药服 1 剂,热退,大便通下,阑尾部位不按压已不感疼痛。舌红苔白,脉弦。予"阑尾得救二号方"加减再进。

【方药】金银花 30 克,蒲公英 30 克,连翘 10 克,败酱草 30 克,薏苡仁 30 克,生桃仁 10 克(捣碎),三棱 10 克,莪术 10 克,赤芍 10 克,当归 10 克,甘草 10 克,制附子 6 克。

1990 年 11 月 7 日三诊。上方连服两剂,诸症大减,唯右下腹仍有压痛感。舌淡苔白,脉弦。宗上方加生乳香、生没药各 10 克,延胡索 10 克(捣碎)再进。

1990 年 11 月 10 日四诊:上方连服两剂,诸症已解,腹部无压痛。宗上方继服两剂以资巩固。

例四　李某,女,39 岁,1996 年 6 月 17 日初诊。据云:患者发热伴小腹疼痛 3 天余。当地医生治疗效果不显,特来我院求中医诊治。刻下发热,测体温 38.0℃,小腹疼痛,右侧尤甚,伴腹胀,大便干结。血检:白细胞 20.6×10⁹/L,中性粒细胞比值 90%,舌质红,苔薄黄,脉弦数。予"阑尾得救一号方"加减。

【方药】金银花 30 克,蒲公英 30 克,连翘 10 克,大黄 15 克(后下),薏苡仁 30 克,生桃仁 10 克(捣碎),丹皮 10 克,延胡索 10 克(捣碎),三棱 10 克,莪术 10 克,赤芍 15 克,当归 10 克,生乳香 10 克,生没药 10 克。

1996 年 6 月 19 日复诊。上方连服两剂,腹痛止,大便变软,舌质红,苔薄白,脉弦数。宗上方再进以观动静。

1996 年 6 月 23 日三诊。上方继服两剂,腹痛止,纳可,无不适,舌红苔白,脉弦。予"阑尾得救二号方"加减再进,以图根治。

【方药】金银花 30 克,蒲公英 30 克,连翘 10 克,败酱草 30 克,薏苡仁 30 克,生桃仁 10 克(捣碎),莪术 10 克,赤芍 15 克,三棱 10 克,延胡索 10 克(捣碎),甘草 10 克,制附子 6 克。

上方连服 4 剂,诸症悉除。

按　阑尾炎中医谓之"肠痈",实阑门不利,痰物渣滓,瘀阻于此,致阑尾水肿之故也。西医谓此症非手术不可愈,非也。数千年来,患阑尾炎之疾,未手术不愈乎? 仲景立"大黄牡丹皮汤",实为治"阑尾炎"之底方。余临床予以加减变通,其效甚捷也。其症之初,阑门瘀阻不畅,水肿腹痛,重用薏苡仁、败酱清热利水,以消阑尾之水肿;大黄、桃仁散瘀通下。随症加减,无不药到病除也。至于症状缓解,腹痛减轻,减大黄,加附子、乳、没之类以温化水湿,化瘀散结,务使阑门通而无阻,未有不随手奏效、药到病除者也! 余临床运用中药适病情之轻重、病程之长短、身体之强弱、年龄之长幼,变化加减,治愈急、慢性阑尾炎不计其数,谁说阑尾炎非手术不能治愈也?

‖ 肤光净散 ‖

患银屑病(牛皮癣),经久不愈,"肤光净散"主之。

【组成】乌梢蛇30克,白鲜皮30克,丹参30克,金银花30克,地肤子30克,荆芥穗20克,苦参20克,浮萍20克,紫草20克,防风15克,蝉蜕15克,赤芍15克,连翘15克,甘草15克。

上药共轧细末,每服6克,1日2次,白开水送服。也可水泛为丸,服法如前。

【方解】方中乌梢蛇、连翘、苦参、甘草清热解毒;赤芍、丹参、紫草活血通络;白鲜皮、地肤子、浮萍、蝉蜕消风,专除皮肤之疾,并引诸药外达皮肤。诸药合用,久久用之,年久之牛皮癣亦得痊愈也。

例一 平某,男,13岁,1988年2月7日初诊。患者全身满布大小不规则银屑样皮损,微瘙痒,抓之角皮脱落。经皮肤科医生诊断为"牛皮癣",并多处求治,其效不显,前来我科求中医诊治。

【方药】乌梢蛇20克,白鲜皮20克,丹参20克,金银花20克,地肤子15克,荆芥穗15克,苦参15克,防风15克,蝉蜕10克,赤芍10克,连翘10克,甘草6克,浮萍10克,紫草10克,水煎服。

1988年2月17日复诊。上方连服3剂,皮损明显好转。因患儿苦于服药,上药轧细末,水泛为丸,每服6克,1日2次,服一月,皮屑脱落90%;连服两月,皮肤光净无皮损;连服三月,皮肤恢复正常,永未复发。

例二 张某,男,20岁,患银屑病,多处求治未愈,亦服"肤光净散"3月余,皮屑脱落,皮肤恢复正常,永未复发。

按 银屑病俗称"牛皮癣""癫皮病"。病在皮卫,故首选消风、除风、清热解毒之剂,佐活血通络之品。古人云:"**治风先治血,血行风自灭。**"风消热毒解,肌肤之表皮血液循环正常,病当除矣。

‖ 治传染性软疣方 ‖

【组成】板蓝根30克,金银花30克,连翘15克,赤芍15克,当归15克,蒲公英30克,地肤子15克,蛇床子15克,苦参15克,甘草15克,三七参15克。

上药共轧细末,每服6克,1日2次,白开水送服,久久服之,亦可治愈也。